実験医学 増刊 Vol.34-No.2 2016

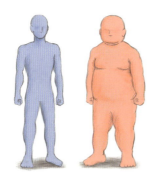

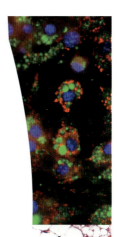
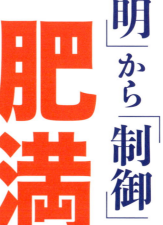
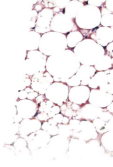
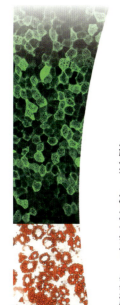
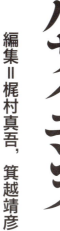
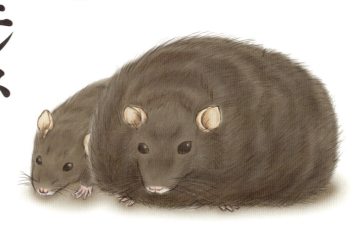

「解明」から「制御」へ

肥満症のメディカルサイエンス

編集＝梶村真吾，箕越靖彦

羊土社

【注意事項】本書の情報について─────────────────────────────
　本書に記載されている内容は，発行時点における最新の情報に基づき，正確を期するよう，執筆者，監修・編者ならびに出版社はそれぞれ最善の努力を払っております．しかし科学・医学・医療の進歩により，定義や概念，技術の操作方法や診療の方針が変更となり，本書をご使用になる時点においては記載された内容が正確かつ完全ではなくなる場合がございます．また，本書に記載されている企業名や商品名，URL等の情報が予告なく変更される場合もございますのでご了承ください．

序

　世界保健機関（WHO）によれば，2014年において19億人の成人，すなわち18歳以上の世界人口の約39％が，体重過多もしくは肥満と試算されている．この世界的な「肥満人口」と，肥満に伴う肥満症の増加は，現代における最も深刻な健康問題の1つと言っても過言ではないだろう．肥満とは体脂肪が過剰に蓄積した状態であるのに対して，肥満症とは「肥満に起因ないし関連する健康障害を合併するか，その合併が予測される場合で，医学的に減量を必要とする病態」を指す．肥満度の判定指標としてBMI（body mass index），すなわち体重（kg）÷身長（m）^{2}の値が広く用いられており，国際的にはBMI 30以上を肥満と規定しているが，日本人は欧米人に比べて肥満症のリスクが高い（より軽微な体重過多でも肥満症を発症しやすい）ことなどから，日本肥満学会ではBMI 25以上を肥満と定義している．しかし肥満および肥満症の要因はきわめて多様であるため，BMIによる基準のみならず，内臓脂肪量など個々人のケースに沿った理解が不可欠である．

　肥満人口の急激な増加にもかかわらず「肥満は単なる自己管理不足」という意識がいまだに高く，食事制限と運動以外に効果的な解決策に欠けるのが現状である．しかし近年，肥満研究は大きな転換期を迎えている．例えば，白色・褐色脂肪細胞の分化機構を明らかにし，脂肪組織の代謝を亢進することでエネルギー代謝を上げる試みや，外科的手法によりエネルギー摂取を抑制する治療法，脂肪組織とさまざまな組織との臓器間ネットワークの理解などが進み，肥満を分子レベルで「解明」するのみならず，肥満を「制御」するステージへと移行しつつある．さらに，胎児の発育環境が将来的な肥満のなりやすさに及ぼすこと，腸内細菌がエネルギー代謝に調節作用を及ぼすことからも明らかなように，肥満を単純に自己責任論のみで片付けることはもはやできないだろう．

　本書では，エネルギー摂取や代謝をはじめとする肥満の分子基盤にかかわる最新の知見に加えて，肥満症の発症メカニズムや，治療への新たなアプローチについて，国内外の第一線の先生方に執筆していただいた．日本肥満学会を中心として提唱された「肥満症」の概念が国際的に定着しつつあるように，日本における肥満研究は世界的にも非常に重要な貢献を果たしてきた．きわめて多様な遺伝的・環境要因が複雑に絡み合う肥満と肥満症を，今後抜本的に改善していくには，医師・研究者のみならず，看護師，薬剤師，管理栄養士などさまざまな分野のエキスパートがさらに手を組んで取り組む必要がある．本書を通じてさらに多くの方々に肥満研究の面白さと重要性を感じていただき，肥満研究の発展へとつながれば大変幸いである．

2015年12月

梶村真吾，箕越靖彦

実験医学 増刊 Vol.34-No.2 2016

「解明」から「制御」へ
肥満症のメディカルサイエンス

序 .... 梶村真吾，箕越靖彦

概論 肥満症：いま，何を知るべきか？ 何をするべきか？
.... 梶村真吾，箕越靖彦　12 (176)

第1章　エネルギー代謝の制御機構

1. 脂肪細胞の発生と機能
   ―白色脂肪細胞を中心に .... 黒田雅士，中川香澄，阪上　浩　20 (184)

2. 褐色脂肪細胞の分化・発生 .... 大野晴也，梶村真吾　27 (191)

3. ヒト褐色脂肪組織の活性化・増量
   ―その評価法と肥満対策への応用 .... 斉藤昌之，松下真美，米代武司　33 (197)

4. 骨格筋のエネルギー代謝 .... 野村和弘，小川　渉　39 (203)

5. 過栄養に応答した肝臓の代謝リモデリング .... 菊地晶裕，篁　俊成　45 (209)

6. 腸内細菌と肥満症 .... 入江潤一郎，伊藤　裕　51 (215)

7. アディポネクチンの生理機能
   ―肥満・2型糖尿病治療に向けて .... 岩部美紀，山内敏正，岩部真人，門脇　孝　57 (221)

8. エピゲノムと脂肪細胞 .... 酒井寿郎，阿部陽平，松村欣宏，稲垣　毅　64 (228)

CONTENTS

9. 胆汁酸シグナルによる代謝調節 .... 髙科庸子, 田岡広樹, 渡辺光博　72 (236)

10. FGF21の生理作用・薬理作用
　　　―新たな抗肥満治療法の開発に向けて .... 片渕　剛　80 (244)

11. 視床下部と脂肪組織をつなぐエネルギー代謝と老化・寿命の全身性制御機構
　　　..................... 佐藤亜希子, 今井眞一郎　85 (249)

第2章　エネルギー摂取の制御機構

1. 食欲の中枢性制御 .... 箕越靖彦　96 (260)

2. 迷走神経求心路を介する摂食調節 .... 上野浩晶, 中里雅光　105 (269)

3. 肥満症における報酬系の役割と病態的意義
　　　..................... 益崎裕章, 小塚智沙代, 島袋充生　110 (274)

4. ヒトの摂食調節：レプチンを中心に
　　　..................... 細田公則, 青谷大介, 日下部 徹, 田中智洋, 孫　徹, 中尾一和　115 (279)

5. 過食の病理とメカニズム .... 野間俊一, 村井俊哉　120 (284)

第3章　肥満がもたらす病態生理の発症メカニズム

1. インスリンシグナルの制御異常とインスリン抵抗性
　　　..................... 窪田直人, 植木浩二郎, 門脇　孝　126 (290)

2. 肥満における脂肪組織の炎症 .... 大石由美子, 真鍋一郎　133 (297)

3. 肥満と非アルコール性脂肪性肝炎 (NASH)
　　　..................... 伊藤美智子, 菅波孝祥, 小川佳宏　138 (302)

4. 肥満と慢性腎臓病 .... 江口　潤, 和田　淳　144 (308)

5. 肥満と動脈硬化疾患
　　　―アディポネクチンの心血管組織集積のメカニズム
　　　..................... 藤島裕也, 前田法一, 下村伊一郎　149 (313)

- 6. 肥満と骨代謝異常 ……………………………越智広樹, 竹田 秀 155 (319)
- 7. 肥満関連遺伝子：同定の現状と展望 ………………………安田和基 161 (325)
- 8. 肥満とDOHaD仮説 ……………………………橋本貢士, 小川佳宏 167 (331)

第4章 新たな肥満治療へのアプローチ

- 1. 肥満症治療薬の現状と展望 ………………………………横手幸太郎 174 (338)
- 2. 肥満と糖尿病治療薬・抗精神病薬 ……………手丸理恵, 薄井 勲, 戸邉一之 180 (344)
- 3. 肥満症外科治療Update ………………………………………清水英治 185 (349)
- 4. 運動による抗肥満効果 ………………………………眞鍋康子, 藤井宣晴 191 (355)
- 5. 低炭水化物ダイエットによる体重減少メカニズム ………………植木浩二郎 197 (361)
- 6. 神経シグナルを介した臓器間・栄養素間ネットワーク
  ……………………………………………………………宇野健司, 片桐秀樹 203 (367)

索 引 …………………………………………………………………………… 208 (372)

表紙イメージ解説

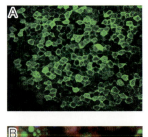
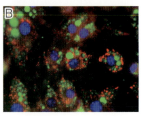
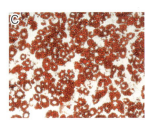
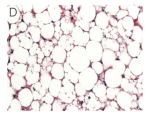
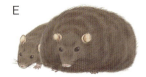

A) マウス褐色脂肪組織．UCP1-Creを用いて褐色脂肪細胞をGFPにより可視化した．B) マウス皮膚由来の線維芽細胞に2つの転写因子（PRDM16, CEBPb）を導入して作製した人工褐色脂肪細胞．多くの脂肪滴（緑）とミトコンドリア（赤）が観察される．C) 初代培養下で分化したベージュ細胞（Oil-red O staining により脂肪滴を標識）．D) マウス皮下脂肪組織（H&E staining）．多房性の油滴を含むベージュ細胞と，単房性の油滴を含む白色脂肪細胞が観察される．E) 野生型マウスと遺伝性肥満マウス．レプチンやレプチン受容体の欠損マウスは過食行動による高度肥満を呈する．A〜D 画像提供：梶村真吾博士（カリフォルニア大学サンフランシスコ校）．

執筆者一覧

●編 集

梶村 真吾	カリフォルニア大学サンフランシスコ校糖尿病センター
箕越 靖彦	生理学研究所発達生理学研究系生殖・内分泌系発達機構/総合研究大学院大学生命科学研究科生理科学専攻

●執 筆（五十音順）

青谷 大介	京都大学大学院医学研究科メディカルイノベーションセンター
阿部 陽平	東京大学先端科学技術研究センター代謝医学分野
伊藤 裕	慶應義塾大学医学部腎臓内分泌代謝内科
伊藤美智子	東京医科歯科大学大学院医歯学総合研究科分子内分泌代謝学分野
稲垣 毅	東京大学先端科学技術研究センター代謝医学分野
今井眞一郎	ワシントン大学医学部発生生物学部門
入江潤一郎	慶應義塾大学医学部腎臓内分泌代謝内科
岩部 真人	東京大学大学院医学系研究科糖尿病・代謝内科
岩部 美紀	東京大学大学院医学系研究科糖尿病・代謝内科
植木浩二郎	東京大学大学院医学研究科分子糖尿病科学講座
上野 浩晶	宮崎大学医学部内科学講座神経呼吸内分泌代謝学分野
薄井 勲	富山大学大学院医学薬学研究部内科学第一講座
宇野 健司	東北大学大学院医学系研究科糖尿病代謝内科学分野
江口 潤	岡山大学大学院医歯薬学総合研究科腎・免疫・内分泌代謝内科学
大石由美子	東京医科歯科大学難治疾患研究所細胞分子医学分野
大野 晴也	広島大学大学院医歯薬保健学研究院分子内科学
小川 佳宏	東京医科歯科大学大学院医歯学総合研究科分子内分泌代謝学分野/日本医療研究開発機構（AMED）・CREST
小川 渉	神戸大学大学院医学研究科糖尿病・内分泌内科学
越智 広樹	東京医科歯科大学大学院医歯学総合研究科細胞生理学分野
梶村 真吾	カリフォルニア大学サンフランシスコ校糖尿病センター
片桐 秀樹	東北大学大学院医学系研究科糖尿病代謝内科学分野
片渕 剛	テキサス大学サウスウエスタン医療センター
門脇 孝	東京大学大学院医学系研究科糖尿病・代謝内科
菊地 晶裕	金沢大学大学院医学系研究科内分泌・代謝内科学分野
日下部 徹	京都大学大学院医学研究科メディカルイノベーションセンター
窪田 直人	東京大学大学院医学系研究科糖尿病・代謝内科
黒田 雅士	徳島大学大学院医歯薬学研究部代謝栄養学分野
小塚智沙代	琉球大学大学院医学研究科内分泌代謝・血液・膠原病内科学講座
斉藤 昌之	北海道大学名誉教授
酒井 寿郎	東京大学先端科学技術研究センター代謝医学分野
阪上 浩	徳島大学大学院医歯薬学研究部代謝栄養学分野
佐藤亜希子	ワシントン大学医学部発生生物学部門
島袋 充生	徳島大学大学院医歯薬学研究部心臓血管病態医学分野
清水 英治	東京都立多摩総合医療センター外科
下村伊一郎	大阪大学大学院医学系研究科内分泌・代謝内科学
菅波 孝祥	東京医科歯科大学大学院医歯学総合研究科分子内分泌代謝学分野/名古屋大学環境医学研究所分子代謝医学分野
孫 徹	京都大学大学院医学研究科メディカルイノベーションセンター
田岡 広樹	慶應義塾大学環境情報学部
髙科 庸子	慶應義塾大学大学院SFC研究所
篁 俊成	金沢大学大学院医学系研究科内分泌・代謝内科学分野
竹田 秀	東京医科歯科大学大学院医歯学総合研究科細胞生理学分野
田中 智洋	京都大学大学院医学研究科メディカルイノベーションセンター
手丸 理恵	南砺市民病院内科
戸邉 一之	富山大学大学院医学薬学研究部内科学第一講座
中尾 一和	京都大学大学院医学研究科メディカルイノベーションセンター
中川 香澄	徳島大学大学院医歯薬学研究部代謝栄養学分野
中里 雅光	宮崎大学医学部内科学講座神経呼吸内分泌代謝学分野
野間 俊一	京都大学大学院医学研究科精神医学
野村 和弘	神戸大学大学院医学研究科糖尿病・内分泌内科学
橋本 貢士	東京医科歯科大学大学院医歯学総合研究科メタボ先制医療講座
藤井 宣晴	首都大学東京人間健康科学研究科ヘルスプロモーションサイエンス学域
藤島 裕也	大阪大学大学院医学系研究科内分泌・代謝内科学
細田 公則	京都大学大学院医学研究科メディカルイノベーションセンター/京都大学大学院医学研究科人間健康科学系/国立循環器病研究センター病院動脈硬化・糖尿病内科
前田 法一	大阪大学大学院医学系研究科内分泌・代謝内科学
益崎 裕章	琉球大学大学院医学研究科内分泌代謝・血液・膠原病内科学講座
松下 真美	天使大学看護栄養学部
松村 欣宏	東京大学先端科学技術研究センター代謝医学分野
真鍋 一郎	千葉大学大学院医学研究院長寿医学
眞鍋 康子	首都大学東京人間健康科学研究科ヘルスプロモーションサイエンス学域
箕越 靖彦	生理学研究所発達生理学研究系生殖・内分泌系発達機構/総合研究大学院大学生命科学研究科生理科学専攻
村井 俊哉	京都大学大学院医学研究科精神医学
安田 和基	国立国際医療研究センター研究所糖尿病研究センター代謝疾患研究部
山内 敏正	東京大学大学院医学系研究科糖尿病・代謝内科
横手幸太郎	千葉大学大学院医学研究院細胞治療内科学講座
米代 武司	北海道大学大学院獣医学研究科
和田 淳	岡山大学大学院医歯薬学総合研究科腎・免疫・内分泌代謝内科学
渡辺 光博	慶應義塾大学環境情報学部/慶應義塾大学大学院政策・メディア研究科

略語一覧

aBNST	:	anterior bed nucleus of the stria terminalis（前分界条床核）
AC	:	adenylate cyclase（アデニル酸シクラーゼ）
ACC	:	acetyl-CoA carboxylase（アセチルCoAカルボキシラーゼ）
ACO	:	acyl-CoA oxidase（アシルCoAオキシダーゼ）
AdipoR	:	adiponectin receptor（アディポネクチン受容体）
AdipoRon	:	adiponectin receptor agonist（アディポネクチン受容体アゴニスト）
AGE	:	advanced glycation end products（終末糖化産物）
AgRP	:	agouti-related peptide
AICAR	:	5-aminoimidazole-4-carboxamide ribonucleotide
αGI	:	α-glucosidase inhibitor（αグルコシダーゼ阻害薬）
α-MSH	:	α-melanocyte stimulating hormone
α-SMA	:	α-smooth muscle actin
AMP	:	adenosine monophosphate（アデノシン一リン酸）
AMPK	:	AMP-activated protein kinase（AMP活性化タンパク質キナーゼ／AMPキナーゼ）
AN	:	anorexia nervosa（神経性やせ症）
ANGPTL4	:	angiopoietin-like 4
Arc	:	arcuate nucleus（視床下部弓状核）
AS160	:	Akt substrate 160
ATGL	:	adipose triglyceride lipase
ATP	:	adenosine triphosphate（アデノシン三リン酸）
BABR	:	bile acid binding resin（胆汁酸吸着レジン）
BAIBA	:	β-aminoisobutyric acid（βアミノイソ酪酸）
BAT	:	brown adipose tissue（褐色脂肪組織）
BED	:	binge eating disorder（過食性障害）
βAR	:	β adrenergic receptor（βアドレナリン受容体）
BMI	:	body mass index（体格指数）
BMP	:	bone morphogenetic protein（骨形成タンパク質）
BN	:	bulimia nervosa（神経性過食症）
Breg	:	regulatory B cell（制御性B細胞）
CA	:	cholic acid（コール酸）
CaMKK	:	Ca^{2+}/calmodulin-dependent kinase kinase
cAMP	:	cyclic AMP（サイクリックAMP）
CART	:	cocaine- and amphetamine-regulated transcript
CCK	:	cholecystokinin（コレシストキニン）
CCL2	:	chemokine（C-C motif）ligand 2
CCR2	:	C-C chemokine receptor 2
CDCA	:	chenodeoxycholic acid（ケノデオキシコール酸）
C/EBP	:	CCAAT/enhancer-binding protein
CHOP	:	C/EBP homologous protein
ChREBP	:	carbohydrate responsive element binding protein
CKD	:	chronic kidney disease（慢性腎臓病）
CLS	:	crown-like structure（王冠様構造）
CPP	:	conditioned place preference（条件付け場所嗜好性試験）
CPT1	:	carnitine palmitoyltransferase type 1（カルニチンパルミトイルトランスフェラーゼ1）
CT	:	computed tomography（コンピュータ断層撮影）
Cyp7A1	:	cholesterol 7α-hydroxylase
DAMPs	:	damage-associated molecular patterns（傷害関連分子パターン）
DCA	:	deoxycholic acid（デオキシコール酸）
DIRECT	:	Dietary Intervention Randomized Controlled Trial
DMH	:	dorsomedial hypothalamus（視床下部背内側野）
DNMT	:	DNA methyltransferase
DOHaD	:	developmental origins of health and disease
DPP-4	:	dipeptidyl peptidase-4
EF	:	elastic fiber（弾性線維）
EGR1	:	early growth response 1
EHMT1	:	euchromatic histone-lysine N-methyltransferase 1

eIF2	: eukaryotic initiation factor 2		GLP-1	: glucagon-like peptide-1（グルカゴン様ペプチド-1）
eNAMPT	: extracellular NAMPT（細胞外型NAMPT）		GLUT	: glucose transporter（グルコーストランスポーター）
ERK	: extracellular signal-regulated kinase（細胞外シグナル調節キナーゼ）		GPCR	: G-protein-coupled receptor（Gタンパク質共役型受容体）
ERPF	: estimated renal plasma flow（推定腎血漿流量）		GSK3β	: glycogen synthase kinase 3β
EWL	: excess weight loss（超過体重減少率）		GWAS	: genome-wide association study（ゲノムワイド関連解析）
FABPpm	: plasma membrane fatty acid binding protein		HL	: hepatic lipase（肝性リパーゼ）
FATP1/4	: fatty acid transport protein 1/4		HSL	: hormone sensitive lipase（ホルモン感受性リパーゼ）
FDA	: Food and Drug Administration（米国食品医薬品局）		ICAM-1	: intercellular adhesion molecule-1
FDG	: ¹⁸F-fluoro-2-deoxyglucose		IDF	: International Diabetes Federation（国際糖尿病連合）
FF	: filtration fraction（糸球体濾過率）		IL	: interleukin（インターロイキン）
FFA	: free fatty acid（遊離脂肪酸）		ILC	: innate lymphoid cell（自然リンパ球）
FGF	: fibroblast growth factor（線維芽細胞増殖因子）		iNAMPT	: intracellular NAMPT（細胞内型NAMPT）
FIAF	: fasting-induced adipose factor		IRS	: insulin receptor substrate（インスリン受容体基質）
fMRI	: functional magnetic resonance imaging（機能的磁気共鳴画像法）		IRX3/5	: iroquois homeobox protein 3/5
FMT	: fecal microbiota transplantation（便微生物移植術）		IUGR	: intrauterine growth retardation（子宮内発育遅延）
FNDC5	: fibronectin type III domain-containing 5		JMJD1A	: jumonji domain-containing 1a
FoxA2	: forkhead box protein A2		JNK	: c-Jun N-terminal kinase
FoxO1	: forkhead box protein O1		LCA	: litocholic acid（リトコール酸）
FSP27	: fat-specific protein 27		LDL	: low density lipoprotein（低比重リポタンパク質）
FTO	: fat mass and obesity-associated		LECT2	: leukocyte cell-derived chemotaxin 2
FXR	: farnesoid X receptor（ファルネソイドX受容体）		LEP	: leptin（レプチン）
G6Pase	: glucose 6-phosphatase（グルコース-6-ホスファターゼ）		LEPR	: leptin receptor（レプチン受容体）
GAP	: GTPase-activating protein（GTPase活性化タンパク質）		LH	: lateral hypothalamus（視床下部外側野/外側核）
GBD調査	: Global Burden of Disease Study（世界肥満実態調査）		LPL	: lipoprotein lipase（リポタンパク質リパーゼ）
GFR	: glomerular filtration rate（糸球体濾過量）		LPS	: lipopolysaccharide（リポ多糖）
GIP	: gastric inhibitory polypeptide		LRP	: low density lipoprotein receptor-related protein（低比重リポタンパク質受容体関連タンパク質）
GK	: glucokinase（グルコキナーゼ）		MAO	: metabolically abnormal obesity

略語一覧

MAPK	:	MAP kinase（MAPキナーゼ）
M-BAR	:	membrane-type receptor for bile acids
MBH	:	mediobasal hypothalamus（視床下部内側基底部）
MC4R	:	melanocortin 4 receptor（4型メラノコルチン受容体）
MCA	:	muricholic acid（ムリコール酸）
MCH	:	melanin concentrating hormone
MCP-1	:	monocyte chemoattractant protein-1
MCR	:	melanocortin receptor（メラノコルチン受容体）
MEF	:	murine embryonic fibroblasts（マウス胚性線維芽細胞）
Metrnl	:	meteorin-like
MHC	:	myosin heavy chain（ミオシン重鎖）
MHO	:	metabolically healthy obesity
mPOA	:	medial preoptic area（視床下部内側視索前野）
MSC	:	mesenchymal stem cell（間葉系幹細胞）
mTOR	:	mammalian（/mechanistic）target of rapamycin
NA	:	noradrenaline（ノルアドレナリン）
NAFLD	:	non-alcoholic fatty liver disease（非アルコール性脂肪性肝疾患）
NAMPT	:	nicotinamide phosphoribosyltransferase（ニコチナミドホスホリボシルトランスフェラーゼ）
NASH	:	non-alcoholic steatohepatitis（非アルコール性脂肪性肝炎）
NF-κB	:	nuclear factor-κB
NGS	:	next generation sequencer（次世代シークエンサー）
NKX2-1	:	Nk2 homeobox transcription factor 1
NMN	:	nicotinamide mononucleotide（ニコチナミドモノヌクレオチド）
NMNAT	:	nicotinamide/nicotinic acid mononucleotide adenylyltransferase（ニコチナミド/ニコチン酸モノヌクレオチド・アデニリルトランスフェラーゼ）
NP	:	natriuretic peptide（ナトリウム利尿ペプチド）
NPY	:	neuropeptide Y（ニューロペプチドY）
NTS	:	nucleus of the solitary tract（孤束核）
OC	:	osteocalcin（オステオカルシン）
OEA	:	oleoylethanolamide
OPG	:	osteoprotegerin（オステオプロテゲリン）
ORG	:	obesity-related glomerulopathy（肥満関連腎症）
Ox2r	:	orexin type 2 receptor
PACAP	:	pituitary adenylate cyclase-activating polypeptide
PAG	:	periaqueductal gray（中脳水道周囲灰白質）
PAI-1	:	plasminogen activator inhibitor-1
PBN	:	pontine parabrachial nucleus（脚傍核）
PDE3B	:	phosphodiesterase 3B
PDGF	:	platelet-derived growth factor（血小板由来成長因子）
PEPCK	:	phosphoenolpyruvate carboxykinase（ホスホエノールピルビン酸カルボキシキナーゼ）
PET	:	positron emission tomography（陽電子放射断層撮影）
PGC-1α	:	PPARγ coactivator-1α
PI	:	phosphatidylinositol（ホスファチジルイノシトール）
PI3K	:	phosphatidylinositol（/phosphoinositide）3-kinase
PIPLC	:	PI-specific phospholipase C（PI特異的ホスホリパーゼC）
PKA	:	protein kinase A
PKG	:	protein kinase G
POMC	:	pro-opiomelanocortin（プロオピオメラノコルチン）
PP2A	:	protein phosphatase 2A
PPAR	:	peroxisome proliferator-activated receptor（ペルオキシソーム増殖剤応答性受容体）
pQCT	:	peripheral quantitative computed tomography（末梢骨用定量的CT）
PRDM13	:	PR domain-containing protein 13
PRDM16	:	PRD1-BF1-RIZ1 homologous domain containing 16
PRV	:	pseudorabies virus（仮性狂犬病ウイルス）
PTEN	:	phosphatase and tensin homologue

PTP1B	: phosphotyrosine phosphatase 1B	**SUR**	: sulfonylurea receptor（SU受容体）
PVN	: paraventricular nucleus of the hypothalamus（室傍核）/paraventricular nucleus（視床下部室傍核）	**SVF**	: stromal vascular fraction（間質血管細胞群）
PVT	: paraventricular nucleus of the thalamus（視床室傍核）	**T3**	: triiodothyronine
		T4	: tetraiodothyronine/thyroxine
PYY	: peptide YY（ペプチドYY）	**Tβ-MCA**	: tauro-β-muricholic acid（タウロβムリコール酸）
RA系	: renin-angiotensin system	**TCA**	: taurocholic acid（タウロコール酸）
RANKL	: receptor activator of NF-κB ligand	**TET**	: ten-eleven translocation
Rheb	: ras homolog enriched in brain	**TG**	: triacylglyceride/triglyceride（中性脂肪）
rMR	: rostral medullary raphe（吻骨髄縫線）	**TGR5/M-BAR**	: G-protein-coupled receptor TGR5/M-BAR
ROS	: reactive oxygen species（活性酸素種）	**TH**	: tyrosine hydroxylase
rRPa	: rostral raphe pallidus（吻側淡蒼縫線核）	**TLR**	: Toll-like receptor（Toll様受容体）
S6K	: S6 kinase	**TNF-α**	: tumor necrosis factor-α（腫瘍壊死因子α）
SAM	: S-adenosylmethionine（S-アデノシルメチオニン）	**TRB3**	: tribbles homolog 3
SCN	: suprachiasmatic nucleus（視床下部視交叉上核）	**Treg**	: regulatory T cell（制御性T細胞）
SGLT2	: sodium-glucose cotransporter 2	**TRH**	: thyroid stimulating hormone-releasing hormone
Shc	: Src homology α-collagen-related	**TRP**	: transient receptor potential
SHIP2	: Src-homology 2-containing inositol 5′ phosphatase 2	**TSC**	: tuberous sclerosis complex
SMC	: smooth muscle cell（平滑筋細胞）	**ucOC**	: uncarboxylated osteocalcin（低カルボキシル化オステオカルシン）
SNAT2	: sodium-dependent neutral amino acid transporter 2	**UCP**	: uncoupling protein（脱共役タンパク質）
SNP	: single nucleotide polymorphism（一塩基多型）	**UKPDS**	: UK Prospective Diabetes Study
SOCS-3	: suppressor of cytokine signaling-3	**VAS**	: visual analogue scale
SOD	: superoxide dismutase（スーパーオキシドジスムターゼ）	**VCAM-1**	: vascular cell adhesion molecule-1
SREBP-1c	: sterol regulatory element binding protein-1c	**VMH**	: ventromedial hypothalamus（視床下部腹内側野）/ventromedial nucleus of the hypothalamus（腹内側核）
STAT3	: signal tranducer and activator of transcription 3	**VTA**	: ventral tegmental area（腹側被蓋野）
SU	: sulfonylurea（スルホニルウレア）	**WAT**	: white adipose tissue（白色脂肪組織）
SUMO	: small ubiquitin-related modifier	**W/H比**	: waist-hip ratio（ウエスト/ヒップ比）

概論

肥満症：いま，何を知るべきか？何をするべきか？

梶村真吾，箕越靖彦

エネルギー摂取と消費のバランス調節は，中枢とさまざまな末梢組織との密接なネットーワークにより緻密に制御されている．それらの代謝恒常性調節の慢性的な乱れは，肥満をはじめとしたさまざまな代謝疾患を誘起する．多様な遺伝・環境要因がエネルギー代謝の恒常性調節機構にどのように影響を及ぼすかを，分子・細胞・組織・個体レベルで理解することは，生命活動の根幹にかかわる重要なテーマであるのみならず，生活習慣病の発症機序の解明に不可欠である．本書では，近年のライフサイエンスにおける技術革新に伴い急速に発展した肥満研究分野の最前線と，肥満症の発症機構を多角的に理解し，制御するためのアプローチ，そして肥満症治療の現状と展望について詳説する．

はじめに：肥満のサイエンスとは？

肥満を考えるうえで基本的な概念は「エネルギー摂取と消費のバランス調節」である（**概念図1**）．エネルギー摂取のすべてが食事量に由来するのに対し，エネルギー消費は，基礎代謝（約60％），運動・生活活動（約30％），そして体温調節（約10％）より構成される．肥満とは，摂取エネルギー量が消費エネルギー量を慢性的に上回ることにより脂肪組織に過剰な中性脂肪（トリグリセリド）が蓄積され，脂肪組織が増大する状態である．ヒトの脂肪細胞は毎年，約10％ほどが入れ替わると試算されており，この入れ替わり率は肥満や年齢に関係ないことが

[キーワード＆略語]
エネルギー恒常性，肥満/肥満症，インスリン抵抗性，糖尿病，メタボリックシンドローム
BMI：body mass index（体格指数）
DOHaD：developmental origins of health and disease
FTO：fat mass and obesity-associated
GWAS：genome-wide association study（ゲノムワイド関連解析）
SNP：single nucleotide polymorphism（一塩基多型）

Molecular basis of obesity and new therapeutic opportunities
Shingo Kajimura[1] /Yasuhiko Minokoshi[2) 3]：UCSF Diabetes Center and Department of Cell and Tissue Biology, University of California, San Francisco[1] /Division of Endocrinology and Metabolism, Department of Developmental Physiology, National Institute for Physiological Sciences[2] /Department of Physiological Sciences, SOKENDAI (The Graduate University for Advanced Studies School of Life Science)[3]（カリフォルニア大学サンフランシスコ校糖尿病センター[1] /生理学研究所発達生理学研究系生殖・内分泌系発達機構[2] /総合研究大学院大学生命科学研究科生理科学専攻[3]）

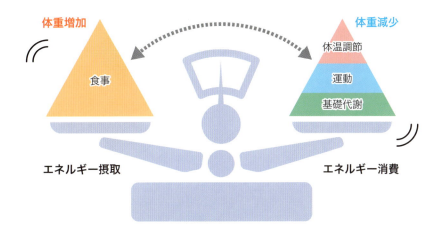

概念図1　エネルギー摂取と消費のバランス調節
エネルギー摂取がすべて食事に由来するのに対して，エネルギー消費は，基礎代謝，運動，体温調節により構成される．

報告されている[1]．一方，脂肪細胞のサイズは栄養状態によって10倍以上も変化することができる．また近年では成体における新規脂肪細胞の増加も示唆されることから（第1章-1），肥満時における脂肪組織の増大は，主な原因としての脂肪細胞のサイズの増大に加えて，その一部は脂肪細胞の数の増加によるものと考えられる．

　短期的に体重を減らすためには，エネルギー摂取制限もしくは運動によるエネルギー消費の亢進が最も効果的であることは言うまでもないが，長期的に適切な体重を維持することは非常に難しい．例えば，食事制限をしばらく継続すると徐々にエネルギー消費が下がるため（主に筋肉量の減少），食事制限を止めた途端に生体は従来の摂食量にもかかわらずエネルギー摂取過多となり，脂肪の蓄積が促進される．これがいわゆる「リバウンド」の正体である．また，運動によってエネルギー消費量を増やすと徐々に食欲が増進されるため，運動のみによって長期的に体重が減り続けることは稀である．一方で，急激な過食などにより一過的に体重が増加すると，食事誘発性熱産生などによりエネルギー消費が亢進し，比較的短期間に元の体重に戻る．これらの現象は，「体重のセットポイント説」，すなわち私たちの体重にはあらかじめ決められた基準値（セットポイント）のようなものが存在し，中枢神経がその値を維持するように末梢に作用するという考え方により説明されている．主に遺伝的要因がセットポイント（つまり，太りやすい・太りにくい体質）を規定すると考えられているが，これはさまざまな環境要因や年齢により徐々に変化する．加齢に従って代謝量が減少するため，食事量がさほど変わらないのにもかかわらず脂肪量が増加する現象（いわゆる中年太り）を経験した方も多いだろう．

　このように，体重は中枢とさまざまな末梢組織との密接なネットーワークにより緻密に制御されている．したがって，肥満のサイエンスとは，遺伝的・環境要因がエネルギー代謝の制御機構に及ぼす影響を分子・細胞・組織・個体レベルで理解する究極のシステムズバイオロジーと言える．

1. 肥満は遺伝か，生活習慣か？

　前述のように，一般的には遺伝的要因が「太りやすさ」（体質）を規定し，環境要因が「太る原因」を決定すると考えられている．しかし，肥満研究における難しさの1つは，肥満要因の多様性と個人差の問題であろう．1994年にJeffrey Friedmanらによって同定されたレプチン遺伝子は，遺伝性肥満マウス（ob/obマウス）の責任遺伝子として知られるが，これは肥満の表現型の1つである摂食行動を1遺伝子で明確に表したよい例である[2]．しかし，現実にはレプチンのように1遺伝子で肥満を説明できるようなケースは稀である．一方で，GWAS（genome-wide association study）の急速な進展によって，肥満の関連遺伝子・リスクアリルが多数同定されている（第3章-7）．そのなかでも，*FTO*（fat mass and obesity-associated）のSNPはヒトにおいて肥満と最も強い相関が認められる遺伝子の1つだが，それでも肥満原因の1％にも満たない．GWASにより現在同定されている遺伝子群で説明できるのは，肥満原因の約5％以下と試算されており，今後は複数遺伝子座の相互作用がどのように表現型（太りやすさ）に結びつくのかを理解していくことが大きな課題となっている．

　また，環境が個々人に及ぼす多様な偶発的要因を把握することも困難である．例えば，12組の一卵性双生児のペア（24人）にほぼ毎日1,000 kcal余分に食事をさせ，体重の変化を100日にわたって追跡した研究によると，100日間の過食によりすべての双生児ペアにおいて平均8.1 kgの体重増加が認められ，双生児ペア内での体重増加の度合いはペア間よりも有意に近いことが認められた．したがって，遺伝的要因が肥満に大きく関与しているという見解は支持される[3]．ところが，一卵性双生児が同量のカロリーを摂取したとしても，双生児ペア内の体重増加量は決して同等ではなく，実はかなりのばらつきがあることから（r＝0.55），遺伝的要因以外にも個々人の偶発的な要因が肥満の表現型に大きく影響を及ぼすと考えられる．実際，体重の増減はエネルギーバランスを慢性的に約5％程度変化させることで十分に起きうると試算されている．1日の消費エネルギーは通常，成人男性で2,000～2,200 kcal，女性で1,800～2,000 kcal前後であるから，約100 kcal前後の微量な変化の積み重ねが重要な要因となる．しかしながら，現在の測定技術ではエネルギー摂取量および消費量を5％以下の誤差（約100 kcal）で正確に計測することは困難であるため，偶発的な環境要因を経時的に把握することは難しい．

2. なぜ肥満はさまざまな病気を引き起こすのか？

　さてここで，本書のタイトルにもある「肥満症」についての解説を加えておきたい．肥満が，体脂肪が過剰に蓄積した状態であるのに対して，肥満症とは「肥満に起因ないし関連する健康障害を合併するか，その合併が予測される場合で，医学的に減量を必要とする病態」を指す．現在，BMIが肥満度の判定指標として広く用いられているが，BMIが必ずしも，肥満に伴う健康障害の発症リスクを正確に反映するわけではない[4]．例えば，内臓脂肪蓄積（リンゴ型体型）は皮下脂肪蓄積（洋ナシ型体型）に比べて，糖代謝異常，脂質代謝異常，高血圧などの生活習慣病発症リスクが高い（**概念図2A**）．BMIは脂肪蓄積の部位に関する情報を含まないため，日本ではウエスト周囲径（男性85 cm/女性90 cm以上）が内臓脂肪蓄積の簡便な指標として採用されている．基礎サイエンスの観点からも，どのように内臓脂肪と皮下脂肪における脂肪

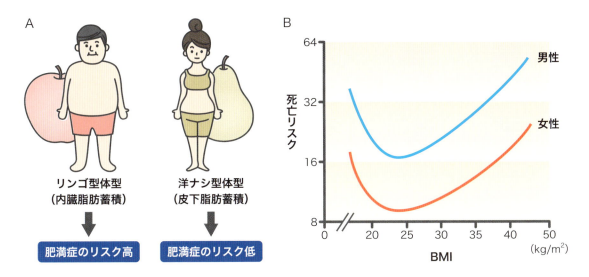

概念図2　肥満に伴う健康障害の発症リスクとBMIとの関係
A) リンゴ型体型は男性により多くみられ，内臓脂肪の蓄積による．一方，洋ナシ型体型は女性により多くみられ，皮下脂肪の蓄積による．肥満症のリスクは内臓脂肪蓄積（リンゴ型体型）に高い．B) BMI〔体重（kg）/身長（m）^{2}〕と総死亡リスクの間には，U字型の相関が認められる．

蓄積が制御されているかは非常に興味深い分野である．一方で，BMIが医学的に重要な指標であることは疑いの余地がない．BMIと総死亡リスクの間にはU字型の相関が認められ，BMIが23〜25の範囲が最もリスクが低く，やせ過ぎ，もしくは太り過ぎでは総死亡リスクが高まる（**概念図2B**）[5)6)]．したがって，「（BMIを基準とした）肥満」と「肥満症」を明確に区別するとともに，個々人のケースに沿った治療方針の重要性が認識されている．その試みの一環として，日本肥満学会では，日本における肥満症診療のガイドラインとしてこれまでに「新しい肥満の判定と肥満症の診断基準」（2000年），「肥満症治療ガイドライン2006」，「肥満症診断基準2011」を作成している．さらに，2015年の日本肥満学会およびアジア・オセアニア肥満学会において肥満症についての概念が「名古屋宣言」として採択され，肥満症の概念はますます国際的に定着しつつある．

　肥満は2型糖尿病や脂質異常症，心疾患のみならず，近年では子宮がん，胆嚢がん，腎臓がんなどのがんとの関連が示唆されている[7)]．では，肥満はどのようにしてさまざまな慢性疾患を引き起こすのだろうか？ 肥満症は多臓器にわたる慢性疾患であるため（第3章-3〜6），もちろん1つのメカニズムで解決する単純な問題ではない．しかし少なくとも，インスリン抵抗性の発症メカニズムに関する現在の定説の1つは，肥満状態における慢性的な炎症反応の誘起であると考えられている（第3章-1，2）．肥満状態では脂肪細胞内に過剰に中性脂肪が蓄積することにより脂肪細胞からTNF-αやIL-6，PAI-1などさまざまなサイトカイン（アディポサイトカイン／アディポカイン）が分泌され，脂肪組織の慢性炎症が誘発される．また脂肪組織のみならず，骨格筋や肝臓などインスリンの標的となる組織においても，慢性炎症がインスリン抵抗性を誘発することが知られている．さらに，糖尿病や動脈硬化に対する防御作用のあるアディポネクチンの減少や，血中における中性脂肪の増加およびHDLコレステロールの減少が動脈硬化を進行させると考えられている（第1章-7，第3章-5）．

前記以外にも，多岐にわたるメカニズムが近年提唱されている．例えば，妊婦の栄養環境（栄養不足・栄養過多）やストレスなどの胎内環境，もしくは新生児期の栄養環境が胎児や乳児の将来的な肥満や肥満症リスクに大きな影響を与える．この現象は，第二次世界大戦末期のオランダにおいて，栄養失調の母親から生まれた子どもに糖尿病などの代謝疾患が多く認められたことがきっかけとなり，DOHaD（developmental origins of health and disease）仮説として認知されている（第3章-8）[8]．興味深いことに，胎児期や新生児期の栄養環境が，代謝関連遺伝子のDNAメチル化やヒストン修飾（第1章-8）という形で「メタボリックメモリー」として記憶され，世代を超えて受け継がれる可能性が示唆されている．この現象は，おそらく中国やベトナム，インドなど，近年になって急激な経済成長を迎えた国でさらに増えることが予想されるため，さらに詳細に分子機構を解明することが重要である．

　また，高齢者や肥満者では，エネルギーを消費して熱を産生する褐色脂肪細胞の量や熱産生機能が低下している．褐色脂肪は糖（グルコース）や脂肪酸を活発に取り込む重要な組織であることから，褐色脂肪の減少が加齢に伴う体重増加（中年太り）や糖耐性能の低下に関与する可能性が示唆されている．最近の分子生物学的解析によって成人の褐色脂肪は誘導性の熱産生細胞（ベージュ細胞；第1章-2）に似た性質をもつことが明らかとなり，成人の褐色脂肪細胞の量や熱産生能を薬理学的に活性化させる試みが今後期待される（第1章-3，10）[9]．

3．多様な肥満要因をどのように理解し，制御するか？

　非常に多岐にわたる肥満症の分子機構を丹念にひも解くことは大変時間のかかる作業である．しかし，近年，次世代シークエンサーやプロテオーム，メタボロームなどの技術革新と大規模データ解析能力の向上に伴い，肥満研究は急速に発展を遂げている．例えば，腸内細菌と肥満症に関する研究（第1章-6）はそのよい例であろう．われわれヒトの体に存在する細胞の約9割は細菌をはじめとする「ヒトではない細胞」であり，消化管には1,000種以上，総重量は1.5kgに達する細菌種が存在するという．次世代シークエンスやメタボローム解析によって定量的に腸内細菌のプロファイリングが可能になったことから，肥満者には特徴的な腸内細菌種が存在し，これらが生体のエネルギー代謝制御や肥満症に大きく関与することがわかってきた[10]．環境要因や遺伝的素因が腸内細菌を通してエネルギー代謝や糖代謝に及ぼす影響とその分子機構の解明は，今後注目すべきトピックである．

　また，オプトジェネティックスやfMRIの技術発達に伴い，摂食や代謝調節の中枢神経系の機能が，回路，細胞，そして分子レベルで解明されつつある（第2章-1～5）．さらに中枢神経系のみならず，肝臓や筋肉，脂肪組織などの末梢組織が神経回路もしくは分泌タンパク質（ヘパトカイン，アディポカイン，マイオカインなど）を介して代謝調節に深く関与することも明らかになってきた（第1章-5，11および第4章-6）．現在日本や米国で承認されている抗肥満薬の多く（Mazindol/サノレックス®，Lorcaserin/BELVIQ®，Phentermine・Topiramate/Qsymia®など）は，中枢性摂食抑制剤であり，食欲抑制に一定の効果を示すものの，副作用リスクの回避が現在の大きな課題である（第4章-1）．食欲や摂食行動といった複雑な脳神経回路の解明は，生命活動の根幹にかかわるメカニズムの理解のみならず，より安全な抗肥満薬の開発にも重要であろう．

　一方，臨床における知見が新しいサイエンスを切り拓いた一例として，胃バイパス手術をは

じめとした外科治療（bariatric surgery）があげられる（第4章-3）．なかでもスリーブ状胃切除は高度肥満に対して現段階で最も顕著な効果を示す肥満治療法であるが，日本においては保険収載はされたものの，ある基準を満たした患者のみに適応しており，一般的な治療法とは言えない．しかし一般的な内科的治療と比較して，術後の体重減少が長期的に維持されるのみならず，心血管関連の疾患による死亡率の低下，糖尿病改善，そして，高脂質食に対する嗜好性の低下などの効果が報告されている．これらの生理的変化（例えば味覚の嗜好性）は，単に胃を縮小することで生じる食事制限では説明がつかないため，それらの外科手術後の生理メカニズムには大きな注目が集まっている[11]．このメカニズムの一端として，胆汁酸（第1章-9）や消化器官から分泌されるさまざまな内分泌因子が推定されており，今後の発展が非常に楽しみな分野である．もし，肥満に対する外科手術後の代謝変化を担う生理メカニズムが明らかになれば，新たな消化器官を介した代謝制御回路の理解が深まるのみならず，将来的には外科的手術なくして手術の効果を模倣するような内科的治療法の開発が期待できるであろう．

おわりに

　肥満要因の多様性に加え，肥満症治療における大きな課題は安全性である．心筋梗塞やがんなどの一刻の予断も許さない病態と比べて，肥満症のような慢性疾患には長期的な治療や投薬が可能な高い安全性が望まれる．現在すでに承認されている中枢性摂食抑制薬や，腸管からの脂肪吸収抑制剤に加えて，末梢組織にて産生される摂食制御ホルモンや，末梢組織におけるエネルギー消費を亢進するような薬剤など，より安全性を考慮した薬剤の開発が進んでいる．また，低炭水化物ダイエット（糖質制限食；第4章-5）や運動（第1章-4，第4章-4）がさまざまな臓器に及ぼす作用機序を細胞・分子レベルで明らかにすることで，現在の治療薬との相乗効果も期待できるだろう．さらには，それらと両輪をなす形で，肥満を合併しうる糖尿病治療薬や抗精神病薬の改良が進むことを願ってやまない（第4章-2）．

　現時点において最も現実的で最も効果的な肥満解消法は，食事制限と運動であるのが実情である．しかし，肥満や肥満症の原因は多様多岐にわたるため，解消法も多種多様であってしかるべきである．したがって，個々人のケースに合わせた"Precision medicine"が非常に有効なアプローチであると思われる．米国ではこれに先立ち，大統領主導で"The Precision Medicine Initiative"プログラムを立ち上げている．実際にがんの分野では，個々人の腫瘍サンプルの大規模シークエンス解析が効を奏している．例えば，多くのメラノーマでBRAF遺伝子の変異が同定され，変異BRAF分子を標的とした薬剤は非常に効果的であることが示されている（一方，大腸がんなど他のがんにはあまり効果がない）．

　今や，日本では全国民のおよそ6人に1人，40～74歳の男性の2人に1人がメタボリックシンドローム（先述のウエスト周囲径の超過に加え，高血圧・高血糖・脂質代謝異常のうち2つが当てはまる状態），またはその予備軍に該当すると見込まれており，肥満症のメカニズム解明と制御の緊急性は明らかである．基礎的な科学的知見を蓄積し，安全性の高い治療オプションを提供することの重要性は当然のことながら，今後は，医師や研究者のみならず，看護師，薬剤師，管理栄養士などさまざまな分野のエキスパートがさらに手を組み，医療コストに見合った治療戦略をどのように個々人のケースに沿って適応していくかを含めて，取り組んで行く必要がある．

文献

1) Spalding KL, et al : Nature, 453 : 783-787, 2008
2) Zhang Y, et al : Nature, 372 : 425-432, 1994
3) Bouchard C, et al : N Engl J Med, 322 : 1477-1482, 1990
4) Ahima RS & Lazar MA et al : Science, 341 : 856-858, 2013
5) Prospective Studies Collaboration : Lancet, 373 : 1083-1096, 2009
6) Berrington de Gonzalez A, et al : N Engl J Med, 363 : 2211-2219, 2010
7) Khandekar MJ, et al : Nat Rev Cancer, 11 : 886-895, 2011
8) Barker DJ : Obes Rev, 8 Suppl 1 : 45-49, 2007
9) Kajimura S & Saito MA : Ann Rev Physiol, 76 : 225-249, 2014
10) Turnbaugh PJ, et al : Nature, 449 : 804-810, 2007
11) Miras AD & le Roux, CW : Nat Rev Gastroenterol Hepatol, 10 : 575-584, 2013

＜著者プロフィール＞

梶村真吾：2000年，東京大学卒業．ミシガン大学大学院分子細胞発生生物学科を経て，'06年，東京大学大学院農学生命科学研究科博士課程修了．'06年よりハーバード大学医学部・ダナファーバー癌研究所（Bruce Spiegelman教授）にて日本学術振興会海外特別研究員．'09年，同大学医学部講師．'11年よりカリフォルニア大学サンフランシスコ校（UCSF）糖尿病センター にてアシスタントプロフェッサー（PI）．

箕越靖彦：1987年，愛媛大学大学院医学研究科博士課程修了，医学博士．同年，同大学医学部医化学第一助手，'92年，シカゴ大学生化学教室に留学（G. Bell教授），'93年，愛媛大学医学部医化学第一講師，'97年，同助教授．2000年よりハーバード大学医学部（B. B. Kahn教授）にVisiting Associate ProfessorおよびLecturerとして留学．'03年より現所属教授．視床下部によるエネルギー代謝調節機構に興味をもち研究を続けている．

第1章
エネルギー代謝の制御機構

第1章 エネルギー代謝の制御機構

1. 脂肪細胞の発生と機能
─白色脂肪細胞を中心に

黒田雅士,中川香澄,阪上 浩

> 白色脂肪細胞は余剰のエネルギーを蓄える貯蔵庫としての機能に加えて,多様なホルモン様物質を放出することで身体で最大の内分泌器官として種々の調節を行う.アディポカインと称されるそれらのタンパク質は全身的なエネルギー状態,免疫,摂食を制御し,肥満合併症との関連も深いことが明らかとなってきた.一方,肥満状態では脂肪組織中の新規脂肪細胞形成が亢進していることから,その機能に加えて脂肪細胞発生のメカニズムについての理解も重要である.現在,成体脂肪組織中の脂肪幹細胞の同定,脂肪細胞分化の制御メカニズムの解明が試みられている.

はじめに

肥満は「脂肪組織における脂肪蓄積過剰状態」と定義され,糖尿病をはじめとし脂質異常症などの代謝性疾患を高頻度に合併することが知られる.脂肪組織はレプチンやアディポネクチンなどの種々のホルモン様物質を放出し,全身状態を制御していることが明らかになり,肥満病態の形成に重要な役割を担っていると

［キーワード＆略語］
脂肪細胞分化・増殖・発生,PPARγ,C/EBP,脂肪前駆細胞

- **α-SMA**:α-smooth muscle actin
- **AMPK**:AMP-activated protein kinase
- **BMP**:bone morphogenetic protein
  (骨形成タンパク質)
- **C/EBP**:CCAAT/enhancer-binding protein
- **CHOP**:C/EBP homologous protein
- **GLUT4**:glucose transporter 4
  (グルコーストランスポーター4)
- **HSL**:hormone sensitive lipase
  (ホルモン感受性リパーゼ)
- **LPL**:lipoprotein lipase
  (リポタンパク質リパーゼ)
- **MCP-1**:monocyte chemoattractant protein-1
- **MEF**:murine embryonic fibroblasts
  (マウス胚性線維芽細胞)
- **MSC**:mesenchymal stem cell(間葉系幹細胞)
- **PAI-1**:plasminogen activator inhibitor-1
- **PDGF**:platelet-derived growth factor
  (血小板由来成長因子)
- **PI3K**:phosphatidylinositol 3-kinase
- **PPARα**:peroxisome proliferator-activated receptor α
- **SVF**:stromal vascular fraction
  (間質血管細胞群)
- **TG**:triacylglyceride(中性脂肪)
- **TNF-α**:tumor necrosis factor-α
  (腫瘍壊死因子α)

Adipocyte development and function
Masashi Kuroda/Kasumi Nakagawa/Hiroshi Sakaue:Department of Nutrition and Metabolism, Institute of Biomedical Sciences, Tokushima University Graduate School(徳島大学大学院医歯薬学研究部代謝栄養学分野)

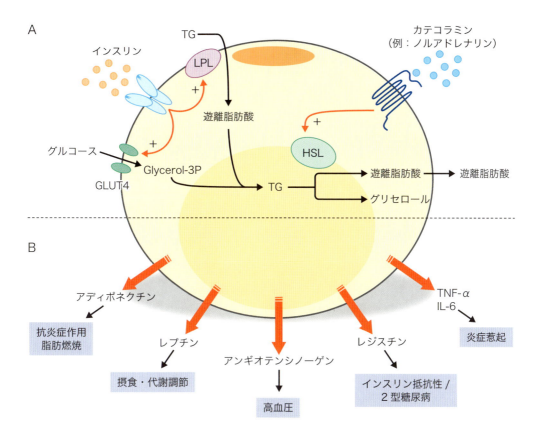

図1 脂肪細胞機能について概略
白色脂肪細胞はエネルギーの貯蔵庫としての機能（A）に加えて，身体最大の内分泌器官としての機能（B）をあわせもつ．TG：中性脂肪，GLUT4：グルコーストランスポーター4，LPL：リポタンパク質リパーゼ，Glycerol-3P：グリセロール3-リン酸，HSL：ホルモン感受性リパーゼ．

考えられている．脂肪細胞の機能/発生分化機構の理解は肥満およびその合併症の発症・進展に深く関与していることから肥満病態解明に重要である．

そこで本稿では主に白色脂肪細胞の個体における役割についてこれまでの知見をまとめるとともに脂肪細胞の発生分化制御について考察したい．

1 脂肪細胞の機能

脂肪組織は長年の間，余剰のエネルギーを蓄える単なる貯蔵器官程度の理解であった．しかし，ここ20年ほどの間に脂肪組織・細胞について次々と新たな機能が明らかになり，肥満病態との関連も示されてきた．

1）エネルギー貯蔵庫としての脂肪細胞

ヒトなど哺乳動物の脂肪組織は白色脂肪組織と褐色脂肪組織の2種類に大別することができる（後者については第1章-2, 3を参照）．身体の脂肪組織の大部分を占める白色脂肪組織は主に白色脂肪細胞により構成され，脂肪蓄積組織としての機能の中心をなす．

脂肪組織は余剰のエネルギーを中性脂肪の形で脂肪細胞内部に蓄積させる．必要に応じて貯蔵中性脂肪を分解，遊離脂肪酸として細胞外へ放出することで他臓器へのエネルギーの供給を行う．この貯蔵と放出のバランスは主に神経系と液性因子によって調節されている．例えば交感神経系の興奮により神経線維末端よりノルアドレナリンが放出されると脂肪細胞内のホルモン感受性リパーゼの活性化が生じ，中性脂肪の分解・遊離脂肪酸の放出が促される．一方，食後などでは膵β細胞より分泌されるインスリンにより脂肪細胞における糖取り込みの増加，アセチルCoAカルボキシラー

ゼの活性化，カテコラミンによる脂肪分解作用の抑制により，中性脂肪合成の方向へと傾く（**図1A**）．

2）内分泌器官としての脂肪細胞

さらに脂肪組織はアディポカインと称される生理活性物質の分泌を介し，全身的な免疫系，エネルギー代謝をも制御しうる器官としての役割に注目集まっている．これまでに報告されてきたアディポカインとしてレプチン，アディポネクチン，TNF-α（tumor necrosis factor-α），MCP-1（monocyte chemoattractant protein-1），レジスチン，PAI-1（plasminogen activator inhibitor-1），アンギオテンシノーゲンなどがある（**図1B**）．

1994年Friedmanらにより発見されたレプチン[1]は視床下部に作用して主に摂食調節，交感神経を介したエネルギー代謝亢進に関与する．また，骨格筋などにもレプチン受容体は存在し，末梢組織に対して直接的にも作用することが明らかになっている[2]．血清中のレプチン濃度は体格指数（BMI）や体脂肪量などと相関することから，レプチンは末梢におけるエネルギー状態を中枢・他組織へ伝達する因子であると考えられる．

レプチンと同様，脂肪燃焼効果をもつと考えられるアディポカインとしてアディポネクチンが報告されている（詳細は第1章-7を参照）．アディポネクチンは肝臓や骨格筋に働き，AMPK（AMP-activated protein kinase）や後述するPPARα（peroxisome proliferator-activated receptor α）の活性化を介して脂肪酸燃焼を誘導する[3]．レプチンとは異なり，脂肪細胞の肥大に伴いアディポネクチンの血中濃度は低下することが知られる．

肥満した状態ではこれらアディポカインの分泌パターンが大きく変化する．過剰の中性脂肪が脂肪細胞に蓄積されるとレプチンやアディポネクチンなど抗糖尿病的に作用するアディポカインの作用不全状態が生じる．さらに脂肪細胞からはMCP-1やTNF-αなどの炎症性サイトカインの分泌が増加する．肥満誘導直後に増加するMCP-1は主にマクロファージなどの免疫担当細胞の脂肪組織への浸潤を促す．浸潤マクロファージは脂肪組織で活性化を受けると大量の炎症性サイトカインを放出して脂肪組織局所における慢性炎症が惹起される．さらにマクロファージは脂肪組織中の脂肪細胞と相互作用することにより，より炎症を高度なものに進展させることが明らかになっている．

こうした分泌タンパク質の異常は他臓器へ影響し，全身的な代謝異常へと進展する．以上のように脂肪細胞より放出されるアディポカインの分泌プロファイルの異常は肥満病態形成の一因として重要である．

2 脂肪組織の組織発生学

1）脂肪細胞の起源

脂肪細胞は筋芽細胞や軟骨芽細胞などと同じ系譜をたどり，中胚葉に由来する間葉系幹細胞（mesenchymal stem cell：MSC）より分化・成熟する．初期の胚形成では中胚葉は発生段階のなかで中間中胚葉（intermediate mesoderm），沿軸中胚葉（paraxial mesoderm），側板中胚葉（lateral mesoderm）に分類することができる．一部を除き，身体を占める脂肪組織の多くは側板中胚葉に由来すると考えられる（**図2A**）[4]．このときの脂肪組織形成は血管形成と同調して生じることなどから，側板中胚葉を起源とする間葉系幹細胞は血管内皮細胞と共通の起源を有すると考えられている．Tangらの報告した脂肪幹細胞は血管周囲に位置し，α-SMA（α-smooth muscle actin）など壁細胞マーカーを発現している[5]．また，別の検討ではマウス[6]およびヒト[7]においても血管内皮と脂肪の両細胞へ分化・成熟する前駆細胞の存在が確認されている．

2）脂肪細胞発生過程の詳細

脂肪細胞形成過程は間葉系幹細胞が脂肪前駆細胞へコミットされる過程，脂肪前駆細胞から成熟した脂肪細胞へと分化する過程の二段階により構成される（**図2B**）．

ⅰ）間葉系幹細胞→脂肪前駆細胞

間葉系幹細胞から脂肪前駆細胞へ運命づけられる過程についてはいまだ不明な点が多い．現在までのところ脂肪細胞分化へのコミットメントのトリガーになる因子としてはBMPs（bone morphogenetic proteins）などが同定されている[8]．マウス間葉系細胞株C3H10T1/2細胞に対しBMP2/7低濃度処理することにより，脂肪細胞への分化志向性が増すとの報告がある[9][10]．一方，Wntシグナルも同様に胚発育に重要な因子として知られるが，間葉系幹細胞の脂肪分化に関しては抑制的に働き，骨・筋細胞分化への系列に導く[11]．

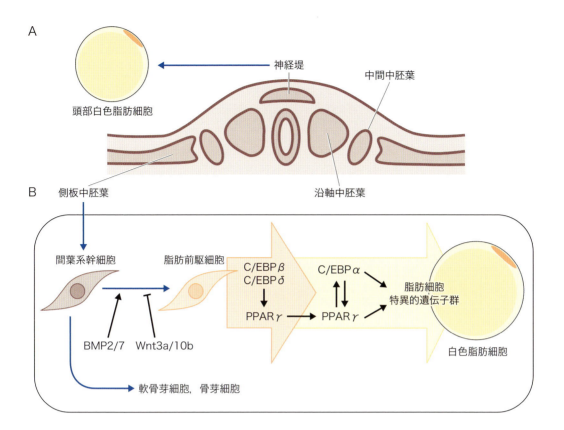

図2 白色脂肪細胞の発生
A）頭部など一部の脂肪組織を除いて白色脂肪細胞は側板中胚葉（lateral mesoderm）より分化・形成される．
B）側板中胚葉由来の間葉系幹細胞は液性因子の制御によって脂肪前駆細胞へコミットされる．分化誘導早期の脂肪前駆細胞ではC/EBPβ，C/EBPδの発現が一過性に高まり，2つの転写因子は協調してPPARγの発現を誘導する．分化後期には別の脂肪細胞分化マスターレギュレーターであるC/EBPαが出現するとともにPPARγと互いの発現を維持しあいながら，脂肪細胞としての性質を決定していく．

ⅱ）脂肪前駆細胞→脂肪細胞

　脂肪前駆細胞以降，成熟した脂肪細胞へ分化するプロセスについては3T3-L1細胞や3T3-F442A細胞などの細胞株を用いた解析より，詳細に検討が行われている．

　脂肪前駆細胞から成熟脂肪細胞分化には①増殖停止（growth arrest），②クローン増殖（mitotic clonal expansion），③早期分化（early differentiation），④終末分化（terminal differentiation）の少なくとも4つのステージが提唱されている．脂肪前駆細胞のこれらの脂肪分化プロセスは時間的，空間的に厳密に制御された転写因子による調節を受ける．

　PPARγは核内受容体型の転写因子であり，RXRαなどと複合体を形成する．ある種の脂肪酸やその代謝産物を内因性のリガンドとして転写因子として活性化され，多くの脂肪細胞特異的遺伝子を誘導する．脂肪細胞分化においてマスターレギュレーターの1つであり，PPARγ単一の過剰発現で筋芽細胞に脂肪蓄積を誘導し，少なくとも脂肪細胞特性の一部を誘導することができる[12]．さらに，PPARγは脂肪細胞の機能・形態維持においても重要な転写因子であり，ドミナントネガティブPPARγの強制発現は3T3-L1脂肪前駆細胞における蓄積脂肪の減少，脂肪細胞特異的遺伝子発現の抑制を誘導した．同様に誘導性にPPARγをノックアウトしたマウスでは著明な脂肪細胞死が生じた．

　脂肪分化に重要なもう1つの転写因子としてC/EBP（CCAAT enhancer-binding protein）ファミリーが報告されている．C/EBPファミリーはC/EBPα，β，δ，γ

そしてCHOP（C/EBP homologous protein）などが知られる．このうちC/EBPαはPPARγとならんで脂肪細胞分化のマスターレギュレーターであり，C/EBPα欠損マウスでは脂肪組織が正常に発達しないことが報告されている．C/EBPαを線維芽細胞へ過剰発現させるとPPARγの発現が誘導され，脂肪細胞へ分化する．また，PPARγを過剰発現させた際にもC/EBPαの発現が誘導されて脂肪細胞への分化が認められることから，両転写因子は互いに発現を維持しあいながら，終末分化時期に変動する遺伝子群を制御しているものと考えられる．一方，C/EBPβ・δは脂肪細胞分化の早期に機能する転写因子である．3T3-L1脂肪前駆細胞では分化の早期クローン増殖の時期にまずC/EBPβ・δ発現が一過性に上昇し，続く終末分化に重要なPPARγなどの転写因子の発現誘導に関与すると思われる．

C/EBPαとPPARγは脂肪細胞分化において重要な転写因子であるが，C/EBPα欠損マウス胚性線維芽細胞（murine embryonic fibroblast：MEF）にPPARγを強制発現させることにより，脂肪細胞分化が誘導されると報告されている．一方，PPARγ欠損MEFにC/EBPαを発現させても脂肪細胞分化能は回復しないことなどから，分化過程における役割としてはPPARγの機能がより優位であると考えられている．

一方で脂肪細胞分化における転写因子のカスケードは完全には理解されておらず，未知の因子の関与が示唆される．例えば，C/EBPβ，C/EBPδダブルノックアウトマウス由来のMEFは培養環境下ではPPARγやC/EBPαなどの転写因子の発現が認められず，脂肪細胞への分化が完全に抑制されていた．一方でマウス生体には成熟した脂肪細胞が観察されPPARγおよびC/EBPαの正常な発現が認められた[13]．

3 成体における脂肪細胞数の増加

成体の脂肪組織のなかにも脂肪細胞へ分化する脂肪前駆細胞の存在が想定されている．残留放射性同位体を利用した検討ではヒトの場合，脂肪組織中の脂肪細胞は年間10％ほどが入れ替わっているという[14]．

1）脂肪前駆細胞の探索

これまで数々のグループが脂肪細胞幹細胞の同定を試みてきた．近年，FACSを用いた解析により，間質血管細胞群（stromal vascular fraction：SVF）中に存在する脂肪細胞へ分化する前駆細胞の表面抗原としてLin$^-$/Sca1$^+$/CD29$^+$/CD34$^+$が同定された[15]．単離した細胞は培養環境下において脂肪細胞分化し，脂肪萎縮症モデルマウスに注入することで脂肪組織を形成した．同様にトレーシングにより脂肪組織中の血管周囲PDGFR（platelet-derived growth factor receptor）陽性壁細胞に脂肪前駆細胞が含まれるとの報告がなされている[16]．しかしながら，脂肪組織SVFに存在すると思われる脂肪幹細胞の同定についていまだ一致した見解は得られていない．

2）過栄養状態における新規脂肪細胞形成

冒頭で述べたとおり，肥満は過剰のエネルギーが脂肪組織に貯蔵された状態と定義することができ，この肥満したときの脂肪組織を観察すると肥大した脂肪細胞が認められる．一方で，脂肪細胞の肥大には限界が存在し，高度な肥満状態でもある一定以上のサイズの脂肪細胞は出現しないことが明らかになっている．すなわち，肥満などの過栄養の状態では脂肪細胞サイズの増加に加えて脂肪細胞数の増加が生じている（図3）[17]．

マウスに高脂肪食を負荷した際にはSVF中の脂肪前駆細胞の活性化が生じており，肥満による脂肪細胞数の増加には脂肪組織中の間葉系幹細胞が主要なソースとなっていることが示されている[18]．

脂肪前駆細胞の過栄養のセンシングについてはインスリンが重要な役割を担っている可能性がJefferyらにより示されている[19]．彼女らは高脂肪食に伴う高インスリン血症は脂肪前駆細胞へ働きかけてPI3K（phosphatidylinositol 3-kinase）-Akt2シグナルを活性化し，過栄養状態における脂肪細胞数増加の重要な因子になっていることを報告した．

一方で成体における脂肪細胞発生過程は個体発達段階におけるそれと完全に一致するプロセスではないと報告されている[20]．実際，前述のJefferyらの検討で用いられたAkt2$^{-/-}$マウスは高脂肪食負荷時における前駆細胞活性化の消失，脂肪細胞増殖の障害が認められるものの，出生から成獣までの脂肪組織形成は正常に進展する．また，発達・発育段階における脂肪前駆細胞とは別に成体における脂肪前駆細胞の存在の可能

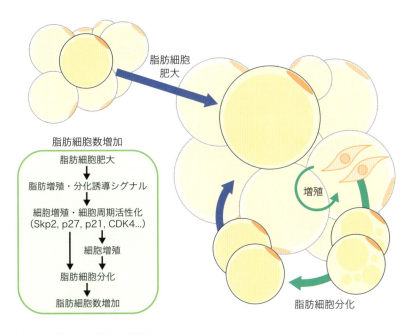

図3　肥満状態形成時の脂肪細胞増殖の概要
過剰なエネルギー供給によって脂肪細胞が十分に肥大すると脂肪前駆細胞の細胞増殖・周期の活性化が生じる．これらは細胞増殖および脂肪細胞分化においても重要な役割を担い，成熟脂肪細胞数を制御すると考えられる．

性を報告した研究もある[20]．さらに肥満などの過栄養状態により生じる新たな脂肪細胞はすでに存在する成熟脂肪細胞に由来するとの説も存在し，一致した見解は得られていない[21]．

おわりに

脂肪組織は身体各所に存在し，各所の脂肪組織ごとに異なる特性を示す．

皮下と内臓脂肪の比較では内臓脂肪組織では脂肪酸ターンオーバーが活発で，皮下脂肪組織に比べてインスリンによる脂肪分解抑制作用を受けにくい[22]．分泌タンパク質のプロファイルも異なっており，ヒトでは内臓脂肪ではアディポネクチンやレプチンの産生が皮下脂肪組織に比べて低い．

それぞれ部位の異なる脂肪組織における遺伝子発現パターンを比較した検討ではHOX（homeobox）やFOX（forkhead box）など胚発生に関与する遺伝子発現の違いが報告されており，それらは培養環境下においても保持されていたことから組織各所の微小環境とは関係なく，発生由来に依存していると考えられる[23)24]．また，発生時期も脂肪組織ごとに異なっている．マウスなどの齧歯類では脂肪組織の形成は出生後生じる．まず皮下を中心とした脂肪組織が形成され，その後内臓脂肪組織の発育が起きる．以上のように，これまでの報告は異なる部位に存在する脂肪組織は異なる起源を有していることを示唆している．

また，同じ脂肪組織といえどもその性質は大きく異なっていることが知られる．例えば内臓脂肪組織はインスリン抵抗性，2型糖尿病，心血管疾患などの生活習慣病発症・進展リスクと密接に関連していることが明らかになっている．皮下脂肪組織の肥大は疾患リスクとは関連は薄い．脂肪組織の存在場所は肥満関連病態とも深く関与している一方，その詳細についてはほとんど明らかになっていない．それぞれの脂肪組織の発生を理解することは肥満病態・関連疾患とも直結する課題であり，今後の進展が望まれる．

文献

1) Zhang Y, et al：Nature, 372：425-432, 1994
2) Minokoshi Y, et al：Nature, 415：339-343, 2002
3) Yoon MJ, et al：Diabetes, 55：2562-2570, 2006
4) Vodyanik MA, et al：Cell Stem Cell, 7：718-729, 2010

5) Tang W, et al：Science, 322：583-586, 2008
6) Miranville A, et al：Circulation, 110：349-355, 2004
7) Planat-Benard V, et al：Circulation, 109：656-663, 2004
8) Tseng YH & He TC：Cellsci Rev, 3：342-360, 2007
9) Asahina I, et al：Exp Cell Res, 222：38-47, 1996
10) Wang EA, et al：Growth Factors, 9：57-71, 1993
11) Kennell JA & MacDougald OA：J Biol Chem, 280：24004-24010, 2005
12) Rosen ED & MacDougald OA：Nat Rev Mol Cell Biol, 7：885-896, 2006
13) Tanaka T, et al：EMBO J, 16：7432-7443, 1997
14) Spalding KL, et al：Nature, 453：783-787, 2008
15) Rodeheffer MS, et al：Cell, 135：240-249, 2008
16) Lee YH, et al：Cell Metab, 15：480-491, 2012
17) Sakai T, et al：J Biol Chem, 282：2038-2046, 2007
18) Hollenberg CH & Vost A：J Clin Invest, 47：2485-2498, 1969
19) Jeffery E, et al：Nat Cell Biol, 17：376-385, 2015
20) Jiang Y, et al：Cell Rep, 9：1007-1022, 2014
21) 杉原 甫 他：アディポサイエンス, 1：21-27, 2004
22) Engfeldt P & Arner P：Horm Metab Res Suppl, 19：26-29, 1988
23) Gesta S, et al：Proc Natl Acad Sci USA, 103：6676-6681, 2006
24) Vohl MC, et al：Obes Res, 12：1217-1222, 2004

＜筆頭著者プロフィール＞
黒田雅士：2014年より徳島大学大学院栄養生命科学研究部博士後期課程に在籍．同年，日本学術振興会特別研究員（DC1）．

第1章 エネルギー代謝の制御機構

2. 褐色脂肪細胞の分化・発生

大野晴也,梶村真吾

褐色脂肪組織（BAT：brown adipose tissue）は熱を産生する脂肪組織で，全身のエネルギーバランス調整に重要な役割を果たしている．最近の研究により，褐色脂肪細胞は，主に肩甲骨間に存在し胎児期より形成されている古典的褐色脂肪細胞と，長期の低温刺激などの環境要因によって白色脂肪組織中に出現する誘導性の褐色脂肪様細胞（ベージュ細胞）とに大きく分けられ，その発生学的特徴や発現遺伝子プロファイルがきわめて異なっていることが明らかとなってきた．転写調節制御因子であるPRDM16や，ヒストン修飾因子であるEHMT1は古典的褐色脂肪細胞やベージュ細胞の発生に大きくかかわっている．本稿では，PRDM16やEHMT1などの制御因子がこれらの細胞の分化へ与える影響などを中心に，ヒト脂肪組織由来の単一細胞の分子生物学的検討から明らかになったヒト褐色脂肪細胞の特徴などについても，最近の知見を交えて概説する．

はじめに

脂肪組織は，白色脂肪組織（WAT）と褐色脂肪組織（BAT）の2つに大きく分類され，その発生や機能などは大きく異なっている．白色脂肪細胞は白色脂肪組織中に存在し，余剰なエネルギーを中性脂肪（トリアシルグリセロール）の形で溜め込み，単房性の大きな脂肪滴を形成する．その一方，褐色脂肪細胞はUCP1などの特異的タンパク質の働きを介してエネルギーを熱として散逸させる機能をもつ．UCP1はミトコンドリア内膜に存在し，ミトコンドリア内外膜間のプロトン濃度勾配を解消させ，呼吸とATP産生を脱共役することで熱を産生している[1]．

褐色脂肪細胞はさらにその発生学的由来や組織学的

[キーワード&略語]
褐色脂肪組織，ベージュ細胞，PRDM16，EHMT1

BAT：brown adipose tissue（褐色脂肪組織）
C/EBPβ：CCAAT/enhancer-binding protein-β
EHMT1：euchromatic histone-lysine N-methyltransferase 1
PRDM16：PRD1-BF1-RIZ1 homologous domain containing 16
SVF：stromal vascular fraction（間質血管細胞群）
UCP1：uncoupling protein 1（脱共役タンパク質1）
WAT：white adipose tissue（白色脂肪組織）

Development and differentiation of brown adipocytes
Haruya Ohno[1]/Shingo Kajimura[2]：Department of Molecular and Internal Medicine, Graduate School of Biomedical Sciences, Hiroshima University[1]/UCSF Diabetes Center and Department of Cell and Tissue Biology, University of California, San Francisco[2]（広島大学大学院医歯薬保健学研究院分子内科学[1]/カリフォルニア大学サンフランシスコ校糖尿病センター[2]）

表1　褐色脂肪細胞の分類

	古典的褐色脂肪細胞	ベージュ細胞
組織のH&E染色（マウス）		
形態学的特徴	多房性の脂肪滴，豊富なミトコンドリア	
ヒトにおける場所	肩甲骨間（胎児のみ），深頸部，腎周囲	鎖骨上部，椎体傍部
マウスにおける場所	肩甲骨間，腋下，腎周囲	白色脂肪組織中に誘導される（特に鼠径部白色脂肪組織など）
発生学的由来（マウス）	Myf5（＋），Myh11（－）	Pdgfr-α（＋），Myf5（－），Myh11（＋）
共通して発現する遺伝子	Ucp1，Pgc1a，Cidea，Dio2	
特異的発現遺伝子	Zic1，Ebf3，Fbxo31，Eva1，Lhx8	Cited1，Cd137，Tmem26，Tbx1

古典的褐色脂肪細胞とベージュ細胞は発熱によりエネルギーを消費するという共通の機能をもつが，その解剖学的位置や発生学的由来は大きく異なっている．

特徴から古典的褐色脂肪細胞（狭義の褐色脂肪細胞）とベージュ細胞の少なくとも2種類に分類される．どちらも多房性の脂肪滴をもつとともにミトコンドリアに富み，UCP1などの熱産生にかかわるタンパク質を発現するといった共通の特徴をもつが，その発生学的な違いに由来する遺伝子発現プロファイルや解剖学的位置は大きく異なっている（**表1**）．

1　褐色脂肪細胞の発生

いわゆる古典的褐色脂肪細胞は，マウスなどの齧歯類におけるBATの大部分を形成しており，主に肩甲骨間と腎周囲に存在している．古典的褐色脂肪細胞は，ヒトにおいては胎児の肩甲骨間に主に存在しているが，生涯にわたってBATが維持される齧歯類と違い，ヒトのBATは加齢とともに徐々に失われてしまう．

BATによる非ふるえ熱産生は出生直後の体温維持に必須であるため，BATは胎児期にほぼ完全に形成されている．遺伝子工学的手法を用いた検討により，ほとんどすべての古典的褐色脂肪細胞は，骨格筋前駆細胞に存在する遺伝子であるMyf5を発現する細胞から分化することが明らかになった[4]．また皮筋板中のEn1（engrailed-1）を発現する細胞から，骨格筋や真皮だけでなく褐色脂肪細胞も分化することも明らかになっている（**図1A**）[5]．さらに骨格筋特異的に発現するマーカー遺伝子であるPax7を用いた研究により，この筋原性細胞と褐色脂肪細胞の分化決定は，マウスの胎生9.5〜11.5日の間に起こることが明らかになっている[6]．

いくつかの転写因子がこの分化決定の鍵として働いていることが報告されている．われわれはPRDM16（PRD1-BF1-RIZ1 homologous domain containing 16），またはPRDM16と複合体を形成しているC/EBPβ（CCAAT/enhancer-binding protein-β）をマウスで欠損させると，褐色脂肪細胞への分化決定が損なわれることを報告した．実際にPRDM16やC/EBPβを遺伝的に欠失させた褐色脂肪組織は，その特異的遺伝子であるUcp1などの発現が低下し，代わりにMyogeninやMhcといった遺伝子の上昇を認め骨格筋細胞様の表現型を示す[4,7]．対照的に，Myogeninを欠失したマウスは分化した骨格筋を認めず，肩甲骨間に肥大化した褐色脂肪組織を認めたとの報告もある[8]．

さらにわれわれは，PRDM16転写複合体を構成する因子をスクリーニングし，新たにヒストンメチル化酵素であるEHMT1（euchromatic histone-lysine N-methyltransferase 1）を同定し，このPRDM16・

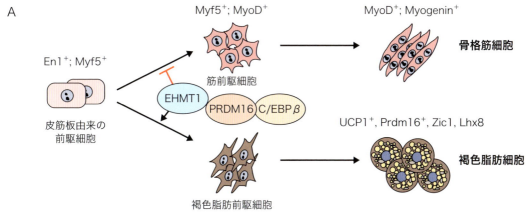

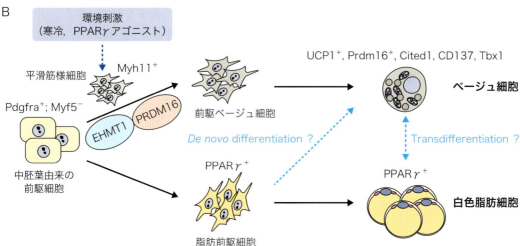

図1 古典的褐色脂肪細胞およびベージュ細胞の系譜
A）（古典的）褐色脂肪細胞は骨格筋細胞と同じMyf5を発現する前駆細胞より分化する．PRDM16・C/EBPβ複合体は褐色脂肪細胞分化へのスイッチとして大きな役割を果たす．PRDM16による褐色脂肪細胞への分化にはヒストンメチル化酵素であるEHMT1を必要とする．B）ベージュ細胞はMyf5陰性の，より白色脂肪細胞と起源を同じにする細胞から分化する．ベージュ細胞の誘導にもPRDM16およびEHMT1が必要とされている[2)3)]．

EHMT1複合体が褐色脂肪細胞の分化を制御していることを見出した（**図1A**）．EHMT1を褐色脂肪細胞で欠損させると，*Myogenin*などの骨格筋分化を促す遺伝子群のプロモーター領域にあるヒストンH3の9番目のリジン残基が脱メチル化されることで，骨格筋様の細胞に分化誘導された[9)]．以上のような結果からも，褐色脂肪細胞が骨格筋と起源を同じくする前駆細胞から分化していることが裏づけられる．

またPRDM16とEHMT1はResistinのプロモーター領域に結合し，白色脂肪細胞特異的遺伝子群の発現を抑制することも報告されており，褐色脂肪細胞への分化決定に関するPRDM16・EHMT1複合体の重要性が示唆される（**図2**）[10)]．

2 ベージュ細胞の発生

ベージュ細胞は，成長したマウスが長期間寒冷環境下に曝されたり，β3アドレナリン受容体やPPARγのアゴニストを長期間にわたり投与されたりすると，白色脂肪組織中に出現するUCP1陽性の熱産生細胞であり，発生学的には主に*Myf5*陰性の細胞を起源としている（**図1B**）[4)]．また，β3アドレナリン受容体刺

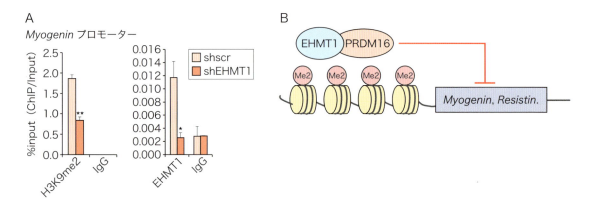

図2 EHMT1によるクロマチン修飾と筋特異的遺伝子発現制御
A）Myogeninプロモーター領域をターゲットとしたChIP（クロマチン免疫沈降）アッセイ．EHMT1のノックダウンによりH3K9のジメチル化が抑制される．B）EHMT1は，Myogeninもしくは白色脂肪細胞特異的遺伝子であるResistinのプロモーター領域に直接結合しH3K9をメチル化することでそれぞれの遺伝子発現を抑制する．（Aは文献9より引用）

激により白色脂肪組織中にあるPdgfrα（platelet-derived growth factor receptor alpha）陽性の前駆細胞がUCP1陽性の脂肪細胞に分化することもin vivoで示されている[11]．

鼠径部白色脂肪組織に存在する脂肪細胞のうち約62％がMyf5陽性であり，いわゆる皮下脂肪中の白色脂肪組織は不均質な細胞集団であることも示唆される[12]．マウスの鼠径部白色脂肪組織より採取した間質血管細胞群（stromal vascular fraction：SVF）を不死化し，単一クローンのベージュ細胞を単離すると，このベージュ細胞の遺伝子発現プロファイルは白色脂肪細胞と大きく異なっており，環境刺激によりベージュ細胞へと誘導される脂肪前駆細胞は，白色脂肪組織中のある限られた集団由来であることが示唆される[13]．しかし一方で，マウスに寒冷刺激やβ3アドレナリン受容体アゴニストを長期間与えることにより，皮下脂肪中の白色脂肪組織はほぼすべてがUCP1陽性の細胞に置き換わる．さらに，白色脂肪組織中のSVFから採取したすべての脂肪前駆細胞は，たとえ有糸分裂後の細胞であっても，合成PPARγアゴニストの慢性刺激によりすべてがUCP1などのベージュ細胞特異的遺伝子群を発現する細胞へと分化することから，白色脂肪細胞とベージュ細胞との分化転換制御は前駆細胞段階で行われていると考えられる（図1B）[14]．

ベージュ細胞が成熟した白色脂肪細胞から分化転換（transdifferentiation）するのか，それとも脂肪前駆細胞から新規脂肪細胞分化（de novo differentiation）で形成されるのかはいまだに議論の分かれているところである（図1B）．成熟した脂肪細胞に発現するAdiponectinプロモーター下にCreを発現するマウスとテトラサイクリン遺伝子発現誘導系を組み合わせたモデルを用いて，寒冷刺激やβ3アドレナリン誘導性のベージュ細胞の形成をみた報告では，ベージュ細胞の分化は成熟した白色脂肪細胞からの分化転換ではなく，脂肪前駆細胞からの新規脂肪細胞分化である可能性が示されている．また一度誘導されたベージュ細胞が，寒冷刺激やβ3アドレナリン誘導体の欠如により再度白色脂肪様の単房性の脂肪滴を有する細胞へと変換されることも示されている[15]．一方で完全に分化した白色脂肪細胞がβ3アドレナリン刺激などで双方向性にベージュ細胞へと分化転換している報告もある[16) 17]．

マウスの褐色脂肪組織，精巣上体白色脂肪組織，鼠径部白色脂肪組織それぞれにおけるUCP1陽性細胞を選択的に採取して検討された遺伝子発現プロファイルの解析により，ベージュ細胞はActa2, Tagln, Myh11, Myl9, Cnn1といった平滑筋様細胞に特異的とされていた遺伝子群を発現していることも報告された．さらにMyh11プロモーターを用いた遺伝子工学的手法を用いた検討により，白色脂肪組織中に誘導されるベージュ細胞の一部は平滑筋様細胞由来であること

が示された（図1B）[18].

ベージュ細胞の形成にはEHMT1が必要とされ[9]，また，脂肪組織特異的PRDM16ノックアウトマウスの検討より，ベージュ細胞の形成にはPRDM16も必要であることも示されている．同時に，PRDM16を皮下脂肪組織で欠失させると炎症関連遺伝子の増加やマクロファージの集積を認め，より内臓脂肪組織に近い表現型を呈することも報告されており興味深い[19].

ベージュ細胞は，「誘導可能である」という特色から，治療目的への応用が考えられており，白色脂肪細胞組織をベージュ化する外的因子に関しての研究も進められている．表2に示すように，TGF-βファミリーやFGFファミリー，また持久運動により骨格筋から分泌されるマイオカインであるIrisin[18]やBAIBA（β-aminoisobutyric acid）[19]，METRNL，そして悪性腫瘍に伴って分泌されるPTHrPなど，さまざまな内因性シグナルによるベージュ細胞誘導の効果も報告されている．

3 ヒト褐色脂肪細胞の特徴

ベージュ細胞と褐色脂肪細胞の違いが明らかになるにつれて，成人におけるヒト褐色脂肪細胞が古典的な褐色脂肪細胞か，ベージュ細胞かの議論がされてきた．成人においては主に存在場所によって特徴が異なり，鎖骨上部や頸部の表層部から中間部あたりはベージュ細胞の，深頸部では古典的褐色脂肪細胞の特徴的マーカー発現を認めることが報告されている[13)33)34)]．しかし，ヒトの褐色脂肪組織は非常にヘテロな細胞集団であり，単一細胞レベルでの検討が必要である．

そこで，われわれはヒト鎖骨上部脂肪組織から採取した前駆脂肪細胞を単一クローンとして培養し細胞株を樹立した．RNAシークエンスを用いた網羅的な発現プロファイルの解析から，成人の褐色脂肪組織は，ベージュ細胞により近い発現パターンを示すことが認められた[35)]．また，短期的な寒冷曝露後にPETスキャンによって褐色脂肪が検出されなかった成人群（つまり，活発な褐色脂肪を有さない群）を長期的に寒冷曝露すると，ほぼすべての被験者で褐色脂肪が再度検出されることが複数のグループから報告されている[36)〜38)]．すなわち，成人においても長期寒冷曝露により誘導性

表2 Browning（白色脂肪細胞のベージュ化）を制御する分泌因子

ファミリー	分泌因子	文献
TGF-β	BMP4	20
	BMP7	21
	BMP8b	22
	activin	23
FGF	FGF19	24
	FGF21	25
その他	Irisin（FNDC5）	26
	Meteorin-like（METRNL）	27
	ナトリウム利尿ペプチド	28
	プロスタグランジンI2	29
	BAIBA	30
	BDNF	31
	PTHrP	32

の褐色脂肪（ベージュ細胞）が出現することが示唆される．さらに最近では，マウスのベージュ細胞において，クレアチン回路を介したUCP1非依存的な熱産生機構があることが報告された．興味深いことに，われわれが単離した成人褐色脂肪細胞においても，クレアチン回路を介した熱産生が活性化していることが認められた[39)].

これらの結果から，成人の鎖骨上部や頸部に存在する褐色脂肪は，発生・分子的・機能的にも誘導性のベージュ細胞の性質を有すると考えられる．つまり，肥満や加齢で褐色脂肪が消失した人でも，ベージュ細胞を誘導する，いわゆる"白色脂肪細胞のベージュ化"（browning）を促進させることが可能であり，褐色脂肪を介した抗肥満治療への可能性がさらに広がることが期待される．一方，慢性的な高カテコラミン血症にさらされる褐色脂肪腫患者において腎周囲に出現した褐色脂肪組織はベージュ細胞よりは古典的褐色脂肪細胞の特徴を強く有していた．また前述の*EHMT1*および*PRDM16*の発現レベルが，この褐色脂肪細胞の誘導と相関しており，ヒト褐色脂肪細胞の誘導および活性化においてもPRDM16・EHMT1複合体が大きな役割を果たしていることが推察された[40)].

おわりに

　褐色脂肪組織を活性化させることで，エネルギー代謝を増加させて体重を減少させるだけでなく，インスリン抵抗性改善を介した糖代謝改善効果も期待できる．われわれは，*Ucp1* プロモーター下にルシフェラーゼを付与したマウスを作製し，褐色脂肪組織の活性化を可視化できるThermoMouseとして報告した．同マウスから得られた細胞を用いて，褐色脂肪細胞の活性化に有用な化合物をハイスループットでスクリーニングできるシステムを構築しており，簡便に褐色脂肪組織を活性化する化合物を同定することができるようになっている[41]．

　長期間の寒冷刺激やカプシノイドと運動のコンビネーション，新規のβ3アゴニストなどにより褐色脂肪組織の再活性化とともに抗肥満効果を認めた報告なども続いている[39,42,43]．褐色脂肪細胞の活性化，ベージュ細胞の誘導に関する知見が今後さらに統合されることにより，ヒトの肥満症や付随する糖尿病に対する褐色脂肪組織の治療応用が可能になっていくものと期待される．

文献

1) Kajimura S & Saito M：Annu Rev Physiol, 76：225-249, 2014
2) Kajimura S, et al：Cell Metab, 11：257-262, 2010
3) Sidossis L & Kajimura S：J Clin Invest, 125：478-486, 2015
4) Seale P, et al：Nature, 454：961-967, 2008
5) Atit R, et al：Dev Biol, 296：164-176, 2006
6) Lepper C & Fan CM：Genesis, 48：424-436, 2010
7) Kajimura S, et al：Nature, 460：1154-1158, 2009
8) Hasty P, et al：Nature, 364：501-506, 1993
9) Ohno H, et al：Nature, 504：163-167, 2013
10) Harms MJ, et al：Cell Metab, 19：593-604, 2014
11) Lee YH, et al：Cell Metab, 15：480-491, 2012
12) Sanchez-Gurmaches J, et al：Cell Metab, 16：348-362, 2012
13) Wu J, et al：Cell, 150：366-376, 2012
14) Ohno H, et al：Cell Metab, 15：395-404, 2012
15) Wang QA, et al：Nat Med, 19：1338-1344, 2013
16) Rosenwald M, et al：Nat Cell Biol, 15：659-667, 2013
17) Himms-Hagen J, et al：Am J Physiol Cell Physiol, 279：C670-C681, 2000
18) Long JZ, et al：Cell Metab, 19：810-820, 2014
19) Cohen P, et al：Cell, 156：304-316, 2014
20) Qian SW, et al：Proc Natl Acad Sci USA, 110：E798-E807, 2013
21) Tseng YH, et al：Nature, 454：1000-1004, 2008
22) Whittle AJ, et al：Cell, 149：871-885, 2012
23) Koncarevic A, et al：Endocrinology, 153：3133-3146, 2012
24) Tomlinson E, et al：Endocrinology, 143：1741-1747, 2002
25) Hondares E, et al：Cell Metab, 11：206-212, 2010
26) Boström P, et al：Nature, 481：463-468, 2012
27) Rao RR, et al：Cell, 157：1279-1291, 2014
28) Bordicchia M, et al：J Clin Invest, 122：1022-1036, 2012
29) Vegiopoulos A, et al：Science, 328：1158-1161, 2010
30) Roberts LD, et al：Cell Metab, 19：96-108, 2014
31) Cao L, et al：Cell Metab, 14：324-338, 2011
32) Kir S, et al：Nature, 513：100-104, 2014
33) Sharp LZ, et al：PLoS One, 7：e49452, 2012
34) Jespersen NZ, et al：Cell Metab, 17：798-805, 2013
35) Shinoda K, et al：Nat Med, 21：389-394, 2015
36) Lee P, et al：Cell Metab, 19：302-309, 2014
37) van der Lans AA, et al：J Clin Invest, 123：3395-3403, 2013
38) Yoneshiro T, et al：J Clin Invest, 123：3404-3408, 2013
39) Kazak L, et al：Cell, 163：643-655, 2015
40) Nagano G, et al：PLoS One, 10：e0122584, 2015
41) Galmozzi A, et al：Cell Rep, 9：1584-1593, 2014
42) Cypess AM, et al：Cell Metab, 21：33-38, 2015
43) Ohyama K, et al：Am J Physiol Endocrinol Metab, 308：E315-E323, 2015

＜筆頭著者プロフィール＞
大野晴也：2011年，広島大学大学院医歯薬学総合研究科修了，同年より米国カリフォルニア大学サンフランシスコ校ポスドク研究員．2014年4月より広島大学病院内分泌・代謝学教室勤務．研究テーマ：褐色脂肪細胞と糖代謝とのかかわりの解明．

第1章 エネルギー代謝の制御機構

3. ヒト褐色脂肪組織の活性化・増量
―その評価法と肥満対策への応用

斉藤昌之，松下真美，米代武司

> 褐色脂肪がヒト成人にも存在することが見出されて以来，肥満対策のターゲットの1つとして改めて関心を集めている．肥満者では褐色脂肪の機能が低下しているが，寒冷刺激を与えると再活性化と増量が起こり，それに伴いエネルギー消費が増え体脂肪が減少する．寒冷刺激の効果は，胆汁酸やβ_3アドレナリン受容体作動薬の投与，あるいは温度受容体TRPを刺激するカプサイシンなどの香辛料成分や茶に豊富なカテキン類の摂取によっても再現される．今後の検証と応用には，簡便な褐色脂肪の評価法の開発が急務である．

はじめに

哺乳動物には，白色と褐色の2種類の脂肪組織が存在する．前者がエネルギー貯蔵部位であるのに対して，褐色脂肪組織（brown adipose tissue：BAT．本稿では，以下褐色脂肪と略す）は脂肪エネルギーを熱に変換する特異的部位である．マウスなどの実験動物では，褐色脂肪が体温やエネルギー消費の調節に寄与しており，その機能低下が肥満の一因になることが知られていたが，ヒトの褐色脂肪については長らく知見が乏しかった．しかし最近，がんの画像診断法を利用することによって，成人にも褐色脂肪が存在しエネルギー代謝や体脂肪の調節に関与することが明らかにされた[1〜4]．本稿ではヒト褐色脂肪に関する最新知見，特

[キーワード&略語]
褐色脂肪組織，エネルギー消費，肥満，FDG-PET/CT，TRP

βAR：β adrenergic receptor
　（βアドレナリン受容体）
BAT：brown adipose tissue（褐色脂肪組織）
CT：computed tomography
　（コンピュータ断層撮影）
FDG：^{18}F-fluoro-2-deoxyglucose
FGF21：fibroblast growth factor 21
Metrnl：meteorin-like
NA：noradrenaline（ノルアドレナリン）
NP：natriuretic peptide
　（ナトリウム利尿ペプチド）
PET：positron emission tomography
　（陽電子放射断層撮影）
PKG：protein kinase G（タンパク質キナーゼG）/
　cGMP-dependent protein kinase
　（cGMP依存性タンパク質キナーゼ）
T3：triiodothyronine
T4：tetraiodothyronine/thyroxine
TRP：transient receptor potential
UCP1：uncoupling protein 1
　（脱共役タンパク質1）

Activation and recruitment of brown fat as an anti-obesity regimen in humans
Masayuki Saito[1]/Mami Matsushita[2]/Takeshi Yoneshiro[3]：Professor Emeritus, Hokkaido University[1]/School of Nursing and Nutrition, Tenshi College[2]/Graduate School of Veterinary Medicine, Hokkaido University[3]（北海道大学名誉教授[1]/天使大学看護栄養学部[2]/北海道大学大学院獣医学研究科[3]）

に褐色脂肪の活性化と増量による肥満対策の可能性について紹介する．

1 ヒト褐色脂肪の検出評価

ヒト褐色脂肪は，組織学的観察や特異的熱産生タンパク質UCP1の発現解析などによってもある程度検出・評価することができるが，これらの方法では褐色脂肪の量や活性，機能を全身レベルで評価することはできない．

褐色脂肪での熱産生を亢進させる最も強力でかつ生理的刺激は寒冷曝露であり，交感神経-βアドレナリン受容体（βAR）系を介してUCP1を活性化する．このUCP1活性化に依存してグルコース利用も増えることがマウスやラットで知られている．これは，UCP1による脱共役[※1]によってミトコンドリアでのATP合成効率が低下するのを嫌気的解糖で補充するためである．これをヒトに応用したのがFDG-PET/CTである．すなわち，ふるえを起こさない程度の軽い寒冷刺激（例えば薄着になって19℃の部屋で2時間程度過ごす）をしてから非代謝性グルコース誘導体FDG（^{18}F-fluoro-2-deoxyglucose）を投与し，全身組織へのFDG集積を陽電子放射断層撮影（positron emission tomography：PET）によって画像化すると，脳や心臓に加えて頸部や鎖骨上部，脊椎周囲の脂肪組織への強い集積がみられる．このFDG集積は温暖条件やβブロッカー，すなわちβアドレナリン受容体遮断薬投与で消失するうえ，当該部位には実際にUCP1陽性の脂肪細胞が存在するので，交感神経活動亢進により活性化した褐色脂肪の反映に他ならない．

本法では寒冷刺激によって活性化されるグルコース利用を評価するので，その結果がそのまま褐色脂肪の有無に直結するとは限らない．実際に多量の褐色脂肪が存在していても，温暖条件では検出できないし，FDG集積が検出限界以下であっても組織学的に調べるとUCP1陽性の褐色脂肪細胞が少数ながら存在している．さらに，温度受容・応答の情報伝達経路のどこかに異常があると結果が変わるのも当然である．また，褐色脂肪も白色脂肪や骨格筋と同様にインスリン感受性組織なので，FDG集積が必ずしも褐色脂肪の熱産生活性を反映しているとは限らない．事実インスリン投与や食後には褐色脂肪へのFDG集積が増加するが[5]，熱産生とは相関しない．

褐色脂肪の熱産生を直接評価するには，$H_2^{15}O$を用いて組織酸素消費を直接計測する必要があるが，その試みははじまったばかりである[6]．褐色脂肪での熱産生の主なエネルギー源はグルコースではなく脂肪酸なので，FDGの代わりに^{18}Fでラベルした脂肪酸誘導体をトレーサーとして用いる方法もあり，寒冷刺激効果も確認されているが，感度や汎用性のうえで特に優れているとはいえない．

最近，褐色脂肪の細胞組織学的特徴を利用してMRIや近赤外分光分析法で評価する試みや，寒冷刺激に伴う褐色脂肪の血流変化を超音波でモニターする方法も報告されている[7]〜[9]．これらは放射線被曝を避けられるので，同一被験者でのくり返し測定が可能であるがまだ普及はしていない．なお，サーモグラフィによる評価法も報告されているが，特異性や精度の点で一般的に認められるには至ってない．

2 褐色脂肪によるエネルギー消費と肥満

全身のエネルギー消費は，積極的な活動がない状態でも最低限必要な消費（安静時代謝）や骨格筋活動による消費に加えて，温度や食事などの環境変化に伴う代謝亢進による消費（いわゆる非ふるえ熱産生）に大別される．非ふるえ熱産生に対する褐色脂肪の寄与については，寒冷刺激に対する全身エネルギー消費の応答を褐色脂肪活性と比較検討することで推測することができる．実際に，全身のエネルギー消費量を室温27℃の温暖条件で測定すると，体重（特に除脂肪体重）に比例して増えるが，寒冷刺激を加えるとさらに増加することが確認できる．両条件での差を寒冷誘導熱産生として算出すると，除脂肪体重とは無関係で褐色脂肪活性と高い正の相関を示す[10]．この結果は，褐

> ### ※1 脱共役
> ミトコンドリアではエネルギー基質の酸化反応で生じた水素イオン濃度勾配を利用してATPが合成されるが（酸化的リン酸化反応が共役），ジニトロフェノールやUCP1などによって水素イオン濃度勾配が解消されるとATPが合成されずに酸化反応が進みエネルギーは熱として散逸する．すなわち脱共役状態となる．

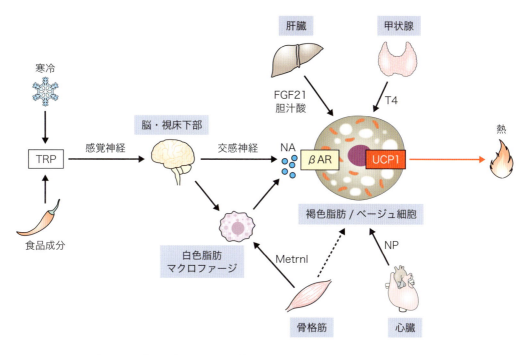

図1 褐色/ベージュ細胞を活性化・増量する因子
βAR：βアドレナリン受容体，NA：ノルアドレナリン，NP：ナトリウム利尿ペプチド．

色脂肪が寒冷誘導熱産生に寄与するとの考えに符合している．

しかし，日常の生活では強い寒冷刺激を受ける機会は少なく，それによるエネルギー消費はごくわずかである．非ふるえ熱産生は食事摂取によってもひき起こされる．この食事誘導熱産生は全身エネルギー消費量の約10％を占めているが，褐色脂肪の活性が高い被験者の方が大きいことが明らかとなった．これらの結果は，食事誘導熱産生にも褐色脂肪がある程度寄与することを示唆している．

褐色脂肪が全身エネルギー消費に寄与しているのなら，これが長期にわたって変化すると，体脂肪などの体内エネルギー蓄積に影響することは予想に難くない．実際に褐色脂肪活性が低いほどBMIが高く内臓脂肪量も多い．しかし，これらは年齢によって大きく異なり，加齢に伴い褐色脂肪活性は徐々に低下し，鏡像的にBMIや腹部の内臓脂肪，皮下脂肪は増加する．この加齢に伴う肥満度の変化を褐色脂肪の高活性者群と低活性者群に分けて集計すると，20歳代では2群間に差はみられなかったが，低活性者群では加齢に伴いBMI，内臓脂肪などが増加するのに対し，高活性者群ではあまり変化せず，40歳代でも20歳代のスリムな体型を維持していた[10]．これらに結果は，加齢に伴う肥満，いわゆる「中年太り」が褐色脂肪の活性低下によることを示唆している．

3 褐色脂肪機能の調節因子・メカニズム

褐色脂肪をターゲットとして肥満対策を考えるには，褐色脂肪機能の調節因子・メカニズムの解明が必須である．本組織に密に分布する交感神経の中心的役割についてはよく知られている（**図1**）．すなわち，寒冷刺激などによって交感神経の活動が亢進しノルアドレナリンが分泌されると，βアドレナリン受容体（βAR）を介して中性脂肪の加水分解が進行し大量の脂肪酸が遊離し酸化分解されてUCP1による熱産生に利用される．寒冷刺激が長期間にわたって続くと，UCP1遺伝子の発現が亢進するだけでなくミトコンドリア数や褐色脂肪細胞そのものも増えて，最終的には褐色脂肪の増生・肥大（hyperplasia）が起こり，熱産生能力が高

表　健常被験者の褐色脂肪を活性化する刺激とそれに伴うエネルギー消費亢進

条件		褐色脂肪の活性化[※1]	エネルギー消費[※2] （kcal/日）	文献
寒冷刺激	室温19℃，薄着，2時間	+++	368（25%）	10
	室温17℃，薄着，2時間	+++	286（23%）	5
	室温15.5℃，薄着，2.5時間	+++	237（17%）	6
交感神経刺激薬	エフェドリン（2.5 mg/kg）	+	（18%）	16
	ミラベグロン（200 mg）	+++	203（13%）	17
胆汁酸	ケノデオキシコール酸 （15 mg/kg）2日間	+	69（5%）	23
TRP活性化物質	カプシエイト類（15 mg）	±	87（6%）	20
	パラドール（粗抽出物40 mg）	±	141（9%）	21
	カテキン類（540 mg）	±	104（7%）	投稿中

[※1] FDG-PET/CTでの評価，[※2]（）は安静時代謝量からの増加割合．

くなり一層効率的な体温調節・維持が可能になる．

このような寒冷馴化状態では，褐色脂肪のhyperplasiaに加えて白色脂肪組織（特に鼠頸部の皮下脂肪組織）中にUCP1を発現する褐色脂肪細胞に類似した細胞が出現する（白色脂肪の褐色化）．この細胞はベージュ細胞（beige cell）あるいはブライト脂肪細胞（brite adipocyte）とよばれるが，ヒト成人の褐色脂肪はベージュ細胞が主とされている（第1章-2参照）．

褐色脂肪への交感神経の作用はもっぱらノルアドレナリンによるが，最近，マクロファージに由来するノルアドレナリンの関与も報告され，特に白色脂肪の褐色化（ベージュ細胞の誘導）に重要であるという．さらに，さまざまな内分泌因子もUCP1発現や褐色脂肪細胞の発達，ベージュ細胞の誘導にかかわることが知られている（図1）．それらの生理的意義，特にヒトでの役割については不明な点が多いが，甲状腺ホルモンについては最も知見が集積している．甲状腺機能とエネルギー消費との関係については周知の事実であるが，褐色脂肪に対するT4[※2]の作用は交感神経に依存している[12]．すなわち，褐色脂肪細胞ではT4をT3[※2]へ変換するⅡ型脱ヨード化酵素が存在しているが，この遺伝子発現がβAR系によって亢進し生成したT3がUCP1の発現を高める．Ⅱ型脱ヨード化酵素の発現は胆汁酸によっても亢進するが，これは褐色脂肪に存在するGタンパク質共役型の胆汁酸受容体（TGR5）に作用するためである．

肝臓からはFGF21（fibroblast growth factor 21）が分泌されており，全身の代謝にさまざまな影響を与える．例えば，肥満糖尿病マウスにFGF21を投与すると褐色脂肪の増生，白色脂肪の褐色化，体重減少，耐糖能改善などがみられる（第1章-10も参照）．さらに，FGF21が寒冷刺激に応じて褐色脂肪自身でも合成・分泌されることも明らかになったので[13]，オートクライン的作用とあわせて注目されている．また，心臓から分泌されるナトリウム利尿ペプチド（natriuretic peptide）が，cGMP依存性タンパク質キナーゼ（PKG）を介してp38MAPキナーゼを活性化して，褐色脂肪の熱産生能を高め白色脂肪の褐色化（ベージュ細胞誘導）を誘発することが知られている[14]．PKGの活性化はNO（一酸化窒素）によってもひき起こされるが，実際のNO産生系の活性化によりベージュ細胞が誘導されることも報告されている[15]．

> **※2　T3/T4**
> アミノ酸チロシンが2つ縮合し側鎖に3（triiodothyronine：T3）ないし4（tetraiodothyronine/thyroxine：T4）個のヨードが付加した甲状腺ホルモンであり，核内受容体に結合してさまざまな遺伝子の発現を調節する．特に骨格筋や褐色脂肪では，Ⅱ型脱ヨード化酵素によりT4がT3に変換されミトコンドリアなどのタンパク質合成を促進しエネルギー消費を高める．

4 ヒト褐色脂肪の活性化・増量と肥満

図1のベージュ細胞を含めた褐色脂肪機能の調節については，大部分がマウスでの知見によっているが，その一部についてはヒトでも検証されつつある（表）．特に，交感神経-βAR系の役割については，FDG-

A) 褐色脂肪活性

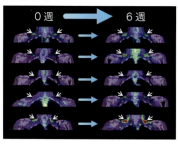
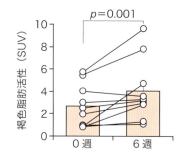

B) エネルギー消費量

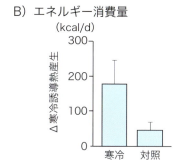

C) 体脂肪量

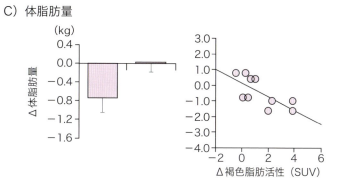

図2　長期寒冷刺激による褐色脂肪の増量とエネルギー消費増加・体脂肪減少
　　　褐色脂肪活性の低い健常者に対して，寒冷刺激を毎日与えて，6週間後にFDG-PET/CTにより褐色脂肪活性を評価し，寒冷誘導熱産生と体脂肪量を測定した．対照は通常の室温で6週間生活した．SUV：standardized uptake values．
（文献10より改変して転載）

PET/CTでみられる褐色脂肪像がβブロッカー処理により減弱し逆に興奮剤により増強することが知られていたが[16]，最近，$β_3$ARに特異的な作動薬ミラベグロン（Mirabegron）を投与すると褐色脂肪が強く活性化されエネルギー消費も増えることが報告され[17]，マウスと同様の基本メカニズムが証明された．

交感神経-βAR系を介して褐色脂肪を活性化・増量する最も強い生理的刺激は寒冷曝露である．寒冷刺激は体表の温度受容体TRP（transient receptor potential）チャネルによって受容され，脳・視床下部を介して交感神経を活性化し直ちに熱産生を起こして体温を維持するだけでなく，長期にわたると褐色脂肪細胞を増やしベージュ細胞を誘導して寒冷馴化する（図1）．ヒトでも長期寒冷刺激によって褐色脂肪が増え，並行してエネルギー消費も増えることが確認された（図2）[10) 18)]．しかし寒冷刺激を日常生活に取り入れることは難しいのも事実である．TRPチャネルには50種類ほどの分子種が知られているが，そのうちの多くがさまざまな化学物質，特に食品関連物質によっても活性化される[19]．代表的なのはTRPV1を活性化するトウガラシの辛味成分カプサイシンである．カプサイシンの発熱・抗肥満効果はよく知られているが，われわれはカプサイシン類縁体であるカプシエイト類がTRPV1を介して褐色脂肪を活性化することをヒトで証明した[20]．同様の活性化効果はショウガ科植物に含まれるパラドール[21]や緑茶に豊富なカテキン類によっても起こるので，これらの物質の体脂肪減少効果に一定の寄与をしていると思われる．また，ハッカやミントの芳香成分であるメントールが冷感をひき起こすことは日常経験するが，これはTRPM8への作用である．最近，メントールを皮膚に塗布すると褐色脂肪が活性化しエネルギー消費が増えることが報告された[22]．

胆汁酸がTGR5を介して褐色脂肪を直接活性化することは先述の通りであるが，ヒトでも胆汁酸の1つで

あるケノデオキシコール酸を投与すると褐色脂肪が活性化・増量しエネルギー消費が増えることが確認された[23]．このように，さまざまな刺激によって褐色脂肪を活性化・増量することが可能であるが，それによるエネルギー消費亢進が長期にわたって持続し体脂肪の減少に有効か否かについては，慎重な判断が必要である．例えば，先に紹介したβ_3AR作動薬は過活動膀胱の治療薬として用いられているが，同報告では数倍高い用量を投与しており，心拍数の増加や血圧上昇も起こっている．さらに，それによるエネルギー消費量は約200 kcal/日であるが，1日持続するわけではないので実際の数値ははるかに低い．同様のことは寒冷刺激やTRPの化学的刺激でもいえるので，長期の抗肥満効果については起こりうる副作用とあわせてさらなる検証が必要であろう．

おわりに

ヒト褐色脂肪については，FDG-PET/CTによる再発見以来，肥満対策のターゲットとして改めて大きな関心を集めてきたが，さらにインスリン感受性や糖代謝にも関与しているとの報告も相次いでおり[24]，褐色脂肪由来の因子（BATkine）の探索などが行われている．また，評価法自体についても，FDG-PET/CTは装置も大掛かりでかつ放射線被曝があるので，自ずと利用が制限される．より簡便で侵襲の少ない方法が開発されるとさまざまな介入試験が容易となるので，加齢に伴う急激な減少や大きな個人差にかかわる要因解明とあわせて今後の進展を期待したい．

文献

1) 「ここまでわかった燃える褐色脂肪の不思議」（斉藤昌之，大野秀樹/編），pp9-29，ナップ，2013
2) Kajimura S & Saito M：Annu Rev Physiol, 76：225-249, 2014
3) Yoneshiro T & Saito M：Ann Med, 47：133-141, 2015
4) Lee P, et al：Endocr Rev, 34：413-438, 2013
5) Orava J, et al：Cell Metab, 14：272-279, 2011
6) Muzik O, et al：J Nucl Med, 54：523-531, 2013
7) Borga M, et al：Methods Enzymol, 537：141-159, 2014
8) Nirengi S, et al：Obesity (Silver Spring), 23：973-980, 2015
9) Flynn A, et al：J Am Soc Echocardiogr, 28：1247-1254, 2015
10) Yoneshiro T, et al：J Clin Invest, 123：3404-3408, 2013
11) Yoneshiro T, et al：Obesity (Silver Spring), 19：1755-1760, 2011
12) Bianco AC & McAninch EA：Lancet Diabetes Endocrinol, 1：250-258, 2013
13) Fisher FM, et al：Genes Dev, 26：271-281, 2012
14) Collins S：Nat Rev Endocrinol, 10：157-163, 2014
15) Roberts LD, et al：Diabetes, 64：471-484, 2015
16) Carey AL, et al：Diabetologia, 56：147-155, 2013
17) Cypess AM, et al：Cell Metab, 21：33-38, 2015
18) van der Lans AA, et al：J Clin Invest, 123：3395-3403, 2013
19) Yoneshiro T & Saito M：Curr Opin Clin Nutr Metab Care, 16：625-631, 2013
20) Yoneshiro T, et al：Am J Clin Nutr, 95：845-850, 2012
21) Sugita J, et al：Br J Nutr, 110：733-738, 2013
22) Valente A, et al：Food Chem Toxicol, 86：262-273, 2015
23) Broeders EP, et al：Cell Metab, 22：418-426, 2015
24) Sidossis L & Kajimura S：J Clin Invest, 125：478-486, 2015

＜筆頭著者プロフィール＞

斉藤昌之：1942年，北海道生まれ．'70年，大阪大学大学院理学研究科博士課程修了．愛媛大学医学部講師，同助教授を経て，'89年より北海道大学獣医学部教授，2006年，同定年退職（名誉教授）．'06年，天使大学看護栄養学部教授，'13年，同定年退職．1984年より褐色脂肪組織によるエネルギー代謝の調節機構と肥満に関する研究・教育に携わっており，現在はヒト褐色脂肪を活性化・増量する因子について食品成分を中心に探索中．

第1章 エネルギー代謝の制御機構

4. 骨格筋のエネルギー代謝

野村和弘, 小川 渉

> ヒトの体重のおよそ40%を占める生体内で最大の臓器である骨格筋は, 運動機能のために高度に分化した組織であるとともに, エネルギー代謝において重要な役割を果たす. 骨格筋の機能低下や運動能力低下は, 肥満や2型糖尿病のみならずさまざまな疾患の発症要因と関与し, 継続的な運動が全身レベルでの医学的恩恵効果をもたらすことも多数報告されている. このような運動の効果は, 骨格筋におけるグルコース取り込み促進効果やインスリン感受性増強効果以外に, 骨格筋由来の生理活性物質（マイオカイン）が分泌されることも一因として注目されている.

はじめに

骨格筋は, 運動機能のために高度に分化した組織であるとともに, エネルギー代謝において重要な役割を果たす. 骨格筋の機能低下や運動能力低下は, さまざまな疾患の発症要因と関与し, 継続的な運動が全身レベルでの医学的恩恵効果をもたらすことも多数報告されている. 本稿ではエネルギー代謝における骨格筋の役割と運動のエネルギー代謝に及ぼす効果の分子メカニズムを中心に概説する.

[キーワード＆略語]
骨格筋, 運動, PGC-1α, 骨格筋リモデリング, マイオカイン

AICAR：5-aminoimidazole-4-carboxamide ribonucleotide
AMP：adenosine monophosphate（アデノシン一リン酸）
AMPK：AMP-activated protein kinase（AMP活性化プロテインキナーゼ）
ATP：adenosine triphosphate（アデノシン三リン酸）
AS160：Akt substrate 160
CaMKK：Ca^{2+}/calmodulin-dependent kinase kinase
GAP：GTPase-activating protein（GTPase活性化タンパク質）
GLUT4：glucose transporter 4
IRS：insulin receptor substrate（インスリン受容体基質）
MHC：myosin heavy chain（ミオシン重鎖）
PGC-1α：PPARγ coactivator-1α
PI3K：phosphoinositide 3-kinase

Energy metabolism in skeletal muscle
Kazuhiro Nomura/Wataru Ogawa：Division of Diabetes and Endocrinology, Kobe University Graduate School of Medicine（神戸大学大学院医学研究科糖尿病・内分泌内科学）

1 運動時の骨格筋への エネルギー供給系とエネルギー源

1) 運動時のエネルギー供給系

骨格筋の収縮に必要な直接のエネルギーはATPであるが，骨格筋細胞内のATP量には限りがあるため，筋肉の収縮活動を継続させるために運動時は常にATPを合成しなければならない．運動により骨格筋のエネルギー消費は安静時の数十倍にまで増加するが，運動時間に伴いエネルギー供給系も次のように変化する．

i) 瞬発的なエネルギー供給系（ATPホスホクレアチン系）

ATPホスホクレアチン系は，瞬発的な最大の力を発揮するために，骨格筋内に貯蔵されている高エネルギーリン酸結合をもつホスホクレアチンを加水分解しATPを供給する系である．骨格筋細胞内のホスホクレアチン貯蔵量はきわめて少なく，数十秒しか継続できない（図1）．

ii) 短時間のエネルギー供給系（解糖系）

運動開始時や激しい運動強度の際，十分な酸素供給が行われない場合にATPを供給する系として，解糖系が用いられる．筋肉中に貯蔵されているグリコーゲンをグルコースに分解しATPを産生する．ATPの産生速度は速く，筋収縮時に速やかにエネルギーを供給できるがATPの産生効率はグルコース1モル当たりATP 2モルと低く，この系によるエネルギー供給のみであれば数分間しか運動を継続できない（図1）．

iii) 長時間のエネルギー供給系（酸化的リン酸化）

酸化的リン酸化は，解糖系によって産生されたピルビン酸あるいは遊離脂肪酸などの代謝基質を酸素の存在下でミトコンドリア内TCA回路・電子伝達系によってグルコース1モル当たり38モルのATPを合成するきわめて効率のよい代謝経路である．この系による筋収縮は酸素供給および代謝基質が枯渇しない限り運動を継続できる（図1）．

2) 運動時のエネルギー源

運動開始直後には細胞内に蓄積したグリコーゲンの分解に由来するグルコースが優先的にエネルギー源となる．このときグルコースは主に非酸化的リン酸化経路により代謝されるが，血流増加による酸素供給量の上昇により次第に酸化的リン酸化経路による代謝がエネルギー供給の主体となる．

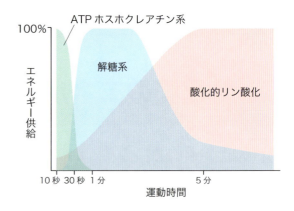

図1 運動時の骨格筋へのエネルギー供給システム

運動中はインスリン濃度が低下するとともに交感神経が活性化する．その結果，肝糖産生が亢進して骨格筋へのグルコース供給をまかなうため，健常者では血糖値はほぼ一定に保たれる．長時間の運動で骨格筋のグリコーゲン量が低下してくると，エネルギー源として脂肪酸の割合が増加する．インスリン濃度の低下と交感神経の活性化は脂肪組織では脂肪分解を促進し，中性脂肪から脂肪酸とグリセロールを産生する．循環中に放出された脂肪酸は骨格筋のエネルギー源となり，グリセロールは肝臓で糖新生の基質として用いられる．運動終了後も骨格筋のグルコース取り込みの増加は持続し，骨格筋細胞内にグリコーゲンが再補充される．

2 骨格筋におけるグルコース取り込み調節機構

骨格筋細胞にはGLUT4 (glucose transporter 4) が発現しており，インスリンによる骨格筋へのグルコースの取り込み増加はGLUT4が存在する細胞内小胞が細胞内プールから細胞膜表面に移行することによって生じる．運動による骨格筋のグルコース取り込みの増加もGLUT4の細胞表面への移行によって生じるが，インスリン抵抗性を有する2型糖尿病患者でも運動による骨格筋のグルコース取り込みは保たれていることから，これはインスリンの作用とは独立して生じると考えられている．

1) インスリンによるグルコース取り込み活性化機構

骨格筋をPI3K (phosphoinositide 3-kinase) 阻害剤で処理すると，インスリンによるグルコース取り込

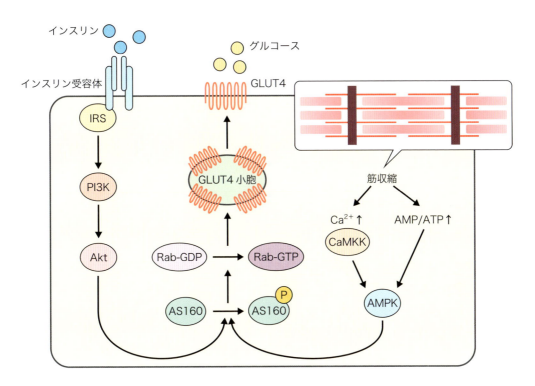

図2　骨格筋におけるグルコース取り込み調節機構

みがほぼ完全に抑制される．またAktを欠損したマウスは個体レベルでの耐糖能異常を呈し，単離した骨格筋はインスリンに依存性のグルコース取り込みが減少することから，インスリンによるグルコース取り込みはPI3K/Aktシグナル依存性であると考えられる[1]．

GLUT4小胞の細胞膜表面への移動には低分子量GタンパクパクであるRabが重要な機能を担うが，Aktの基質としてRab-GAP（GTPase-activating protein）タンパク質であるAS160（Akt substrate 160）のGAP活性が重要な役割を果たす[2]．すなわち，Aktによるリン酸化がGAP活性を抑制し，その結果Rabの活性が促進され，GLUT4の膜移行がひき起こされると考えられている（**図2**）．

2）筋収縮によるグルコース取り込み活性化機構

単離した骨格筋に電気刺激を与えて強制的に収縮を促すと，GLUT4の細胞表面への移行が生じてグルコース取り込みが増加することから，運動時の骨格筋のグルコース取り込みの活性化には筋収縮によって惹起されるシグナルが関与すると考えられる．

筋収縮によるグルコース取り込みを触媒する分子の1つにAMPK（AMP-activated protein kinase）がある．AMPKは細胞内のエネルギーを検知するセンサーとして機能し，細胞内のAMP/ATP比の増加によって活性化されるセリンスレオニンキナーゼである．運動後の骨格筋や電気的に収縮刺激を加えた単離骨格筋ではAMPKが活性化されるが，これは筋収縮によりATPが消費されるためと考えられる．単離骨格筋や培養筋細胞をAMPKの活性化剤であるAICARで処理した際や，活性化型変異AMPKの過剰発現によってもグルコース取り込みの活性化がみられ，AMPKは筋収縮によるグルコース取り込みを触媒する因子の1つと考えられている（**図2**）[3][4]．

また，神経刺激により筋肉細胞が収縮する際の筋小胞体からのCa^{2+}の放出も筋細胞のグルコース取り込みに関与する[5]．Ca^{2+}は細胞質内に存在するカルモジュリンと複合体を形成し，CaMKK（Ca^{2+}/calmodulin-dependent kinase kinase）を活性化する．CaMKKの阻害剤により筋収縮依存性のグルコース取り込みが阻害されることから，CaMKKもグルコース取り込みに関与する可能性が示唆されている（**図2**）．

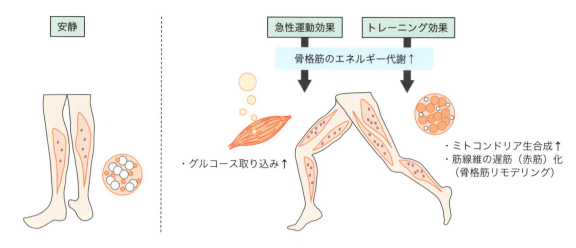

図3　運動の急性効果とトレーニング（慢性）効果

3 運動によるエネルギー代謝亢進効果

1）急性運動によるエネルギー代謝亢進効果

　マウスにおいて運動負荷後に骨格筋を単離してグルコース取り込み能を検討すると，運動後1時間程度まではインスリン非存在下でもグルコース取り込みは増強している．運動後数時間が経過すると非刺激状態のグルコース取り込みは定常状態まで低下するものの，インスリンによるグルコース取り込みは非運動時の2倍程度に増強しているという[6]．すなわち，運動はインスリン作用とは独立した経路で骨格筋のグルコース取り込みを活性化するが，急性効果としてインスリンによるグルコース取り込みを増強する作用ももつと考えられる（図3）．

2）トレーニング（慢性運動）によるエネルギー代謝亢進効果

　継続した運動は長期にわたってエネルギー代謝を亢進させるが，このような効果は筋線維のタイプ変化やミトコンドリアの増加などによる骨格筋の代謝特性の変化が相まって生じる．骨格筋は種々のMHC（myosin heavy chain）の発現比率によって速筋と遅筋に大別される．速筋にはⅡ型MHCが優勢に発現しており，その代謝はより解糖に依存する一方，遅筋はⅠ型MHCの発現が比較的多く，GLUT4の発現量やミトコンドリア量が豊富であり，エネルギー代謝は酸化的リン酸化により強く依存している．速筋は運動開始後の瞬発的，無酸素的な収縮に対応しており，遅筋は運動の持続による好気的代謝に対応する．トレーニング運動は一般的にⅠ型MHC/Ⅱ型MHC比率を増加させ，好気的な酸化的リン酸化をつかさどる遅筋を増加させるとともに，GLUT4の発現量やミトコンドリア量を増加させる[7]．このような骨格筋のリモデリングはインスリン感受性増強に関与すると考えられる（図3）．

4 骨格筋のリモデリングとPGC-1α

　骨格筋のリモデリングに伴う筋線維のタイプ変化やミトコンドリアの増加，GLUT4の発現増加はいずれも遺伝子発現の変化によって生じる．PGC-1α（PPARγ coactivator-1α）は核内受容体型転写因子であるPPARγに結合してその転写活性を増強させる転写コアクチベーターとして同定された分子であるが，運動によって骨格筋での発現が顕著に増大し，さまざまな転写因子の活性を制御することにより代謝制御に重要な役割を担うことが知られている．PGC-1αを骨格筋に過剰発現したマウスでは骨格筋のミトコンドリア量やGLUT4の発現量が増加するとともに，MHCの発現パターンも変化し，筋肉はより遅筋的な特徴をもつようになる．このような成績からPGC-1αは運動による骨格筋のリモデリングの重要な制御因子の1つと考えられている[8)9)]．

　PGC-1αには既知の第1エキソンの上流に存在する

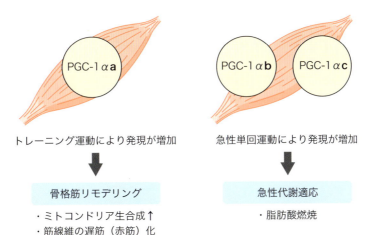

図4 PGC-1αのアイソフォームと機能

新規なエキソンから転写が開始されるスプライシングバリアントが2種類存在し，既知PGC-1αをPGC-1αa，新規バリアントをPGC-1αbおよびPGC-1αcとよぶことが提唱されている[10)11)]．PGC-1αは運動によって骨格筋で発現が増加するが，単回運動で運動直後から顕著に発現が増加するのはPGC-1αbおよびPGC-1αcであり，トレーニング効果による発現増加の主体はPGC-1αaであると考えられる．すなわち，PGC-1αaはミトコンドリア量やMHCの発現変化など筋線維のリモデリング制御に重要な機能を果たし，PGC-1αbおよびPGC-1αcは運動による脂肪酸酸化増加という急性代謝適応のメディエーターとして働いている可能性がある（図4）．

5 マイオカイン分泌臓器としての骨格筋

骨格筋は運動器としての役割の他，生理活性物質を分泌する分泌臓器としての役割をも果たすことが近年報告されている．「マイオカイン」と名づけられたこれらの物質は，オートクラインあるいはパラクライン的に骨格筋自身や近傍の細胞に作用するものと，内分泌的に遠隔臓器に作用するものとがある．

IL-6は，ヒトでは運動中に血中レベルが安静時のおよそ100倍にまで上昇し，運動後は速やかに安静時のレベルに低下することが知られていたが，電気的に収縮刺激を加えた培養骨格筋細胞の培養上清中に分泌されることから，マイオカインとしての作用をもつことが明らかとなった[12)]．分泌されたIL-6は骨格筋へのグルコース取り込みを増加させ，またインスリン刺激による骨格筋のグリコーゲン蓄積を促進するなどの作用が報告されている．

その他，IL-15[13)]，myostatin[14)]，irisin[15)]，FGF21[16)]などもマイオカインとして作用することが知られているが，生理的作用が不明な点も多く今後さらなる研究が期待される．

6 サルコペニアに伴う筋線維のタイプ変化

加齢に伴う骨格筋量の減少と筋力の低下はサルコペニアとよばれ，身体機能の低下，転倒・骨折リスクの増加と関連し，高齢者のADL（activities of daily living）とQOL（quality of life）を低下させる主要な原因となるとともに生活習慣病を含む多くの疾患の危険性を増加させる．またサルコペニアと肥満を合併したサルコペニア肥満は，高齢者に特徴的な肥満形態であり，単なる病態の組み合わせ以上に代謝異常と運動機能の低下のリスクが高まることが知られており，それらの発症予防・治療法の研究が急務となっている．サルコペニアの成因としては，運動不足や低栄養の他，内分泌機能の変化，慢性炎症，インスリン抵抗性などが関連すると考えられているが，その詳細なメカニズ

ムはいまだ明らかになっていない．

　加齢では遅筋線維は維持されるが，速筋線維は減少し，サルコペニアに伴う筋萎縮では遅筋線維の割合が増加することが知られている[17]．運動はサルコペニアの予防・改善に有効であることも確認されているが，運動不足のみならず前述のような種々の要因により筋線維のタイプ変化が誘導されると考えられる．

おわりに

　身体運動の低下は肥満や2型糖尿病をはじめとするさまざまな疾患の発症要因となり，運動療法はこれらの病態の最も基本的かつ重要な治療法である．しかし，運動による骨格筋のインスリン抵抗性の改善やエネルギー消費亢進の分子メカニズムは十分に明らかとなっていないのが現状である．したがって，骨格筋におけるグルコース取り込み機構や肥満によるインスリン抵抗性の発症の分子メカニズムを明らかにすることは，メタボリックシンドロームなどの代謝疾患の予防や治療の鍵となることが期待される．またマイオカインやサルコペニアに関する研究は，高齢化社会の進展に伴って増加しているあらゆる疾病の予防・治療薬開発の研究へ進展する可能性を秘めており，大いに注目されている分野である．

文献

1) Cho H, et al：Science, 292：1728-1731, 2001
2) Sakamoto K & Holman GD：Am J Physiol Endocrinol Metab, 295：E29-E37, 2008
3) Röckl KS, et al：IUBMB Life, 60：145-153, 2008
4) Richter EA & Ruderman NB：Biochem J, 418：261-275, 2009
5) Holloszy JO：Am J Physiol Endocrinol Metab, 284：E453-E467, 2003
6) Maarbjerg SJ, et al：Acta Physiol (Oxf), 202：323-335, 2011
7) Bassel-Duby R & Olson EN：Annu Rev Biochem, 75：19-37, 2006
8) Finck BN & Kelly DP：J Clin Invest, 116：615-622, 2006
9) Handschin C：J Recept Signal Transduct Res, 30：376-384, 2010
10) Yoshioka T, et al：Biochem Biophys Res Commun, 381：537-543, 2009
11) Miura S, et al：Endocrinology, 149：4527-4533, 2008
12) Nedachi T, et al：Am J Physiol Endocrinol Metab, 295：E1191-E1204, 2008
13) Quinn LS, et al：Am J Physiol Endocrinol Metab, 296：E191-E202, 2009
14) Hittel DS, et al：Diabetes, 58：30-38, 2009
15) Boström P, et al：Nature, 481：463-468, 2012
16) Kim KH, et al：Nat Med, 19：83-92, 2013
17) Schiaffino S & Reggiani C：Physiol Rev, 91：1447-1531, 2011

＜筆頭著者プロフィール＞
野村和弘：2005年，神戸大学医学部医学科卒業，医学博士，田附興風会医学研究所北野病院研修医．'07年，田附興風会医学研究所北野病院糖尿病内分泌センター．'09年，神戸大学医学部附属病院糖尿病・内分泌内科医員．

第1章 エネルギー代謝の制御機構

5. 過栄養に応答した肝臓の代謝リモデリング

菊地晶裕，篁　俊成

肝臓は栄養状態に適応したエネルギー代謝を行うことで恒常性維持の中心的な役割を担っており，過栄養により代謝異常が生じた場合には代謝リモデリングを惹起してエネルギー恒常性を維持しようとする．最近の研究から代謝経路間や代謝経路とタンパク質分解系のクロストークによる代謝リモデリングの分子メカニズムが解明されてきた．さらに，代謝リモデリングは肝臓由来の分泌タンパク質（ヘパトカイン）を介した臓器代謝ネットワークにも関与する．この領域の分子メカニズム解明が過栄養関連疾患の治療法や予防法の開発につながることを期待したい．

はじめに

　主要なインスリン標的臓器である肝臓，骨格筋，脂肪組織の脂肪量とそれぞれのインスリン抵抗性をヒトで評価する系を確立して相互の関連を検討したところ，肝臓の脂肪蓄積は肝糖産生の亢進および骨格筋のインスリン抵抗性と相関することが解明された[1]．すなわち，本来，肝臓は過栄養に応答した代謝リモデリング[2]※を惹起することで全身のエネルギー恒常性を維持しているが，過剰応答によるその破綻は肝臓のみならず全身のインスリン抵抗性を増大させる．特に日本人のような肥満が軽度な人種では，これがメタボリックシンドロームや脂肪肝・非アルコール性脂肪性肝疾患（non-alcoholic fatty liver disease：NAFLD），2型糖尿病などの過栄養関連疾患の発症に関連する可能性がある．本稿では過栄養に対する肝臓の内的応答としての代謝リモデリング，および肝臓由来の分泌タンパク質（ヘパトカイン）を介した外的応答（臓器代謝ネットワーク）について最近の知見を加えながら概説する．

1 過栄養に対する肝臓の内的応答

1）糖代謝

　グルコースに代表される糖類は細胞における主要なエネルギー源であり，全身の恒常性を維持するためには血糖値を厳密に制御することが必要不可欠である．肝臓における糖代謝の調整には膵β細胞から分泌されるインスリンおよび膵α細胞から分泌されるグルカゴ

> ※　代謝リモデリング
> 過栄養あるいは栄養バランスの極端なシフトに対し肝臓内で生じる脂肪酸化，活性酸素産生，プロテアソーム・オートファジー抑制，小胞体ストレスなどの応答過程を代謝リモデリングと定義した．本来はエネルギー代謝の恒常性を維持しようとする適応・代償であるが，過剰な応答により病的な酸化ストレスやインスリン抵抗性がもたらされる．

Remodeling of hepatic energy metabolism in overnutrition
Akihiro Kikuchi/Toshinari Takamura：Department of Endocrinology and Metabolism, Kanazawa University Graduate School of Medical Sciences（金沢大学大学院医学系研究科内分泌・代謝内科学分野）

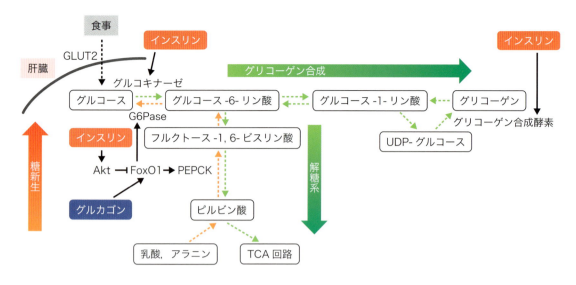

図1 肝臓における糖代謝
インスリン抵抗性はグリコーゲン合成や解糖系で利用されるグルコースの減少ばかりでなく，糖新生が抑制されないことにより耐糖能がさらに悪化し，やがて代謝リモデリングが破綻する．

ンが主として重要である．過栄養関連疾患においては肝臓でインスリン抵抗性が惹起されているために耐糖能の悪化を招きやすい．

ⅰ）グリコーゲン合成

グリコーゲンは摂食時にグルコースから生産される．消化管から吸収されたグルコースはグルコーストランスポーター2（glucose transporter 2：GLUT2）を通じて濃度勾配的に（インスリンには非依存的に）肝細胞に取り込まれる．取り込まれたグルコースはグルコキナーゼにより速やかにグルコース-6-リン酸に変換された後，グリコーゲンの合成や解糖系で利用される

（**図1**）．インスリンはこの経路においてグルコキナーゼなどの発現を誘導する．一方，グリコーゲンの分解の経路においてはグルコース-6-ホスファターゼ（glucose 6-phosphatase：G6Pase）などの発現を抑制する．その結果，インスリンは肝臓においてグリコーゲンの合成を促進させ，血糖値を下げる方向に作用する．一方，グルカゴンはインスリンと逆の作用であるため肝臓に貯蔵されているグリコーゲンの分解を促進させ，血糖値を上げる方向に作用する．

ⅱ）糖新生

糖新生は飢餓時にピルビン酸や乳酸，アラニンなど

[キーワード＆略語]
代謝リモデリング，臓器代謝ネットワーク，インスリン抵抗性，ユビキチン・プロテアソーム系，ヘパトカイン

ChREBP：carbohydrate responsive element binding protein
FoxA2：forkhead box protein A2
FoxO1：forkhead box protein O1
G6Pase：glucose 6-phosphatase
　（グルコース-6-ホスファターゼ）
GLUT2：glucose transporter 2
　（グルコーストランスポーター2）
IRS1/2：insulin receptor substrate 1/2
JNK：c-Jun N-terminal kinase
LECT2：leukocyte cell-derived chemotaxin 2

NAFLD：non-alcoholic fatty liver disease
　（非アルコール性脂肪性肝疾患）
PEPCK：phosphoenolpyruvate carboxykinase
　（ホスホエノールピルビン酸カルボキシキナーゼ）
PPARα：peroxisome proliferator-activated receptor α
SREBP-1c：sterol regulatory element binding protein-1c
STAT3：signal tranducer and activator of transcription 3

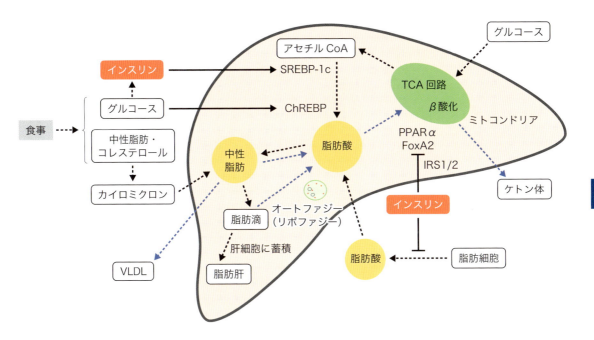

図2　肝臓における脂質代謝
インスリン抵抗性は脂肪酸の分解（--▶）を抑制するばかりでなく，脂肪酸合成（--▶）を促進することで肝臓の脂肪蓄積を増加させ，やがて代謝リモデリングが破綻する．

の糖質以外の物質を基質としてグルコースを生産する経路である．この経路ではホスホエノールピルビン酸カルボキシキナーゼ（phosphoenolpyruvate carboxykinase：PEPCK）とG6Paseが重要な酵素であり，インスリンはどちらの酵素発現も抑制する．これはインスリンによるAktの活性化（リン酸化）および転写因子FoxO1（forkhead box protein O1）のリン酸化を介するものであることが解明されており（図1）[3]，リン酸化されたFoxO1は核内から細胞質への移行が促されるためにPEPCKやG6PPaseの発現が抑制される．肝特異的にAktを欠損したマウスでは糖新生に関連する遺伝子の発現が恒常的に活性化するため耐糖能悪化やインスリン抵抗性を示す[4]．

近年，肝特異的にAktとFoxO1を欠損したマウスの糖新生は摂食時と飢餓時のいずれの状態にも適切に反応し，in vivoではインスリンによる糖新生の抑制が正常に起こることが報告された[4]．Ex vivoにおいてはAkt→FoxO1を介した抑制メカニズムのみで説明がつくことから，in vivoにおいては糖新生を抑制する分子メカニズムが肝臓以外に（おそらく臓器代謝ネットワークを介して）存在する可能性が示唆されている．G6Paseの抑制の分子メカニズムとしては肝臓以外にも脳インスリン作用を介したIL-6/STAT3（signal tranducer and activator of transcription 3）経路によるものが知られている[5]．

2）脂質代謝

消化管から吸収された脂質はリポタンパク質粒子であるカイロミクロンとなり，レムナント受容体やLDL受容体を通じて肝臓に取り込まれる．取り込まれた脂質はVLDLとして全身に輸送されると同時に脂肪酸として肝臓に貯蔵され，飢餓時などにグルコースが不足した際，アセチルCoAに分解される反応（β酸化）によりエネルギー源として利用される（図2）．このβ酸化を担う酵素群はPPARα（peroxisome proliferator-activated receptor α）[6]やFoxA2（forkhead box protein A2）などの転写因子により制御されており，飢餓時に脂肪酸がエネルギー源として有効に利用されるにはこれらの活性化が必要となる．FoxA2は糖新生を制御するFoxO1と共通したインスリン依存的なAktによるリン酸化によって制御されているが，FoxO1がIRS2（insulin receptor substrate 2）経路でのみリン酸化されるのに対し，FoxA2はIRS1およびIRS2のい

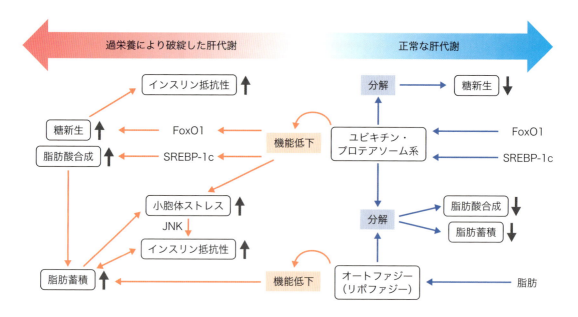

図3　栄養代謝とユビキチン・プロテアソーム系やオートファジーとのクロストーク
代謝リモデリングは栄養代謝の経路間のみならず，肝細胞内のタンパク質分解系とのクロストークを介しても行われるが，過栄養への過剰応答により代謝リモデリングが破綻する．

ずれの経路でもリン酸化を受けるためにインスリンに対する感受性が高くなっている[7]．

つまり，肝臓にインスリン抵抗性が生じ，高血糖や高インスリン血症が続くようになると，インスリンによるFoxA2の抑制が強くなるために肝臓内の脂肪酸は分解されずに蓄積されやすい状態になる．そのうえ，高血糖はChREBP（carbohydrate responsive element binding protein）を[8]，高インスリンはSREBP-1c（sterol regulatory element binding protein-1c）の発現を誘導する[9]．これらは肝臓における脂肪酸合成を促進させる酵素を誘導する転写因子であるため，さらに脂肪酸の蓄積が進み，やがて脂肪滴（中性脂肪やコレステロールなどの脂質を貯蔵する細胞小器官）として肝細胞に沈着することで脂肪肝を発症する（**図2**）．肥満が要因である脂肪肝の頻度は増加しており，特に，わが国の成人健康診断受診者の20〜30％はNAFLDであると言われている．

近年，肝臓にはオートファジーによる脂肪分解の経路があることも解明され，これはオートファジーの特異的な形の1つとしてマクロリポファジーともよばれている[10]．この経路では，脂肪滴がオートファゴソームに包まれ，その内容物をリソソームで分解（脂質の加水分解・遊離脂肪酸の生成）することで肝臓の脂肪滴を軽減している．この分子メカニズムの詳細が解明されれば，脂肪肝の新たな治療や予防に結びつくと期待される．

3）ユビキチン・プロテアソーム系やオートファジーを介する代謝リモデリングの破綻

肝臓の代謝は栄養状態によりダイナミックに変動し，糖新生や脂肪酸合成を抑制する際にはFoxO1やSREBP-1cの核外移行を促すことだけではなく，それらをユビキチン化してプロテアソームで分解することも必要である．実際，われわれは肥満が肝臓のプロテアソーム機能を低下させることを見出し[11]，FoxO1やSREBP-1cがプロテアソームによる分解から免れて再び核内に移行して活性化することで糖新生や脂肪酸合成を過剰に誘導することを明らかにした（**図3**）．

さらに，プロテアソーム機能の低下は異常タンパク質が蓄積することにより小胞体ストレスを生じさせ，その結果，JNK（c-Jun N-terminal kinase）を介して肝臓にインスリン抵抗性を誘導することも明らかにした．肥満においてはプロテアソーム機能の低下にとどまらず，オートファジーの機能も低下することが知られており[12]，マクロリポファジーによる脂肪分解も

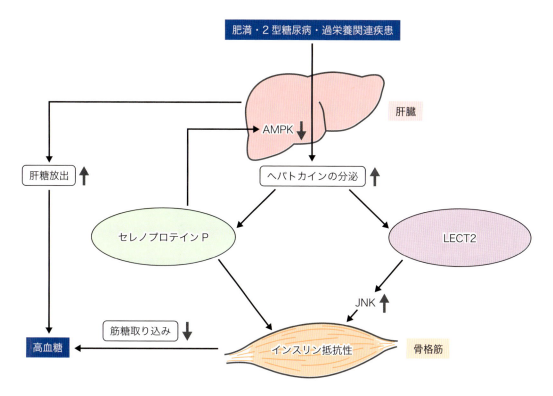

図4　ヘパトカインの臓器代謝ネットワークを介するインスリン感受性の制御
代謝リモデリングの破綻は末梢組織にも影響し，ヘパトカインの過剰分泌は肝臓のみならず末梢組織のインスリン抵抗性も悪化させる．AMPK：AMPキナーゼ．

抑制されることが推測される．つまり，肝臓のユビキチン・プロテアソーム系やオートファジーというタンパク質分解系を介する経路によっても代謝リモデリングが行われており，肥満はそれを破綻させる要因であることを示唆している．

このように，肝臓における代謝リモデリングは，代謝経路間のみならず，ユビキチン・プロテアソーム系やオートファジー，さらに小胞体ストレスなどを介しても複雑に絡み合っており（図3），未解明な部分も多い．今後，肝臓代謝リモデリングの分子メカニズムをさらに明らかにする必要があり，また，臨床的には健全な代謝リモデリングを維持する栄養バランスのあり方を明らかにすることも必要であろう．

2 ヘパトカインを介した過栄養に対する肝臓の外的応答

前述のごとく，肝臓の脂肪蓄積は骨格筋インスリン抵抗性と強く関連している[1]．近年，代謝シグナルに関与する肝臓からの分泌タンパク質（ヘパトカイン）が臓器代謝ネットワークの担い手として末梢組織のインスリン感受性を制御する役割を担っていることが明らかになってきた．さらに，代謝リモデリングは肝臓内シグナルの改変を介してヘパトカインの過剰分泌をもたらし，過栄養関連疾患を発症させる因子となることも徐々に解明されつつある（図4）[13]．

1）セレノプロテインP

セレノプロテインPは必須微量元素のセレン輸送や精子，神経において重要な役割があることが知られていたが[14)〜16]，われわれのグループにおいてインスリン抵抗性を惹起するヘパトカインであることが同定された[17]．

ヒトの肝臓ではセレノプロテインPの発現量がインスリン抵抗性と正に相関する．細胞レベルでは，セレノプロテインPの発現がグルコースやパルミチン酸で誘導される一方，インスリンでは抑制される．実際，

精製したセレノプロテインPを野生型マウスに投与すると肝臓および骨格筋にインスリン抵抗性が惹起され，一方，セレノプロテインP欠損マウスでは全身のインスリン抵抗性が軽減した．セレノプロテインPによる全身の糖代謝制御の一部はAMPキナーゼの不活性化を介する（図4）[17]．さらに，セレノプロテインPは血管内皮細胞でVEGFシグナル伝達に必要な活性酸素種を消去することによる還元ストレスを介して，血管新生抵抗性をもたらすことも明らかとなった[18]．

2) LECT2

LECT2（leukocyte cell-derived chemotaxin 2）は自己免疫性肝炎や関節リウマチを抑制する役割が知られていたが[19)20]，われわれにより肥満に伴い分泌量が増加するヘパトカインであることが同定された[21]．

LECT2の血中濃度は2型糖尿病患者のみならず人間ドック受診者においてもBMIと正に相関する．飢餓状態ではAMPキナーゼ活性化により発現が抑制されているが，過栄養によりその抑制が効かなくなることで肝臓での発現が上昇する．LECT2はJNKを介して骨格筋インスリン抵抗性を誘導するとともに，未知の機構により筋萎縮をもたらすことがわかった（図4）[21]．

ヘパトカインが過栄養関連疾患の治療標的となる可能性は高く，肝臓や末梢組織におけるヘパトカイン受容体や新規ヘパトカインの同定など，今後のさらなる研究の進展が期待される．

おわりに

肝臓の代謝機能は，われわれの祖先が飢餓の時代に獲得したものであり，本質的には飽食の時代を想定したものではなかったはずである．過栄養に対しても代謝リモデリングにより恒常性を維持させる機能は備えているが，飽食の時代にあっては肝臓内の環境が撹乱されることで代謝リモデリングにも破綻が生じ，さらにヘパトカインなどを通じて全身に影響を与えることでメタボリックシンドロームや過栄養関連疾患の増大を招いている．飽食の時代における健全な代謝リモデリングを維持する分子メカニズムには未解明な部分が多く残されており，今後の研究からその詳細が解明され，新たな分子マーカーの同定や治療法・予防法の開発が進むことを期待したい．

文献

1) Kato K, et al：PLoS One, 9：e92170, 2014
2) Takamura, T：Diabetes, 63：841-843, 2014
3) Puigserver P, et al：Nature, 423：550-555, 2003
4) Lu M, et al：Nat Med, 18：388-395, 2012
5) Inoue H, et al：Cell Metab, 3：267-275, 2006
6) Aoyama T, et al：J Biol Chem, 273：5678-5684, 1998
7) Wolfrum C, et al：Nature, 432：1027-1032, 2004
8) Uyeda K & Repa JJ：Cell Metab, 4：107-110, 2006
9) Horton JD, et al：J Clin Invest, 109：1125-1131, 2002
10) Singh R, et al：Nature, 458：1131-1135, 2009
11) Otoda T, et al：Diabetes, 62：811-824, 2013
12) Yang L, et al：Cell Metab, 11：467-478, 2010
13) Stefan N & Häring HU：Nat Rev Endocrinol, 9：144-152, 2013
14) Burk RF & Hill KE：Annu Rev Nutr, 25：215-235, 2005
15) Hill KE, et al：J Biol Chem, 278：13640-13646, 2003
16) Schomburg L, et al：Biochem J, 370：397-402, 2003
17) Misu H, et al：Cell Metab, 12：483-495, 2010
18) Ishikura K, et al：Diabetologia, 57：1968-1976, 2014
19) Saito T, et al：J Immunol, 173：579-585, 2004
20) Okumura A, et al：Arthritis Rheum, 58：413-421, 2008
21) Lan F, et al：Diabetes, 63：1649-1664, 2014

＜筆頭著者プロフィール＞

菊地晶裕：北海道大学大学院理学研究科化学専攻博士後期課程修了，博士（理学）．博士後期課程在学中はマックスプランク研究所（ドイツ）に留学．理化学研究所の基礎科学特別研究員，研究員，専任研究員を経て，現所属．社会福祉士・精神保健福祉士でもあり，分子レベルの観点だけではなく地域福祉の観点からも過栄養関連疾患に対する"Precision Medicine"の実現をめざしている．

第1章 エネルギー代謝の制御機構

6. 腸内細菌と肥満症

入江潤一郎, 伊藤 裕

> 腸内細菌は腸管内容物の代謝を担い, 宿主のエネルギー代謝に大きな影響を与える. 肥満症などのエネルギー代謝異常症を有する個体では, 腸内細菌の量的・質的偏倚（dysbiosis）が認められ, 短鎖脂肪酸・胆汁酸代謝の変化, 腸管バリア障害などが生じ, 宿主のエネルギー恒常性の破綻に至る. 便微生物移植術, プレ・プロバイオティクス, 短鎖脂肪酸製剤など, 腸内細菌の機能を補完する肥満症の治療が行われている. 腸管内腔は腸内細菌を中心に構成される体外の代謝器官と理解することが可能であり, 腸内細菌を標的とした新たな肥満症治療の開発が期待される.

はじめに

近年, 腸内細菌の遺伝子および腸管内代謝産物の網羅的解析から, 腸内細菌がモデル動物やヒトにおいて宿主のエネルギー代謝に大きな影響を与えていることが明らかとなってきた. 肥満症などのエネルギー代謝異常症と腸内細菌の関係が, 米国ワシントン大学のGordonらによりはじめて詳細に報告がなされ, 以降エネルギー代謝異常症の病態におけるさまざまな腸内細菌の変化が報告されている[1]. 本稿では肥満症における腸内細菌の特徴, および腸内細菌が肥満症の病態へ与える影響について概説したい.

1 肥満症におけるDysbiosis

ヒトやマウスの腸内細菌はFirmicutes門, Bacteroidetes門, Actinobacteria門, Proteobacteria門の4門にほとんどが属するが, 肥満個体では非肥満個体に比較してFirmicutes門に属する腸内細菌が多く, Bacteroidetes門に属する細菌が少ないという偏倚（dysbiosos）が認められることが2005年に報告がされた[1)2)]. さらに肥満者が食事療法により減量すると偏倚の解消が観察され, 腸内細菌が宿主のエネルギー代謝状態を反映する指標となるという新しい概念の提唱がなされた.

[キーワード&略語]
Gut environment, Dysbiosis, Metabolic endotoxemia

ANGPTL4：angiopoietin-like 4
FIAF：fasting-induced adipose factor
FMT：fecal microbiota transplantation
　（便微生物移植術）

GLP-1：glucagon-like peptide-I
　（グルカゴン様ペプチド-1）
LPL：lipoprotein lipase
　（リポタンパク質リパーゼ）
PYY：peptide YY（ペプチドYY）

Gut microbiome and obesity
Junichiro Irie/Hiroshi Itoh：Division of Endocrinology, Metabolism and Nephrology, Department of Internal Medicine, Keio University School of Medicine（慶應義塾大学医学部腎臓内分泌代謝内科）

その後，肥満者と非肥満者の腸内細菌叢の違いについて多くの検討が行われているが，両者の間には腸内細菌叢に差がないとする報告，肥満者においてはむしろBacteroidetes門の細菌が多くFirmicutes門の細菌が少ないとする報告などがあり，必ずしも意見の一致をみてはいない[3]．科や種レベルまで検討し，乳酸菌であるLactobacillus reuteriが肥満者で多い[4]，Christensenellaceaeが肥満者で少ない[5]，ムチン粘液層の維持に重要な役を果たすAkkermansia muciniphilaが，糖脂質異常症を合併する肥満症患者では少ないとする報告などもなされているが，相反する報告も存在する[6]．

このように現時点では，肥満症の患者における特定の細菌種の変化は明らかとなってはいない．そもそも腸内細菌の組成は人種差・個人差が大きく，個人特有の腸内細菌の構成が通常の生活のなかでは維持されることが明らかとなっている[7]．したがって，肥満症患者全体の検討では，一定の所見は得られにくいと考えられる．一方，腸内細菌の機能に注目すると，肥満者では腸内細菌が有している遺伝子全体が非肥満者に比較して少なく，機能的に柔軟性に乏しいことが報告されている[8]．この所見は，肥満症の病態形成において，ある腸内細菌種の多寡ではなく，腸内細菌全体の機能変化が重要であることを示していると考えられている．

2 腸内細菌の肥満症の病態への関与

腸内細菌が宿主の肥満症の病態に影響を与える機序として，1）短鎖脂肪酸や胆汁酸など腸管腔内の代謝産物を介する機序，2）慢性炎症を介する機序が検討されている．

1）腸管腔内の代謝産物を介する機序

経口摂取されたセルロースなどの多糖類は腸内細菌によって分解され，エネルギー源として利用され宿主の体脂肪蓄積に寄与する．本分解により得られるエネルギーは欧米人では1日200 kcal弱程度とされている[9]．腸内細菌による分解産物のなかでは短鎖脂肪酸，すなわち酢酸，酪酸，プロピオン酸がエネルギー源として重要であり，短鎖脂肪酸の便中の濃度は肥満症患者で高く，食餌誘導肥満マウスや遺伝性肥満ob/obマウスにおいても腸管内の短鎖脂肪酸量は多い[10,11]．またこれらの肥満マウスの腸内細菌を無菌マウスに移植すると，通常マウスの腸内細菌を移植されたマウスに比較して，肥満マウスの腸内細菌のレシピエントは，便中のエネルギー喪失が少なく肥満を呈する[11]．

腸内細菌によって産生された短鎖脂肪酸は単純にエネルギーとして利用されるのみならず，シグナル分子としても機能し，腸管ホルモン産生，エネルギー消費，食欲にも影響を与え肥満症の病態に影響する（図）．

Gタンパク質共役型受容体GPR41/FFAR3はプロピオン酸，酪酸，吉草酸を主なリガンドとし，腸管内分泌細胞であるL細胞[※1]に発現を認める．L細胞は腸管運動・食欲の抑制作用を有する腸管ホルモンPYY（peptide YY）を産生するが，無菌マウスではその産生の低下が認められる．そのため無菌マウスでは消化管運動が亢進し消化管内容物からのエネルギー回収が低下している．無菌マウスを有細菌化すると，PYY産生は回復し，エネルギー回収が増加し体脂肪蓄積の亢進が認められる．有細菌化による同現象は*Gpr41*欠損マウスでは認められず，腸内細菌が産生する短鎖脂肪酸が腸管ホルモン産生に影響し，宿主のエネルギーバランスを制御していることが示されている[12]．同じくL細胞より分泌され，消化管運動と食欲を抑制するGLP-1（glucagon-like peptide-1）も，腸内細菌が産生する短鎖脂肪酸により産生の制御を受けている[13]．

体脂肪分布を制御する，小腸上皮から産生放出される循環LPL（lipoprotein lipase）阻害タンパク質であるFIAF（fasting-induced adipose factor）/ANGPTL4（angiopoietin-like 4）も短鎖脂肪酸の制御を受けることが報告されている．脂肪組織へ血中から脂肪を取り込むには，脂肪組織に発現しているLPLによるリポタンパク質の分解が必要であるが，ANGPTL4は末梢脂肪組織におけるLPL活性を抑制し脂肪蓄積を低下させる．腸内細菌の違いが腸管ANGPTL4発現の差異となり，個体の脂肪蓄積の程度

※1　L細胞

小腸下部，大腸や直腸に主に散在する腸管内分泌細胞の1つで，腸管腔内の栄養素に反応してGLP-1，GLP-2，PYYなどを分泌する．腸粘膜の基底膜上に存在し，樽型，紡錘型を呈しており，頂部は腸管管腔に達し微絨毛で覆われている．大型球形で高密度の顆粒を有するため，large granule cell（L細胞）と名づけられた．

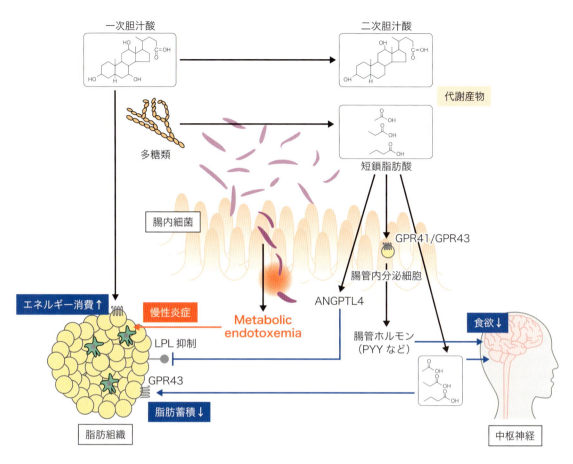

図　腸内細菌が宿主の肥満症形成に影響する機序

を規定する可能性があり，われわれは腸内細菌を変化させることにより腸管ANGPTL4発現が増加し，体脂肪蓄積を抑制しうることを見出している[14]．

GPR43/FFAR2は主に酢酸，プロピオン酸をリガンドとする受容体であるが，白色脂肪組織においても発現が認められ，高脂肪食の摂取によりその発現亢進が認められる[15]．そのGPR43の欠損マウスでは，白色脂肪組織の増大を伴う肥満が認められ，対照マウスに比較して耐糖能・インスリン抵抗性の増悪が認められた．同マウスを無菌環境とすると肥満および耐糖能は対照マウスと同程度になった．一方，脂肪組織特異的にGPR43を過剰発現させたマウスでは，対照マウスに比較して脂肪蓄積が少なくやせ形を呈し，耐糖能・インスリン感受性はより良好であった．本マウスのやせ形およびインスリン感受性の改善効果も無菌環境で消失した．腸内細菌が産生する短鎖脂肪酸は体循環して直接脂肪組織に作用することでも，宿主の体脂肪蓄積を制御していることが示されている．

またGPR41は交感神経に発現を認めており，摂食後に増加するプロピオン酸がGPR41のリガンドとなり，交感神経を刺激し心拍数の上昇やエネルギー消費の亢進をもたらす．逆にエネルギー不足の状態ではケトン体がGPR41のアンタゴニストとして作用し，エネルギー消費の抑制に働く[16]．これに合致するように，*Gpr41*欠損マウスは体脂肪蓄積およびインスリン抵抗性を呈し，腸内細菌の産生する短鎖脂肪酸はGPR41を介しても宿主の体脂肪蓄積に影響をしている[17]．

さらに最近，腸内細菌が産生した酢酸が体循環し，視床下部にも直接作用しPOMCやAgRPの発現を増加し，食欲低下・体脂肪蓄積の抑制をもたらすことも明らかとされた[18]．腸内細菌が産生する短鎖脂肪酸は多面的に作用し，宿主の体脂肪蓄積に影響を与えている

と解釈できよう．

また胆汁酸はGタンパク質共役型受容体の1つGPBAR1のリガンドとなるが，褐色脂肪組織におけるエネルギー消費にはGPBAR1を介した胆汁酸の作用が重要である[19]．胆汁酸は腸内細菌により7α脱水酸化反応や脱抱合などの代謝を受け多彩となるが，胆汁酸の種類によりGPBARアゴニスト活性が異なることから，腸内細菌による胆汁酸代謝の違いが胆汁酸組成の違いを生み，褐色脂肪組織のエネルギー消費に差異が生じている可能性がある．実際に肥満者と非肥満者の腸内細菌を移植されたマウスの比較では，両者で腸管内胆汁酸代謝が異なることが報告され，またわれわれも腸内細菌の操作が胆汁酸代謝と体組成に影響することを見出しており，腸内細菌による胆汁酸代謝が宿主の体脂肪蓄積に影響を与えていると考えられる（図）[20]．

2）腸内細菌による慢性炎症を介する機序

肥満では脂肪組織において軽度の炎症細胞浸潤が生じており，それがインスリン抵抗性・耐糖能異常を惹起すると想定されている．その炎症のトリガーとしてエンドトキシン[※2]が注目を集めており，マウスの皮下にエンドトキシンを持続的に注入すると，高脂肪食摂取マウスと同様に摂餌量の増加および肥満，インスリン抵抗性が認められる[21]．

高脂肪食を摂取させたマウスで血中エンドトキシンの増加を認めることから，本現象は"metabolic endotoxemia"と称され，そのエンドトキシンの源流として腸内細菌が想定された（図）．食餌誘導性および遺伝性肥満マウスに抗生物質を経口投与すると，metabolic endotoxemiaが解消するとともに，インスリン抵抗性，摂餌量の低下，肥満および脂肪組織の炎症の改善が認められた[22]．metabolic endotoxemiaの原因としては，腸上皮のタイトジャンクションに関連するタンパク質の減少による，腸管バリア機能の低下が考えられている[23]．

※2　エンドトキシン

グラム陰性菌の細胞壁の構成成分であるリポ多糖類（lipopolysaccharide：LPS）を指し，細菌の死滅・破壊などにより生じ体内に侵入すると，発熱などの種々の生体反応を惹起する．細胞膜レセプターであるCD14およびTLR（Toll-like receptor）-4によって認識され，免疫細胞からはTNF-αやIL-6などのサイトカインやプロスタグランジンなどの炎症性メディエータが産生される．

ヒトにおけるmetabolic endotoxemiaに関しても，高脂肪食摂取後の健常者および2型糖尿病患者で血中エンドトキシン濃度が高値であること[24)25)]，健常者で食事エネルギー摂取量と血中エンドトキシン濃度との間に相関がみられることが報告されている[26]．ヒトにおいても腸内細菌由来のエンドトキシンが摂食や体脂肪蓄積に関与していると考えられる．

3　腸内細菌を介した肥満症治療の可能性

これまでに述べた，肥満症における腸内細菌の特徴，および腸内細菌が宿主に影響を与えるメカニズムを踏まえ，腸内細菌を介した肥満症の治療法が模索されている．

1）腸内細菌叢の変化を促す治療

エネルギー代謝異常症を有する患者の腸内細菌叢の偏倚を修正するために，他人の腸内細菌叢を用いる治療法，すなわち便微生物移植術（fecal microbiota transplantation：FMT）が行われた．インスリン抵抗性を有する肥満者に対してFMTが行われ，非肥満健常者の腸管内容液を肥満者に十二指腸チューブを用いて移植をしたところ，移植後6週間の時点で酪酸を産生する腸内細菌が増加し，インスリン感受性の改善が認められた[27]．

抗生物質により腸内細菌叢を変化させることでも，マウスでは体脂肪蓄積が抑制され糖代謝が改善することが示されているが，ヒトへの長期間の抗生物質の投与は現実的ではない[22]．逆に，乳仔期に一定期間抗生剤に曝露され腸内細菌叢に変化が生じると，成体で肥満を呈することがモデル動物で示され[28]，ヒトにおいても乳幼児期の抗生剤の使用と小児肥満の関連が報告されている[29]．また最近，2型糖尿病を発症した成人では，糖尿病発症前の抗生剤の使用量が多いことが大規模なケースコントロール研究で報告された[30]．抗生物質により生じる腸内細菌叢の撹乱が，将来の宿主の肥満症や2型糖尿病の発症リスクとなりうるかを，今後慎重に検討を行う必要があろう．

2）プロバイオティクスとプレバイオティクス

プロバイオティクスは，「腸管内の微生物環境を変化させることにより宿主に有益な効果をもたらす生菌剤」と定義され，*Lactobacillus*属や*Bifidobacterium*属の

細菌が臨床で広く使用されている．プロバイオティクスが腸管バリア機能を改善することをわれわれは報告しているが，プロバイオティクスは肥満症を改善するとモデル動物や小規模な臨床検討では報告がなされている．しかしその効果は現時点では明確とはいえず，より大規模で詳細な臨床検討が待たれる[30)〜33)]．

プレバイオティクスは，「消化管上部で吸収されずに，腸内細菌を栄養しフローラの維持に有益であるもの」と定義され，オリゴ糖や食物線維，乳清発酵物などが含まれる．例えば難消化性オリゴ糖は腸内細菌叢を変化させること，特に*Bifidobacterium*を増加させ，血中エンドトキシンを減少，体重増加を抑制することが報告されている[34)]．ヒトにおいても難消化性オリゴ糖の投与が，血中PYYを増加，グレリンを低下させ，食事摂取量と体脂肪量の減少をもたらすことが無作為化臨床試験で報告されている[35)]．しかし本報告も観察期間が12週間と短く，対象患者数も多くないなどの問題点を有しており，さらなる検討が必要であろう．

3）その他の腸内細菌や代謝産物を介した治療

腸内細菌の代謝産物を応用した治療も行われている．短鎖脂肪酸は経口内服では上部消化管で吸収されるため，腸内細菌が主に短鎖脂肪酸を産生する下部消化管には影響を与えない．そこで下部消化管に作用するようにプロピオン酸をイヌリン-プロピオン酸エステルとして肥満者に投与すると，血中PYYとGLP-1が増加し，食事摂取量と内臓脂肪量の減少，糖代謝の改善が認められた[36)]．

肥満症の外科治療であるbariatric surgery（第4章-3参照）も腸内細菌を標的とする治療とも解釈することが可能である．術後にBacteroidetes門に属する細菌および大腸菌が増加し，乳酸菌とビフィズス菌が減少すること，細菌叢の多様性が増加することなどがヒトで報告されている[37)38)]．また血中胆汁酸，特に腸内細菌の代謝を受けた二次胆汁酸が術後に増加することから，腸内細菌は機能的にも変化が生じていることが示されている[39)]．本術により変化した腸内細菌を無菌マウスに移植をすると，対照手術の腸内細菌を移植されたマウスに比較して体重の増加が抑制されたことから，術後に形成された新たな腸内細菌叢が術後の減量維持に好影響を与えている可能性が考えられている[40)]．

おわりに

腸内細菌はエネルギー獲得の最前線に位置しており，肥満症の病態形成に重要な役割を担っていることは当然ともいえよう．図らずも腸管ホルモン製剤が臨床応用され，腸管ホルモンが食欲を含めたエネルギー恒常性の維持に重要な役を担っていることがヒトで明らかとされ，シグナルの発信源である腸管へのアプローチの重要性が浮き彫りとなっている．腸内細菌を標的とした新たな肥満症の治療戦略の開発が待たれる．

文献

1) Ley RE, et al：Nature, 444：1022-1023, 2006
2) Ley RE, et al：Proc Natl Acad Sci USA, 102：11070-11075, 2005
3) Schwiertz A, et al：Obesity (Silver Spring), 18：190-195, 2010
4) Million M, et al：Int J Obes (Lond), 36：817-825, 2012
5) Goodrich JK, et al：Cell, 159：789-799, 2014
6) Dao MC, et al：Gut, in press（2015）
7) David LA, et al：Nature, 505：559-563, 2014
8) Le Chatelier E, et al：Nature, 500：541-546, 2013
9) Bergman EN：Physiol Rev, 70：567-590, 1990
10) Turnbaugh PJ, et al：Nature, 444：1027-1031, 2006
11) Turnbaugh PJ, et al：Cell Host Microbe, 3：213-223, 2008
12) Samuel BS, et al：Proc Natl Acad Sci USA, 105：16767-16772, 2008
13) Tolhurst G, et al：Diabetes, 61：364-371, 2012
14) Grootaert C, et al：Environ Microbiol, 13：1778-1789, 2011
15) Kimura I, et al：Nat Commun, 4：1829, 2013
16) Kimura I, et al：Proc Natl Acad Sci USA, 108：8030-8035, 2011
17) Bellahcene M, et al：Br J Nutr, 109：1755-1764, 2013
18) Frost G, et al：Nat Commun, 5：3611, 2014
19) Watanabe M, et al：Nature, 439：484-489, 2006
20) Ridaura VK, et al：Science, 341：1241214, 2013
21) Cani PD, et al：Diabetes, 56：1761-1772, 2007
22) Carvalho BM, et al：Diabetologia, 55：2823-2834, 2012
23) Gummesson A, et al：Obesity (Silver Spring), 19：2280-2282, 2011
24) Creely SJ, et al：Am J Physiol Endocrinol Metab, 292：E740-E747, 2007
25) Erridge C, et al：Am J Clin Nutr, 86：1286-1292, 2007
26) Amar J, et al：Am J Clin Nutr, 87：1219-1223, 2008
27) Vrieze A, et al：Gastroenterology, 143：913-6.e7, 2012
28) Cox LM, et al：Cell, 158：705-721, 2014
29) Murphy R, et al：Int J Obes (Lond), 38：1115-1119, 2014
30) Mikkelsen KH, et al：J Clin Endocrinol Metab, 100：3633-3640, 2015

31) Park S & Bae JH：Nutr Res, 35：566-575, 2015
32) Angelakis E, et al：Lancet Infect Dis, 13：889-899, 2013
33) Yoshifuji A, et al：Nephrol Dial Transplant, in press (2015)
34) Cani PD, et al：Diabetologia, 50：2374-2383, 2007
35) Parnell JA & Reimer RA：Am J Clin Nutr, 89：1751-1759, 2009
36) Chambers ES, et al：Gut, 64：1744-1754, 2015
37) Furet JP, et al：Diabetes, 59：3049-3057, 2010
38) Kong LC, et al：Am J Clin Nutr, 98：16-24, 2013
39) Nakatani H, et al：Metabolism, 58：1400-1407, 2009
40) Liou AP, et al：Sci Transl Med, 5：178ra41, 2013

＜筆頭著者プロフィール＞
入江潤一郎：慶應義塾大学医学部卒業．肥満症や2型糖尿病の病態モデルおよび患者において，腸内細菌の病態形成に対する役割の解明，およびその治療応用の研究を主に行っている．

第1章 エネルギー代謝の制御機構

7. アディポネクチンの生理機能
—肥満・2型糖尿病治療に向けて

岩部美紀,山内敏正,岩部真人,門脇　孝

日本だけでなく,世界的に2型糖尿病の患者数は,激増しており,大きな社会問題となっている.さらに,高脂肪食や運動不足などの生活習慣により,糖尿病・脂質異常症・肥満症・メタボリックシンドロームなどのいわゆる「生活習慣病」も急増しており,その予防,根本的治療法・治療薬の開発は,急務である.われわれは,高脂肪食や運動不足などの環境因子などによって,肥満が助長され,脂肪細胞から分泌されるアディポネクチンとその受容体AdipoRの作用が低下することが,インスリン抵抗性,2型糖尿病・メタボリックシンドローム,さらに動脈硬化などの原因になることを報告してきた.本稿では,アディポネクチンのインスリン抵抗性改善作用の発見から,最新のアディポネクチン受容体の立体構造の解明までを概説し,肥満・2型糖尿病治療における今後の期待と展望について述べたい.

はじめに

糖尿病の患者数は,世界的に激増の一途をたどっている.国際糖尿病連合(International Diabetes Federation:IDF)の発表によると,2014年現在の世界の糖尿病有病数は,3億8,670万人にのぼる.20歳から80歳未満の成人の有病率は8.3％で,まさに12人に1人が糖尿病有病者と推定されている[1].さらに2035年までに5億9,190万人に増加すると予測されている.また,肥満も世界で増え続けており[2],過体重と肥満

[キーワード&略語]
アディポネクチン,AdipoR,アゴニスト,立体構造,糖尿病

ACO:acyl-CoA oxidase(アシルCoAオキシダーゼ)
AdipoR:adiponectin receptor
　(アディポネクチン受容体)
AdipoRon:adiponectin receptor agonist
　(アディポネクチン受容体アゴニスト)
AMPK:AMP-activated protein kinase
　(AMP活性化タンパク質キナーゼ)
FFA:free fatty acid(遊離脂肪酸)
GBD調査:Global Burden of Disease Study
　(世界肥満実態調査)
GPCR:G-protein-coupled receptor
　(Gタンパク質共役型受容体)
IDF:International Diabetes Federation
　(国際糖尿病連合)
mTOR:mechanistic target of rapamycin
PGC-1α:PPARγ coactivator-1α
PPARα:peroxisome proliferator-activated receptor α
SOD:superoxide dismutase
　(スーパーオキシドジスムターゼ)
TNF-α:tumor necrosis factor-α
　(腫瘍壊死因子α)
UCP:uncoupling protein(脱共役タンパク質)

Adiponectin
Miki Okada-Iwabu/Toshimasa Yamauchi/Masato Iwabu/Takashi Kadowaki:Department of Diabetes and Metabolic Diseases, Graduate School of Medicine, The University of Tokyo(東京大学大学院医学系研究科糖尿病・代謝内科)

の人の数は，2013年には，21億人にまで増加したことが世界肥満実態（Global Burden of Disease：GBD）調査によって発表された．

肥満は，インスリン抵抗性を基盤として，糖尿病，脂質異常症，高血圧といったいわゆるメタボリックシンドロームをひき起こし，その結果，心血管疾患の発症頻度が高まることが明らかになっている．このメタボリックシンドロームは，2型糖尿病の高リスク群としてとらえられ，現代の大きな社会問題となっている糖尿病患者急増という実態を受け，肥満・インスリン抵抗性・糖尿病，さらには合併症の原因解明とそれに立脚した根本的な予防法や治療法の確立が重要であり，急務である．

われわれは，肥満に伴うアディポネクチンとその受容体AdipoRの作用低下が生活習慣病の原因となり，逆にそれらを増強させることが，肥満に伴う糖尿病や動脈硬化を改善させることを報告してきた．そこで本稿では，アディポネクチン・AdipoRシグナルをターゲットとした肥満・2型糖尿病治療の可能性について考えたい．

1 肥満によるインスリン抵抗性に対するアディポカインの関与

肥満がインスリン抵抗性を基盤として糖尿病，脂質異常症，高血圧といった，いわゆるメタボリックシンドロームを惹起することはよく知られていた．しかしながら，肥満がインスリン抵抗性を惹起するメカニズムは不明であった．メタボリックシンドロームの原因となる肥満は，主に脂肪細胞の肥大化によって生じると考えられている．脂肪組織は，余剰のエネルギーを中性脂肪の形で貯蔵するという従来から知られている機能に加え，レプチンを筆頭にTNF-α（tumor necrosis factor-α）やレジスチン，遊離脂肪酸（FFA）など種々のシグナル分子"アディポカイン"を分泌する内分泌器官としての機能を有することが知られるようになった．肥大した脂肪細胞からはTNF-α，レジスチン，FFAなどが大量に産生・分泌され，骨格筋でのインスリンシグナル伝達を障害し，インスリン抵抗性を惹起することが明らかとなってきた．

2 肥満・高脂肪食負荷による血中アディポネクチンの低下

インスリン抵抗性を惹起させる作用とは逆に，インスリン抵抗性を改善させるアディポカインとして，アディポネクチン（adiponectin）の作用が明らかとなってきた．

アディポネクチンは，脂肪細胞から分泌される分子量約30 kDの分泌タンパク質で，シグナルペプチド・コラーゲンドメイン・球状ドメインからなる[3]〜[6]．2型糖尿病モデルマウスに高脂肪食を負荷すると，脂肪細胞の肥大化とインスリン抵抗性の増悪が誘導され，血中アディポネクチン量は，顕著に低下する[7]．アディポネクチンが肥大脂肪細胞では低下するということの意義を明らかにするため，高脂肪食を負荷した肥満を誘導したマウスにアディポネクチンを補充投与すると，インスリン抵抗性，脂質異常症が改善した．このことより，アディポネクチンは，インスリン抵抗性改善作用を有することが明らかとなった[8]．また，Lodishらのグループにより，球状アディポネクチンが骨格筋で脂肪酸燃焼を促進すること，またSchererらのグループにより，アディポネクチンが肝臓においてインスリン感受性を増加させ，糖新生を抑制して血糖を低下させることも報告された．

また，アディポネクチン欠損マウスにおいては，インスリン抵抗性・耐糖能障害・脂質代謝異常・高血圧を有し，メタボロックシンドロームを呈することが明らかとなり，アディポネクチンが欠損することがその病態形成に重要な役割を果たしていることが示唆された．

これらのことより，肥満などによって，アディポネクチンレベルが低下することが，メタボリックシンドロームの主要な原因である耐糖能障害・脂質代謝異常・高血圧を惹起することが示唆された（図1）．

3 アディポネクチンの代謝関連臓器における代謝改善メカニズム

アディポネクチンは，骨格筋において，脂肪酸燃焼にかかわるACO（acyl-CoA oxidase）やエネルギー浪費にかかわるUCP（uncoupling protein）の発現を増加させることが明らかとなった．これらの遺伝子は

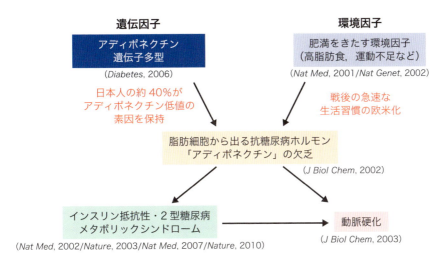

図1　アディポネクチン仮説[9]

転写因子PPARαの標的遺伝子であることから，PPARαの発現量を検討すると，アディポネクチンの投与により，PPARαの発現量自体が増加していた．さらにアディポネクチンによってPPARαの内因性リガンド活性が増加していた．

また，in vitroの骨格筋のモデル細胞であるC2C12細胞において，アディポネクチンが脂肪酸燃焼を促進することが明らかとなった[10]．転写を介さない脂肪酸燃焼促進の経路としてAMPK（AMP-activated protein kinase）の活性化によるリン酸化を介したシグナル伝達経路が存在することが知られている．AMPKは運動によって活性化されることが報告されており，インスリン非依存性の糖取り込みや脂肪酸の燃焼を促進して，運動に必要なエネルギーの供給を司る分子と考えられている．

興味深いことに，アディポネクチンがAMPKを活性化することが明らかとなった．アディポネクチンによる骨格筋での脂肪酸燃焼，糖取り込み，糖利用の促進，in vivoでのアディポネクチンの急性投与で認められる血糖値の低下は，少なくとも一部はAMPKの活性化を介したものである可能性が示された[10]．これとは独立にLodish，Rudermanらのグループにより，球状アディポネクチンがAMPKを活性化することが報告された．

また，糖代謝異常とアディポネクチンに関しては，前向き研究において，糖尿病の発症リスクはアディポネクチンの血中濃度が高いほど低くなり，さらに，血糖値やインスリン値と比較して血中アディポネクチン値が糖尿病発症の危険度マーカーとしてより有用であることが示されている．また，高分子量アディポネクチン濃度が高いほど，糖尿病発症率が低いことも明らかになっている．脂質代謝異常とアディポネクチンに関しては，ヒトにおいて血中アディポネクチン値とHDLコレステロール値との間には正の相関関係が，中性脂質値とは負の相関関係があることが明らかになっている．

このような全身でのアディポネクチンの糖脂質代謝への作用は，間接的に動脈硬化を抑制する方向に働くと考えられる．さらに，アディポネクチンは血管内皮細胞や炎症細胞に作用し，直接的にも動脈硬化を抑制することが明らかになっている．アディポネクチン欠損マウスでは，血管傷害による新生内膜形成が増悪すること，一方で，動脈硬化モデルマウスであるアポE欠損マウスに球状アディポネクチンを過剰発現すると，動脈硬化が抑制されることも明らかになっている[11]．またヒトにおいては，アディポネクチンの血中濃度が高いことが，他の危険因子の影響を補正しても，新規の心筋梗塞発症の危険度を有意に抑制することが報告されており，それ以外にもアディポネクチンと心血管疾患に関連する報告がいくつかある．さらに，アディポネクチン欠損マウスに虚血再灌流障害を施すと，心筋のアポトーシスやTNF-αの発現が増加し，心筋梗塞巣のサイズが大きくなることもわかっており，アディ

ポネクチンの心筋に対する直接の保護作用についても明らかになっている．

4 アディポネクチン受容体の同定

肥満においては，アディポネクチンの分泌が低下し，糖尿病・脂質代謝異常などの危険因子を増大させる作用と血管壁に対する直接作用によって，糖尿病・メタボリックシンドロームとそれに伴う大血管障害の原因となっていることから，アディポネクチンの作用を増加させる治療は，糖尿病・大血管障害の根本的な治療法となることが示唆された．アディポネクチンの作用メカニズムの解明は，糖尿病・メタボリックシンドロームの根本的治療につなげるために非常に重要と考えられ，アディポネクチンの受容体の同定をめざした．

われわれは特異的結合を指標にし，世界ではじめて，アディポネクチン受容体〔adiponectin receptor (AdipoR) 1とAdipoR2〕を同定することに成功した[12]．AdipoR1とAdipoR2は高い相同性（アミノ酸レベルで66.7％）を示し，酵母からヒトまで保存されている．また，AdipoR1の酵母ホモログYOL002cは脂肪酸酸化に重要な役割を果たすことが報告されている．AdipoR1は比較的ユビキタスに発現しており，そのなかでも骨格筋に多く発現しているのに対し，AdipoR2は特に肝臓に多く発現している．特徴的なこととして，AdipoRはN末端側が細胞内，C末端側が細胞外となるトポロジーを示す新規の7回膜貫通型受容体と予想され，過去にトポロジーが報告されているすべてのGタンパク質共役型受容体（GPCR）と反対のトポロジーを示す．われわれはsiRNAを用いた実験により，AdipoR1とAdipoR2がアディポネクチンの細胞膜表面の結合に必要であることを培養細胞レベルで確認し[12]，その後，AdipoR1，AdipoR2の欠損マウスを作製し，AdipoR1・AdipoR2ダブル欠損マウスではアディポネクチンの結合と作用が消失すること，すなわち，AdipoRがアディポネクチンの生体内における主要な受容体であることを証明した[13]．

また，AdipoR1・AdipoR2ダブル欠損マウスは，インスリン抵抗性，耐糖能障害を示し，そのメカニズムとして，肝臓，骨格筋，脂肪組織など代謝に重要な組織において，炎症，酸化ストレスが増加し，糖新生の増加と糖取り込みが低下していることが明らかとなった[13]．

5 アディポネクチン受容体の各組織における生理的・病態生理的意義

肥満・2型糖尿病のモデル動物においては，AdipoR1，AdipoR2の量が低下しており，糖尿病の原因の一部になっていることを明らかにした．肝臓において，AdipoR1の発現量を増加させることは，AMPKの活性化をもたらすこと，AdipoR2の量を増加させることは，PPARαの活性化，脂肪酸燃焼促進，エネルギー消費，抗炎症・抗酸化ストレス作用を発揮し，生体内において耐糖能障害を改善させることを示した[13]．

さらに，骨格筋におけるアディポネクチン/AdipoR1シグナルがミトコンドリアの量と機能を改善させることにより代謝と運動持久力を高め，運動した場合と同様の効果をもたらすことを発見した[14]．新たに作製した骨格筋特異的AdipoR1欠損マウスの骨格筋においては，PGC-1α（PPARγ coactivator-1α）の量が約25％にまで低下し，ミトコンドリア含量と機能，遅筋線維（Type I 線維）の割合，運動持久力が低下しており，個体レベルでの耐糖能障害，インスリン抵抗性が認められた．さらに，C2C12細胞や*Xenopus laevis*卵母細胞を用い，アディポネクチンがAdipoR1を介し，細胞内カルシウム濃度を増加させること，AMPK/長寿遺伝子SIRT1を活性化すること，の両方をもたらすなど，運動を模倣するシグナルを有することを発見した．細胞内カルシウム濃度の増加は，PGC-1αの発現上昇に，AMPK/長寿遺伝子SIRT1の活性化は，PGC-1αの活性化に寄与し，すなわち，AdipoR1はPGC-1αを2つのパスウェイで制御する重要な役割を果たしていることを明らかにした[14]．

6 アディポネクチン受容体アゴニスト（AdipoRon）の同定と抗糖尿病効果

アディポネクチン/アディポネクチン受容体（AdipoR）シグナルを増強することによって，代謝能の質を変化させることは，個体の代謝環境を健常化するうえでも非常に貢献をもたらすことができる．アディポネクチ

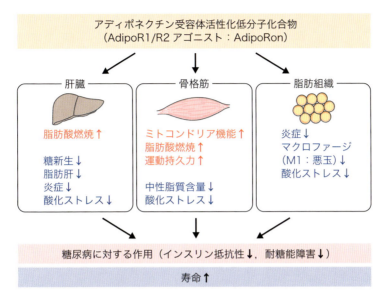

図2 アディポネクチン受容体の活性化によって，肥満で短くなった寿命が延長する
文献14より引用．

ンやAdipoRの増加薬，AdipoR活性化薬は，運動をしたときと同じような効果をもたらす"運動模倣薬"となる可能性があり，メタボリックシンドローム・2型糖尿病・動脈硬化の根本的な治療法開発の道を切り拓くだけではなく，内科的疾患や運動器疾患などによって運動ができない場合でも，それら病態の効果的な治療薬となることが強く期待され，その開発が待たれていた．

われわれは，東京大学の創薬オープンイノベーションセンター（現・創薬機構）の化合物ライブラリーなどをもとにスクリーニングし，アディポネクチン受容体活性化低分子化合物（adiponectin receptor agonist：AdipoRon）の取得に成功した[15]．取得したAdipoRonは，AdipoR1およびAdipoR2に直接結合し，細胞レベルでは，骨格筋細胞におけるAMPKを活性化し，ミトコンドリア機能を上昇させた．さらに，AdipoRonは，肝臓，骨格筋や脂肪組織などにおいて，AdipoRを介して，代謝作用を改善させ，さらに個体レベルで，抗糖尿病作用を発揮することが明らかとなった（図2）．

また，カロリー制限が寿命を延長することが知られているが，そのメカニズムの一部として，AMPK，mTOR（mechanistic target of rapamycin），SIRTが関連することが明らかとなってきている．さらに，肥満の状態では組織における酸化ストレスが増加し，そのことが老化や寿命に影響があることがわかっている．逆に，酸化ストレス消去系遺伝子であるカタラーゼやSODを過剰発現させると，寿命が延長することも報告されている．

そこで，アディポネクチン/AdipoRシグナルは，AMPK-SIRT1経路を活性化すること，またカタラーゼやSODなど酸化ストレス消去系遺伝子を正に制御し，各組織での酸化ストレスを軽減することが明らかになっていることから，AdipoR欠損マウスの寿命は短くなることが想定され，AdipoR欠損マウスの寿命を検討した．高脂肪食を負荷した野生型マウスより，AdipoR1欠損マウスおよびAdipoR2欠損マウスの寿命は短くなり，さらにAdipoR1・AdipoR2ダブル欠損マウスの寿命が最も短くなることがわかった[15]．

また，AdipoRアゴニストであるAdipoRonは，肝臓，骨格筋や脂肪組織において，代謝作用を改善させ，さらに個体レベルで，抗糖尿病作用を発揮した．また，肥満・2型糖尿病モデルマウスに高脂肪食を負荷すると，寿命が短縮する．AdipoRアゴニストであるAdipoRonを投与すると，高脂肪食を食べていても，肥満によって短くなった寿命が回復することが明らかとなった（図2）[15]．

7 アディポネクチン受容体の立体構造の解明

4 で前述のように，アディポネクチン受容体（AdipoR）は，膜を7回貫通すると予想されていたが，N末端が細胞内，C末端が細胞外である7回膜貫通タンパク質として広く知られているGPCRとは，膜への配向性が逆だと推測されていた．GPCRは，その下流の因子である三量体型Gタンパク質との複合体の構造解析により，その活性化機構が明らかになりつつある．一方で，アディポネクチン受容体の構造は未知であった．そのため，X線結晶構造解析により，アディポネクチン受容体の立体構造を明らかにし，その構造から，機能解明を行うことをめざしてきた．

われわれは，ごく最近，アディポネクチン受容体の構造を認識する抗体を作製し，受容体と抗体（Fvフラグメント）との複合体の結晶化に成功した[16]．得られた結晶から，AdipoR1およびAdipoR2の結晶構造を，それぞれ分解能2.9 Åおよび2.4 Åで決定した（図3）[17]．

AdipoR1およびAdipoR2の構造は，非常によく似ており，N末端細胞内領域（NTR），1つの短い細胞内ヘリックス，7本の膜貫通ヘリックス，C末端細胞外領域（CTR）で構成されていた．結晶化に用いた抗体は，N末端細胞内領域を認識していた．

アディポネクチン受容体と立体構造の類似性の高いタンパク質を検索したが，タンパク質立体構造データベースにはそのようなタンパク質は登録されていなかった．また，C末端が細胞外にあるアディポネクチン受容体の7回膜貫通ドメインは，細菌型ロドプシンやGPCRのようなN末端が細胞外にある従来型の7回膜貫通ドメインとは，細胞膜に対し逆の配向性をもっていたことに加え，アディポネクチン受容体には，GPCRの特徴的な構造である，Pro残基に誘引されたヘリックスの折れ曲がりは存在していなかった．以上のことから，AdipoR1とAdipoR2の構造は全く新規であると結論づけた．

さらに，AdipoR1とAdipoR2の7回膜貫通ドメインのなかに，1つのZn^{2+}の存在を見出した．Zn^{2+}結合部位は，細胞の内側の細胞膜からおよそ4 Åの距離に位置していた．亜鉛イオンは，3つのHis残基により

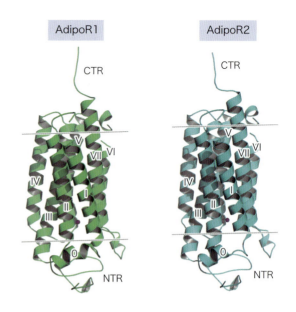

図3 アディポネクチン受容体の立体構造
文献16より転載．

2.1〜2.6 Åの距離で配位していた．さらに，AdipoR2においては，1つの水分子をZn^{2+}とAspの側鎖のカルボキシル基との間に見出した．

AdipoR1のZn^{2+}の配位に関係するアミノ酸をAlaに変異し，活性との相関を解析したところ，AdipoR1においてZn^{2+}の結合はAMPKの活性化に直接的には必要ではなく，構造維持に効果があることが示唆された．対照的に，AdipoR2では，Zn^{2+}の結合が，構造維持に加えて，AdipoR2のシグナル伝達経路に直接的に影響を与えていることが示唆された．さらに，AdipoR1およびAdipoR2の膜貫通ドメインにZn^{2+}結合部位を含む空洞を見出した．また，空洞中には，未同定分子の電子密度が存在していることが明らかとなった．

おわりに

最近のAdipoR1とAdipoR2の立体構造解析から，AdipoR1とAdipoR2は，GPCRとは全く異なった構造および機能をもつことが示された．このことから，アディポネクチン受容体は新しいクラスの受容体として位置づけられた．AdipoRの立体構造の解明は，新規7回膜貫通型受容体であるAdipoRのシグナル伝達機構を明らかにするだけではなく，アディポネクチン受容

体活性化低分子化合物の開発および最適化を加速させると期待され，今後の研究成果が待たれる．

文献

1) IDF DIABETES ATLAS SIXTH EDITION POSTER UPDATE 2014
2) Ng M, et al：Lancet, 384：766-781, 2014
3) Scherer PE, et al：J Biol Chem, 270：26746-26749, 1995
4) Hu E, et al：J Biol Chem, 271：10697-10703, 1996
5) Maeda K, et al：Biochem Biophys Res Commun, 221：286-296, 1996
6) Nakano Y, et al：J Biochem, 120：802-812, 1996
7) Arita Y, et al：Biochem Biophys Res Commun, 257：79-83, 1999
8) Yamauchi T, et al：Nat Med, 7：941-946, 2001
9) Kadowaki T, et al：J Clin Invest, 116：1784-1792, 2006
10) Yamauchi T, et al：Nat Med, 8：1288-1295, 2002
11) Yamauchi T, et al：J Biol Chem, 278：2461-2468, 2003
12) Yamauchi T, et al：Nature, 423：762-769, 2003
13) Yamauchi T, et al：Nat Med, 13：332-339, 2007
14) Iwabu M, et al：Nature, 464：1313-1319, 2010
15) Okada-Iwabu M, et al：Nature, 503：493-499, 2013
16) Tanabe H, et al：J Struct Funct Genomics, 16：11-23, 2015
17) Tanabe H, et al：Nature, 520：312-316, 2015

＜筆頭著者プロフィール＞
岩部美紀：香川医科大学大学院医学系研究科修了．博士（医学）．独立行政法人日本学術振興会特別研究員（PD），東京大学大学院医学系研究科糖尿病・代謝内科特任研究員などを経て，現在，東京大学大学院医学系研究科糖尿病・代謝内科特任助教．

第1章 エネルギー代謝の制御機構

8. エピゲノムと脂肪細胞

酒井寿郎,阿部陽平,松村欣宏,稲垣　毅

> 脳・心血管病,2型糖尿病,高脂血症などの生活習慣病の罹患者数が増大し,社会的に大きな問題となってきている.生活習慣病の発症には遺伝的因子とともに環境因子が重要である.しかし,環境因子がどのように疾患発症に関与するかはよくわかっていない.近年,環境や栄養などの変化がDNAの塩基配列を変えることなく遺伝子発現を変えるエピゲノム機構が解明されつつある.エピゲノムは「環境への適応機構」として臓器に記憶され,糖尿病などの生活習慣病のなりやすさや予後の進展を決定する可能性が明らかにされつつある.

はじめに：エピゲノムとは

　すべての細胞は同じ遺伝子配列（ゲノム配列）をもちながらも異なった種類の細胞に分化し臓器を形成する.このことは,設計図としての遺伝子配列が重要であるだけではなく,その設計図をもとにどのタイミングでどの部分の遺伝子がどの程度転写されていくかを制御するしくみが重要であることを示している.この塩基配列の変化を介さない発現制御メカニズムをエピジェネティクスとよび,その総体をエピゲノムとよぶ.遺伝子DNAはヒストンに巻きとられてクロマチンを形成し,さらにそれが集簇して染色体を形成することで核内に凝縮した形で収納されている.このクロマチンはそれぞれ2つのヒストンH2A,ヒストンH2B,ヒストンH3,ヒストンH4からなる八量体のタンパク質の芯に巻きとられた形をしており（図1）,隣接するクロマチンの間に存在するヒストンH1がその安定性にかかわる.

　このように凝縮して収納された構造の中に含まれる標的遺伝子の転写を制御するためには,空間的に標的部位を緩めることやその周囲に制御タンパク質複合体を誘導することが必要であり,ヒストン修飾やDNAのメチル化などのエピゲノム修飾といった調節がこれらの制御にかかわる.このエピゲノム制御はゲノム配列とは独立した遺伝子発現の制御機構であり,環境に柔軟に対応することができる可逆性をもつ.そのため,

---

[キーワード&略語]
クロマチン,長距離ルーピング,遠隔エンハンサー,ヒストン,脱メチル化酵素,H3K4/H3K9 ビバレントクロマチン

DNMT：DNA methyltransferase
FTO：fat mass and obesity associated
IRX3/5：iroquois homeobox protein 3/5
JMJD1A：jumonji domain-containing 1a
TET：ten-eleven translocation

Epigenetics that confers development of adipogenesis and obesity
Juro Sakai/Yohei Abe/Yoshihiro Matsumura/Takeshi Inagaki：Division of Metabolic Medicine, RCAST, the University of Tokyo（東京大学先端科学技術研究センター代謝医学分野）

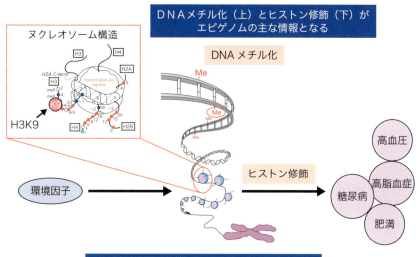

図1　2型糖尿病とエピゲノム制御
2型糖尿病の発症には遺伝因子，環境因子の両方が重要な役割を果たす．DNAの塩基配列の変化を伴わないエピゲノムによる遺伝子発現の調節は，環境因子による後天的な発症機構にかかわると考えられる．エピゲノム制御には，DNAのメチル化や，ヒストン修飾，miRNAなどによる遺伝子発現制御などが知られている．

エピゲノムは外部環境に応答することができる機構であり，2型糖尿病などの生活習慣病発症に重要である．エピゲノムによる遺伝子発現制御はDNAのメチル化修飾による制御と，ヒストン尾部とよばれるヒストンN末端を中心に起こる翻訳後修飾制御がよく知られている（図1）．

1 DNAメチル化

一般的なDNAのメチル化修飾は，シトシン塩基・グアニン塩基が続くCpG配列（CpGの「p」の文字は，シトシンとグアニンの間のホスホジエステル結合を表している）のなかのシトシンへのメチル基付加である．DNAが高率にメチル化している遺伝子コーディング領域の周辺では転写が抑制されている．多くのプロモーターにはCpGアイランドというCpGの頻出領域が存在し，通常は低メチル化状態にあるが，CpGアイランドが高メチル化状態になると遺伝子発現が抑制される．DNAメチル化の制御機構としてはDNMT1-3（DNA methyltransferase 1-3）酵素によるメチル化とTET1-3（ten-eleven translocation 1-3）による脱メチル化などが知られている．

2 ヒストン修飾

ヒストン修飾に関しては，N末端尾部にある特定のアミノ酸にアセチル化，メチル化，ユビキチン化などをはじめとする種々の修飾が起こる．表示方法の例として，「H3K9me3」は「ヒストンH3のN末端から9番目のリジン（K）にメチル基が3つ入っている状態」を示す．修飾と転写制御の関係は単純ではないが，例えばH3K4me3が転写活性状態のマークであることやH3K27ac（ac＝アセチル化）がエンハンサー領域のマークであること，H3K9me3やH3K27me3が転写抑制のマークであることが知られており，これらの相互作用についても徐々に明らかにされつつある．例えば，ビバレント（bivalent）なエピゲノムマークは，促進と抑制の両方のマークが入っている状態において，抑制マークが外れ次第，転写が活性化することが知られている．ヒストン修飾はライター，イレイサー，リーダーとよばれる修飾酵素，脱修飾酵素，認識酵素がかかわってその作用を発揮している．

3 エピゲノムと肥満・生活習慣病

エピゲノムが生活習慣病発症へ関与することを示唆するものとして最もよく知られているものに，第二次大戦中のオランダ飢饉後の疫学調査がある．このとき低栄養状態にある母親から生まれた低出生体重児は，胎児期に栄養不足の状態であったことの影響として，成人後に高頻度に糖尿病・肥満を発症することが報告された．このような低出生体重と将来の疾患発症との関係は，低出生体重と心血管疾患との関連を最初に提示したBarkerの名前からBarker仮説とよばれている[1]．近年ではDOHaD仮説ともよばれている（第3章-8も参照）．その作業仮説機構としては，胎児期に栄養が不足していた胎児が限られた栄養を効率よくエネルギー源として使用できるように適応したため，通常以上の栄養摂取環境では相対的な過栄養状態となって糖尿病・肥満をきたすものと考えられる．エピゲノムによる転写制御機構はゲノム配列の変化に比べて柔軟性をもって環境に応答することのできる遺伝子発現制御機構であり，長期に残る遺伝子発現制御の記憶としても作用するため，このような栄養環境が病気になりやすい体質を決める機構に関与していると考えられる．

エピゲノムと疾患発症の関係を提示するもう1つの重要なアプローチは一卵性双生児を対象にした追跡研究である．これまでの一卵性双生児の追跡研究から，肥満発症における遺伝的素因の関与は多く見積もっても70％以下であることが示されている[2) 3)]．また，一卵性双生児におけるDNAのメチル化やヒストンアセチル化の程度を比較検討したところ，年齢が進むにつれて両者間の相違が大きくなることが報告されている[4]．実験的には，遺伝的に同一のマウス間において高脂肪食負荷に対して太りやすさが異なることが見出されており，肥満発症にエピゲノム制御機構が関与していることが示されている[5]．これらの結果は，環境要因を受けた疾患発症にエピゲノム変化が大きく寄与することを示唆する．

4 DNAメチル化と糖尿病との関連

2型糖尿病とDNAメチル化の関連については，先述のオランダ飢饉時に胎児であった人々を対象とした追跡コホート研究の結果から，*IFG2*遺伝子領域におけるメチル化レベルが影響を受けることが知られている[6]．その他にも，2型糖尿病患者の膵島内の約250遺伝子においてCpG領域にDNAメチル化変化が認められる[7]という報告や，糖尿病性腎症発症との関与について複数の報告がある．また，2型糖尿病患者の骨格筋から生検して得たサンプルを用いた研究においては，*PGC-1α*遺伝子領域に過剰なDNAメチル化が起こっており，メチル化の度合いがミトコンドリアDNA量と逆相関すること，この制御にDNAメチル化酵素DNMT3Bが関与することが報告されている[8]．

5 ヒストン修飾と糖尿病との関連

ヒストン修飾と代謝異常との関連においてもいくつかのエビデンスが知られている．db/db 肥満糖尿病マウスモデルではヒストンH3K9のメチル化酵素Suv39h1の発現が下がっており，炎症性遺伝子のプロモーター領域において転写抑制マークであるH3K9me3が継続的に外れている．この表現型はSuv39h1の強制発現によるレスキュー実験で正常化する[9]．また，ヒストンH3K9メチル化酵素であるEHMT1（GLP1）は褐色脂肪分化のマスターレギュレーターであるPRDM16のタンパク質安定性に寄与しており，欠損齧歯類モデルでは褐色脂肪組織における熱産生に異常をきたして肥満やインスリン抵抗性を示す[10]．ヒストンH3K4の脱メチル化酵素LSD1は脂肪細胞で欠損させるとPCG-1αの発現を上昇させることで抗肥満作用を呈する[11]．また，脂肪細胞分化におけるクロマチン構造の変化についても明らかにされつつある[12]．

これらの発見・報告に加えて，われわれはヒストン修飾変化による脂肪細胞分化，肥満，インスリン抵抗性変化の機構を検討し，いくつかの新規機構を明らかにしてきた[13]．

6 脂肪細胞の分化と核内受容体PPARγが制御するエピゲノム因子

脂肪細胞は，生活習慣病発症とのかかわりにおいて重要な役割を演じている．過剰に栄養を摂ると，脂肪細胞が脂質を蓄積しサイズを大きくしていくとともに，

また脂肪前駆細胞から脂肪細胞ができ，余分なエネルギーを脂肪として蓄えるようになる．脂肪細胞の前段階にある脂肪前駆細胞は，誘導分化刺激に伴って遺伝子発現のカスケードを介し，最終的にマスターレギュレーターである核内受容体PPARγとC/EBPαが発現すると，脂肪細胞として必要な遺伝子群の発現が上昇し，成熟脂肪細胞としての形質を確立する．PPARγの合成アゴニストは糖尿病患者の治療薬として広く使われている．一方，この転写カスケードとは別に，クロマチン構造の変化を介して最終的に脂肪細胞というエピゲノム記憶が定着する．

われわれはPPARγが制御するエピゲノム因子を探索する目的で，マイクロアレイ遺伝子発現解析とクロマチン免疫沈降（ChIP）法によるPPARγ結合領域の網羅的解析を行った．その結果，脂肪細胞中のPPARγの標的遺伝子として，SETドメインをもつ複数のタンパク質遺伝子が見出された[14)15)]．SETドメインはヒストンメチル化修飾の活性ドメインであることから，PPARγがエピゲノム制御を介して脂肪細胞分化に関与する可能性が考えられた．

7 SETDB1が形成する活性-抑制クロマチン境界による最終分化の"Pausing"

脂肪前駆細胞も脂肪細胞もゲノムの塩基配列は同じである．脂肪前駆細胞では脂肪を蓄える遺伝子の発現が減少し，脂肪細胞では遺伝子の発現が亢進している．分化過程でゲノムの塩基配列は変化せず，遺伝子の発現を決定するのは転写因子による転写カスケードとともにエピゲノムが変化しクロマチン構造が大きく変化することによる．われわれは，前述したSETドメインをもつタンパク質SETDB1とこれによって付加されるH3K9me3がゲノム上のどこに局在するかを，次世代シークエンサーを用いて解析を行った．その結果，抑制ヒストン修飾H3K9と活性化ヒストン修飾H3K4が同一遺伝子上で共存する新規なクロマチン構造が脂肪前駆細胞の未分化状態に保持されるという興味深い発見をした[16)]．このクロマチン構造は，「H3K4/H3K9 ビバレント」と命名され，SETDB1が形成し，抑制ヒストン修飾と活性化ヒストン修飾が転写開始点を挟んで共存する．これにより，「偽性活性-抑制クロマチン境

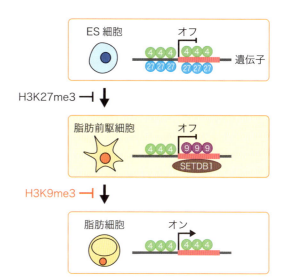

図2 脂肪細胞ができるのを防ぐエピゲノムのしくみ
図中の数値はトリメチル化されているヒストンH3タンパク質のリジンのアミノ酸番号を表している．ES細胞ではエピゲノムH3K27me3が脂肪を蓄える遺伝子の働きを抑えるのに対し，脂肪前駆細胞ではエピゲノムH3K9me3が遺伝子の働きを抑える．

界」（pseudo euchromatin-heterochromatin border）を形成し，前駆細胞で Cebpa, Pparg 転写を"Pausing"の状態に保持する．分化刺激によってSETDB1の機能が低下すると転写開始点の抑制H3K9ヒストン修飾が消失し，活性型ヒストン修飾が転写領域に浸潤した活性クロマチンへ構造変化し，最終分化転写カスケードが活性化され，成熟脂肪細胞へと変化する．

このしくみは，多能性のES細胞が，分化の過程でさまざまな種類の前駆細胞へと運命づけられ，前駆細胞を経て最終的に脂肪細胞，神経細胞，皮膚細胞など多様な細胞へと分化するしくみとは異なる（図2）．ES細胞では活性マークH3K4me3と抑制マークH3K27me3が同一のヒストン尾部に付与され，転写を"Pausing"な状態に置くしくみに対し，脂肪前駆細胞から脂肪細胞への分化では，転写開始点を挟んで異なるヒストンに付与された活性マークH3K4me3と抑制マークH3K9me3が境界をつくる．

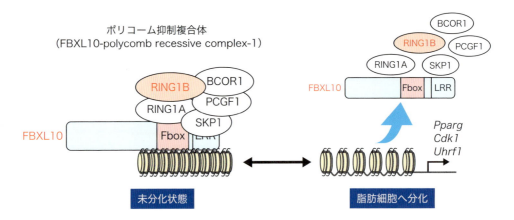

図3 FBXL10を含むポリコーム抑制複合体は未分化状態を保ち，脂肪細胞分化を抑制する機能を有する
FBXL10を含むPRC1複合体が標的とする遺伝子を決定するため分化誘導後48時間後の細胞を用いて遺伝子発現解析とChIPシークエンス解析とを行ったところ，細胞周期関連遺伝子（*Cdk1*，*Uhrf1*）や*Pparg*遺伝子の発現がFBXL10の強制発現によって抑制され，脂肪細胞の分化は抑制されることが見出された．

8 ポリコーム抑制複合体タンパク質 FBXL10/KDM2Bと脂肪細胞分化

われわれはさらに，脂肪細胞分化初期に誘導されてくるエピゲノム酵素遺伝子*Fbxl10*（別名：*Kdm2b*，*Jhdm1b*）が分化制御を行うエピゲノム因子であることを見出した（図3）[17]．FBXL10は，H3K36の脱メチル化やH3K4の脱メチル化を担う．意外にも，分化抑制には脱メチル化活性に必要なJmjCドメインではなく，F-boxドメインを必要とした．そこでF-boxドメイン依存性にFBXL10に結合する相互作用タンパク質を探索するためプロテオミクス解析を行ったところ，BCOR，RING1B，SKP1，PCGF1などが見出された[17]．このタンパク質複合体はポリコーム抑制複合体（PRC1）として，転写を抑制するクロマチン構造である「コンパクション」やヒストンのユビキチン化修飾にかかわる．ES細胞が無秩序に分化しないように未分化状態を維持するにあたってエピゲノムを制御するというポリコームタンパク質（RING1Bなど）が，脂肪細胞の分化においてもFBXL10とPRC1複合体を形成することで分化を抑制していることを示した．FBXL10は高脂肪食によって肥満したマウスの白色脂肪にも50倍近く発現誘導されるため，肥満との関与も考えられる．

9 体重と体温維持を制御するヒストンH3K9の脱メチル化酵素JMJD1A

H3K9メチル化はクロマチンレベルで転写を抑制する．H3K9がクロマチン構造を制御することで脂肪細胞への最終分化に関与することから，個体レベルで肥満，糖尿病などの生活習慣病の発症に関与する可能性について検討したところ，その過程でH3K9脱メチル化酵素JMJD1A（別名：JHDM2A，KDM3A）が寒冷曝露時の体温維持，脂肪燃焼に関与することを見出した．JMJD1Aはそれまで精子形成や性決定，低酸素による遺伝子発現にかかわることが報告されていた[18,19]．われわれおよび米国のグループは，*Jmjd1a*欠損（−/−）マウスは肥満，高脂血症，耐糖能障害などの症状を呈し，ヒトでいうメタボリックシンドロームに特徴的な所見を呈することを明らかとした（図4）[20,21]．*Jmjd1a*−/−マウスは通常食で肥満を呈し，寒冷刺激で低体温を呈した[20〜22]．

10 JMJD1Aはシグナル感知ヒストン修飾酵素

われわれヒトを含めた哺乳動物は，急激な環境の変化に瞬時に応答し生命を守るために，身体が寒冷曝露という危険な状態にさらされると，中枢でこれを感知

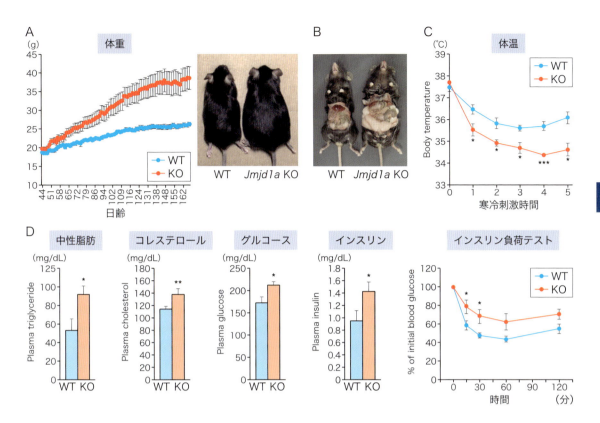

図4 Jmjd1a−/−マウスは肥満，インスリン抵抗性を示す
A) Jmjd1a−/−マウスはadult onsetの肥満をきたし，野生型に比べて30〜40％体重が増加する．B) 内臓脂肪の蓄積，脂肪肝．C) Jmjd1a−/−マウスは寒冷不対応．D) 血清プロファイリング．Jmjd1a−/−マウスは野生型に比べ血清中性脂肪値，血清コレステロール値が増大する．インスリン負荷試験の結果，Jmjd1a−/−マウスはインスリン抵抗性を示した．（Cは文献22より，Dは文献20より引用）

し，交感神経が活性化しノルアドレナリンが分泌されて，熱産生を専門に行う褐色脂肪組織で速やかに熱が産生され，個体が低体温になることから守る．したがって急速に外界の温度が低下したとき，これを感知し，交感神経の活性化から熱を産生するためには数分の速さで対応できるしくみが必要である．今回，われわれは，JMJD1Aが寒冷刺激に伴い交感神経刺激を介してリン酸化されることで，「遺伝子の高次構造を変化させる複数のタンパク質群」が熱産生遺伝子DNAに結合し，「長距離クロマチンルーピング」とよばれる遺伝子DNAの高次構造変化を起こすことによって，熱産生遺伝子の発現を活性化させることを明らかにした[22]．これら一連の変化は数分の速さで起こり，熱産生にかかわる遺伝子の発現を急速に活性化する．

これは刺激から数分レベルの急速な転写を誘導する新たな機構の解明であった．ここではJMJD1Aはタンパク質複合体をつくる足場タンパク質として機能し，この急速な反応（第一段階）の後に，JMJD1Aによる抑制ヒストン修飾H3K9の脱メチル化を介したより安定的な転写制御（第二段階）に続くと考えられる（図5）．

今後，JMJD1Aのリン酸化を制御するタンパク質を明らかにし，低体温の治療，あるいは，熱産生・エネルギー消費が低下して起こる肥満症への治療法につながると期待される．

11 長距離にわたるクロマチンのルーピングによる代謝遺伝子制御と肥満

最近，遠隔にあるエンハンサーの重要性が明らかにされてきている．マサチューセッツ大学とハーバード

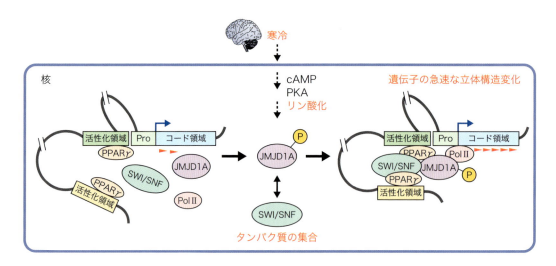

図5　褐色脂肪細胞における寒冷刺激による急速な熱産生遺伝子誘導のしくみ

環境温度の低下を脳が感知すると，交感神経が活性化され，ノルアドレナリンが神経終末から分泌される．ノルアドレナリンは，褐色脂肪細胞上のβアドレナリン受容体（βAR）に結合し，細胞内シグナリングを経て，タンパク質リン酸化酵素（PKA）を活性化する．活性化されたリン酸化酵素PKAは核内のJMJD1Aタンパク質を265番目のセリンでリン酸化する．このリン酸化が引き金となり，「遺伝子の高次構造を変化させる複数のタンパク質群」が熱産生遺伝子DNAに結合し，遺伝子DNAの高次構造変化（クロマチン長距離ルーピング）を起こし，遺伝子発現を上昇させる．これら一連の変化は数分から十数分の速さで起こる．熱をつくり出す脱共役タンパク質（Ucp1）やβアドレナリン受容体などの熱産生関連の遺伝子発現を急速に増加させ，熱産生に寄与する．

大学のグループはヒトのDNAに潜む重要な代謝のしくみを報告した[23]．肥満と相関のある*FTO*遺伝子に着目した．*FTO*遺伝子の研究では，それまで脳内の食欲制御にFTOを関連づけようとしてきたが，前記のグループはFTOの脂肪細胞ならびに脂肪蓄積への影響を解析したところ，*FTO*のいくつかの異なるシークエンスを有するバージョンが脂肪の蓄積を他より促進することを見出した．この分子機構を調べるために，*FTO*の「肥満症により抵抗性」と「肥満症にリスクの高い」バージョンをもっていた人からサンプルを採取し解析した．すると彼らは*FTO*の肥満リスクの高いバージョンは，*FTO*からは離れた領域に存在する*IRX3*と*IRX5*とよばれる2つの別個の遺伝子を活性化することを発見した（図6）．一体*IRX3*と*IRX5*は何か？これらの遺伝子は，熱発生プロセスを阻害するタンパク質をコードする．脂肪細胞にはエネルギーを熱として消費させる褐色脂肪細胞あるいはベージュ細胞と，脂肪をため込む白色脂肪細胞とがあるが，環境により，白色脂肪組織も熱産生能を有する褐色化した細胞（これをベージュ細胞ともよぶ）へと変化することが知られている．ベージュ化のプロセスは食事，運動，また

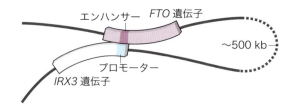

図6　*FTO*と*IRX3*による遺伝子発現の長距離制御

*FTO*遺伝子の非タンパク質コード領域は，物理的に約500 kb離れ*IRX3*遺伝子の発現に必要なプロモーター配列と相互作用する．Smemoらは，*FTO*のこの非タンパク質コード領域内の配列が遠く*IRX3*の発現を調節，エンハンサー要素として機能することを示している．（文献24より引用）

は低温への曝露などで誘導される．

もしこれらの2つの遺伝子（*IRX3*, *IRX5*）を活性化する*FTO*の遺伝子型を有していれば，われわれの細胞における熱発生を誘導する能力には限界があることを意味する．それは，脂肪細胞が脂肪でより多くの脂質を蓄積してしまうことを意味し，肥満のリスクが高い．*FTO*の領域における単一のアミノ酸を置換することによって，IRX3とIRX5を不活性化することが可能

となる．これにより多くのエネルギーを燃焼し，脂肪などの少ない脂質を蓄積，細胞の代謝が増加することを可能とする．これは，環境や遺伝的要因によってひき起こされる肥満に抗していくうえで，将来的に重要なツールである可能性を提示する．

おわりに

環境などの外的な刺激がどのようにして，ゲノムに記憶として残されていくのか，そしてこれがどのようにして生活習慣病の発症・進展にかかわっていくのか．クロマチン構造の変化に残される「記憶」は，制御できうる創薬標的になりうるのか？臨床的には，レガシー効果やメタボリックメモリーなどと表現されてきた概念を分子レベルで解明する糸口が得られつつある．将来的に「環境応答にふさわしくない」エピゲノムを標的とした創薬標的が開発されることで人々の健康に寄与することが期待される．

文献

1) Barker DJ & Osmond C：Lancet, 1：1077-1081, 1986
2) Bouchard C, et al：N Engl J Med, 322：1477-1482, 1990
3) Stunkard AJ, et al：N Engl J Med, 322：1483-1487, 1990
4) Fraga MF, et al：Proc Natl Acad Sci USA, 102：10604-10609, 2005
5) Koza RA, et al：PLoS Genet, 2：e81, 2006
6) Heijmans BT, et al：Proc Natl Acad Sci USA, 105：17046-17049, 2008
7) Volkmar M, et al：EMBO J, 31：1405-1426, 2012
8) Barrès R, et al：Cell Metab, 10：189-198, 2009
9) Villeneuve LM, et al：Proc Natl Acad Sci USA, 105：9047-9052, 2008
10) Ohno H, et al：Nature, 504：163-167, 2013
11) Hino S, et al：Nat Commun, 3：758, 2012
12) Waki H, et al：PLoS Genet, 7：e1002311, 2011
13) Okamura M, et al：Organogenesis, 6：24-32, 2010
14) Okamura M, et al：Proc Natl Acad Sci USA, 106：5819-5824, 2009
15) Wakabayashi K, et al：Mol Cell Biol, 29：3544-3555, 2009
16) Matsumura Y, et al：Mol Cell, 60：584-596, 2015
17) Inagaki T, et al：J Biol Chem, 290：4163-4177, 2015
18) Kuroki S, et al：Science, 341：1106-1109, 2013
19) Mimura I, et al：Mol Cell Biol, 32：3018-3032, 2012
20) Inagaki T, et al：Genes Cells, 14：991-1001, 2009
21) Tateishi K, et al：Nature, 458：757-761, 2009
22) Abe Y, et al：Nat Commun, 6：7052, 2015
23) Smemo S, et al：Nature, 507：371-375, 2014
24) Gorkin DU & Ren B：Nature, 507：309-310, 2014

＜筆頭著者プロフィール＞

酒井寿郎：東京大学先端科学技術研究センター代謝医学分野教授．1988年，東北大学医学部卒業，'94年，同大学院医学研究科修了（医学博士）．'94～'98年，米国テキサス州立テキサス大学サウスウエスタンメディカルセンター（Goldstein & Brown博士）分子遺伝学講座研究員．2000～'02年，東北大学医学部附属病院腎・高血圧・内分泌科助手．'02～'06年，科学技術振興機構（JST）創造科学技術推進事業（ERATO）柳沢オーファン受容体プロジェクトグループリーダー．'03～'09年，東京大学特任教授（先端科学技術研究センターシステム生物医学分野），'09年より現職．

第1章 エネルギー代謝の制御機構

9. 胆汁酸シグナルによる代謝調節

髙科庸子, 田岡広樹, 渡辺光博

胆汁酸は単に脂質の消化吸収を助長するのみならず, 生体内シグナル伝達分子としての役割をもつことが明らかとなってきた. 特に胆汁酸核内受容体であるファルネソイドX受容体 (FXR) とGタンパク質共役型受容体 (GPCR) であるTGR5/M-BARを介するシグナルは脂質, 糖質そしてエネルギー代謝の制御に関与するため, 肥満・2型糖尿病などの生活習慣病の治療標的として大きな注目を浴びている. 本稿では胆汁酸をリガンドとするFXRやTGR5/M-BARの代謝制御メカニズムとメタボリックシンドロームへの関与, 治療標的としての有用性につき解説する.

はじめに

この10年間, 胆汁酸に関する研究は飛躍的な発展を成し得た. 現在では胆汁酸はGタンパク質共役型受容体や核内受容体のリガンドになり, 生体内シグナル分子として生体恒常性に深く関与していることが示唆されている. われわれはこれらの経路を明らかにし, 脂肪肝, 高脂血症, 糖尿病, 動脈硬化の新しい治療ター

[キーワード&略語]

胆汁酸, FXR, TGR5/M-BAR, 代謝調節, 胆汁酸吸着レジン

- **BABR**: bile acid binding resin (胆汁酸吸着レジン)
- **BAT**: brown adipose tissue (褐色脂肪組織)
- **CA**: cholic acid (コール酸)
- **CDCA**: chenodeoxycholic acid (ケノデオキシコール酸)
- **Cyp7A1**: cholesterol 7α-hydroxylase
- **DCA**: deoxycholic acid (デオキシコール酸)
- **GPCR**: G-protein-coupled receptor (Gタンパク質共役型受容体)
- **FGF15/19**: fibroblast growth factor 15/19
- **FXR**: farnesoid X receptor (ファルネソイドX受容体)
- **LCA**: litocholic acid (リトコール酸)
- **M-BAR**: membrane-type receptor for bile acids
- **MCA**: muricholic acid (ムリコール酸)
- **NAFLD**: non-alcoholic fatty liver disease (非アルコール性脂肪性肝疾患)
- **NASH**: non-alcoholic steatohepatitis (非アルコール性脂肪性肝炎)
- **Tβ-MCA**: tauro-β-muricholic acid (タウロβムリコール酸)
- **TCA**: taurocholic acid (タウロコール酸)
- **TGR5/M-BAR**: G-protein-coupled receptor TGR5/M-BAR

Bile acid signaling pathway for the control of metabolism
Yoko Takashina[1] /Hiroki Taoka[2] /Mitsuhiro Watanabe[2][3]: Keio Reseach Institute at SFC[1] /Faculty of Environment and Information Studies, Keio University[2] /Graduate School of Media and Governance, Keio University[3] (慶應義塾大学大学院SFC研究所[1] / 慶應義塾大学環境情報学部[2] / 慶應義塾大学大学院政策・メディア研究科[3])

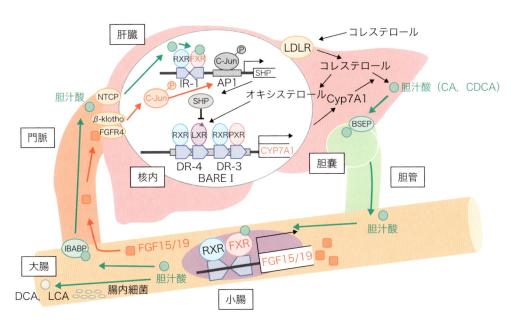

図1 胆汁酸の腸肝循環と胆汁酸代謝制御

ゲットを見出し，薬剤開発への進展を試みている．本稿では胆汁酸のシグナル伝達物質としての新たな経路と病態へのかかわり，および胆汁酸関連薬の新たな開発動向につき解説する．

1 胆汁酸代謝

胆汁酸は，肝臓においてCyp7A1（cholesterol 7 α-hydroxylase）が律速酵素となり，コレステロールより一次胆汁酸であるコール酸（CA）とケノデオキシコール酸（CDCA）の2種類が合成される．その後胆嚢に蓄積され，食事を摂ると脂質栄養分の消化・吸収のため消化管に排出される．その後約95％は回腸下部より胆汁酸のトランスポーターにより再吸収される（図1）．再吸収されなかった胆汁酸は腸内細菌によってリトコール酸（LCA）やデオキシコール酸（DCA）などの二次胆汁酸に代謝される．最近，肥満により増加した二次胆汁酸が肝臓へ運ばれ，肝星細胞（類洞周囲脂肪細胞）の老化が起こり，肝臓のがん化が促進されるとの報告がされた[1]．

胆汁酸は，食事による脂質吸収とコレステロールホメオスタシス以外にも，肝臓や小腸において3つの主要なシグナルに関与していることが報告されている[2]．

①MAPK経路，②Gタンパク質共役型受容体（GPCR）のTGR5/M-BARを介する経路，③胆汁酸核内受容体であるFXRを介する経路である．

胆汁酸の血中濃度は食間では約5μM程度であるが，食事後，肝臓や門脈中だけではなく全身血中に大量に漏れ出し，約15μMにまで上昇する．さらに，FXRやTGR5/M-BARは肝臓や小腸だけでなくさまざまな組織で発現が認められ，胆汁酸が単に消化のために存在するのではなく，食事とリンクする全身のシグナル伝達分子として重要であることを示唆している．最近，そうした研究の一例として，オートファジー（飢餓状態で栄養分をリサイクルすることによりエネルギーホメオスタシスを維持する異化システム）がFXRで抑制されるという報告があった．FXRは絶食状態で活性化するオートファジーを強力に抑制し，FXR遺伝子欠損マウスではその作用がなくなる[3]．

このように，胆汁酸は胆汁酸代謝だけではなく，糖代謝，脂質代謝，エネルギー代謝，がん，タウリン生成，免疫をも制御していることが明らかにされている．これらの研究の推進は，新規アプローチによる肥満，NAFLD（非アルコール性脂肪性肝疾患），糖尿病の治療法として注目されている．

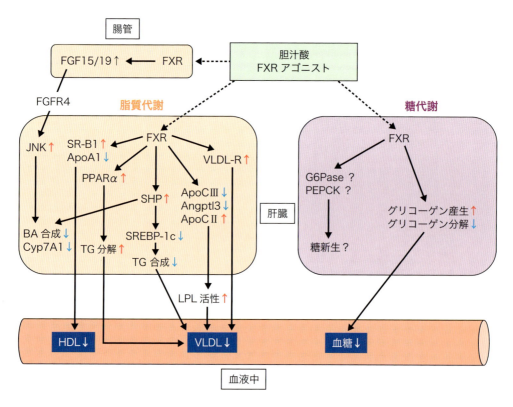

図2　胆汁酸およびFXRによる脂質・糖代謝制御

2 FXRによる脂質・糖代謝制御

　FXRは1995年にcDNAがクローニングされ，1999年に胆汁酸の受容体として機能することが報告され，胆汁酸研究は急速に進展した．FXRは肝臓や小腸だけでなく腎臓，副腎にも高発現しており，肺，脂肪組織，心臓に弱いながら発現が認められる．

1）FXRによる脂質代謝制御

　胆汁酸はFXR依存的にSHPの発現を増加させ，LXRおよびLRH-1活性を抑制し，肝臓のCyp7A1およびCyp8B1の転写を抑制する．また，FXRは腸管のFGF15/19の発現を制御しており，分泌されたFGF15/19は肝臓のFGFR4に結合しCyp7A1の発現を負に制御する（**図1**）．

　Cyp7A1欠損患者やFXR欠損マウスではVLDL-中性脂肪（TG）が高いこと，胆石の患者に胆汁酸を投与すると血中VLDL-TGが低下することなど，胆汁酸が血中TGに影響を与えることは古くから示唆されていたが，そのメカニズムは解明されていなかった．われ

われは新規のNAFLD，高TG血症治療ターゲットの発掘をめざし，そのメカニズム解析を行った．その結果，胆汁酸またはFXR合成アゴニストにより発現誘導された核内受容体SHPがLXRの転写活性を低下させSREBP-1c (sterol response element binding protein-1c) 発現を抑制し，脂肪酸合成酵素遺伝子の発現を低下させ，TG合成，血中へのVLDL分泌を低下させるという経路が明らかになった（**図2**）．また，FXRはLPLを活性化するApoC IIの発現を上昇，LPL活性を阻害するApoC IIIおよびAngptl3 (angiopoietin-like 3) を抑制する．その結果，VLDLおよびカイロミクロンのTGが加水分解され，血中TGが低下する．ヒトにおいて胆汁酸はFXRを介して直接的にPPARαを制御し，脂肪酸酸化を促進する．

　また，遺伝的肥満発症マウスのFXRを欠損させると，血漿のTG量が大幅に増加し，FXRが欠損したやせ型マウスは軽度の脂肪肝を発症する[4]．さらに，肥満型のマウスやハムスターにFXRアゴニストを投与すると血漿中のTG量は低下し[5]，VLDL産生が減少する．以

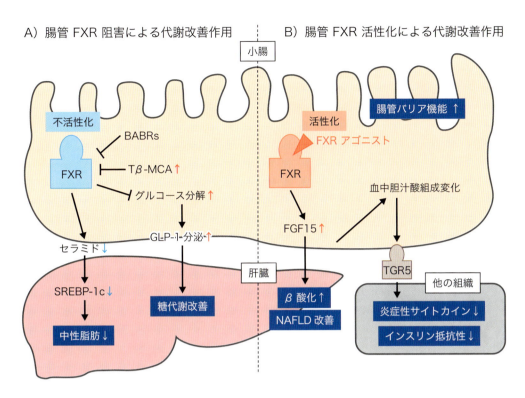

図3 腸管のFXR活性化およびFXR阻害による代謝改善作用

上から，FXRは脂肪肝，血中脂質の増加に関係していることが示された．

FXRはアテローム性動脈硬化との関連性も示唆されており，FXRおよびapoEの欠損マウスでは動脈硬化が増悪する．

2）FXRによる糖代謝制御

FXRは糖代謝にも関与しており，FXRおよびCyp7A1の両者の発現はグルコース存在下で亢進しインスリンにより抑制される[6]．糖新生の遺伝子はFXRにより調節されていると考えられているが不明な点も多い．例えばラットの初代肝細胞においてFXRの活性化がPEPCKの発現を亢進させグルコース産生を増加させる[7]．それとは対照的に，野生型マウスにCAを投与するとFXR-SHPを介してPEPCKやG6Paseなどの糖新生遺伝子の発現が抑制され絶食時血糖値が低下するという報告もある（**図2**）．またFXR欠損マウスでは末梢組織にてインスリン抵抗性が観察されている．

さらに最近，腸管FXRはメタボリックシンドロームの新しい標的として注目されている．腸管FXR活性化により発現誘導されたFGF15/19が糖代謝やエネルギー恒常性を制御する（**図3**）．FGF19トランスジェニックマウスはエネルギー代謝が亢進し，体脂肪量が低下し，高脂肪食誘導性肥満糖尿病発症に耐性であった[8]．また褐色脂肪量の増加，肝臓ACC2の低下がみられ，脂肪肝も抑制した．

ごく最近，腸管特異的FXRアゴニストのフェクサラミンは腸内のFGF15の発現を誘導し，食事による体重増加，全身性の炎症，肝臓でのグルコース産生を低減させ，白色脂肪組織の熱産生と褐色化を増進することが報告され[9]，腸管特異的なFXR活性化は肥満やメタボリックシンドローム治療の新たな手法となると考えられている．また，一次胆汁酸は腸内細菌により脱抱合を受け，さまざまな二次胆汁酸となるが，抗生物質投与で腸内細菌を死滅させたマウスでは糞中への胆汁酸排泄が低下し，胆汁酸組成が変動した結果，肝臓および腸管内でTβ-MCA（tauro-β-murichoric acid）が増加する．腸管内のTβ-MCAはFXRアンタゴニストとして働き，FGF15を低下させ，肝臓での胆汁酸合成のネガティブフィードバックシステムを阻害し胆汁酸合成を亢進する[10]．そして腸管のTβ-MCAの増加は腸管でのセラミ

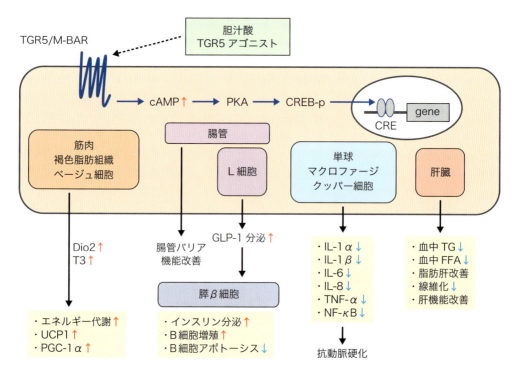

図4 TGR5/M-BARを介した脂質・糖代謝調節

ド合成を低下させSREBP-1cの発現低下をもたらし[11]，結果として肥満やNAFLDの発症抑制に寄与する可能性がある．以上，腸管内FXRシグナルは脂質代謝，糖代謝改善に重要な役割を示すことが示唆されるが今後の研究進展が必要であると考えられる．

3 TGR5/M-BARによる脂質・糖代謝制御

TGR5/M-BARは胆汁酸をリガンドとするGPCRのロドプシン様スーパーファミリーの一員でさまざまな組織に高発現している[12]．TGR5/M-BARはFXRと同様に代謝調節も行うことが明らかにされている（図4）．

1）TGR5/M-BARによる脂質代謝制御

TGR5/M-BAR欠損マウスに高脂肪食を与えると脂質蓄積がみられ，体重が増加する．そしてCA投与によってTGR5/M-BARを活性化させると，体重増加と脂肪組織量増加を抑制することができる．このTGR5/M-BARによる体重減少効果はエネルギー消費が増加したためと考えられる[13]．すなわちTGR5/M-BARの活性化によりcAMPレベルが増加し，褐色脂肪組織（BAT）と骨格筋細胞内の脱ヨード酵素2（D2）の発現が亢進する．そしてこのD2が不活性型のサイロキシン4（T4）を活性型のT3に変換し，T3が脱共役タンパク質（UCP）やPGC-1αなどのエネルギー生産系遺伝子の発現を亢進させる．その結果，BATや骨格筋のミトコンドリアの酸化的リン酸化が促進され，エネルギー消費が高くなる．さらにTGR5/M-BARアゴニストを投与したときも，同様の結果が得られている．褐色脂肪は新生児にはいくつかの組織にみられるが成人ではその存在が懐疑的であった．最近のFDG-PETを用いた研究で，成人ヒト褐色脂肪は首と肩周囲に存在することが発見され，特に寒冷刺激時に明確になることがわかった[14]．また肥満者では健常人に比べ，褐色脂肪量が低下していた．さらに最近の研究で白色脂肪細胞由来のベージュ細胞が褐色脂肪と同様にcAMP刺激に応答してUCP1を上昇させ，エネルギー代謝を上昇させることが報告されている．ベージュ細胞も胆汁酸を介したTGR5/M-BAR活性による肥満の治療戦略として重要となる可能性がある．

TGR5/M-BARは肝臓の脂質代謝にも重要である．TGR5/M-BAR欠損マウスは肝臓の脂質重量が増加する．一方TGR5/M-BARが活性化されると，脂肪肝が改善し線維化が抑えられ，肝機能が改善する．さらに，TGR5/M-BARの活性化によって血漿TGと非エステル型脂肪酸濃度が低下する[15]．以上からTGR5/M-BARの活性化はNAFLD（非アルコール性脂肪性肝疾患）の治療にも効果的であることが示唆された．

さらに最近の研究でTGR5/M-BARの活性化は抗動脈硬化に作用があることが報告されている．LDL受容体欠損マウスにTGR5/M-BARアゴニストのINT-777を投与すると，動脈硬化巣の減少がみられる．これはTGR5/M-BARの活性化がマクロファージ内のcAMPシグナルを増強し，NF-κBおよび炎症性サイトカイン活性を抑制した結果，プラーク内のマクロファージ泡沫化が減少したためであると考えられている[16]．

2）TGR5/M-BARによる糖代謝制御

TGR5/M-BARは糖代謝にも直接関連があり（図4），TGR5/M-BARの活性化で耐糖能が改善することが報告されている[15)17]．これは腸管L細胞に発現しているTGR5/M-BARの活性化によりグルカゴン様ペプチド（GLP）-1の産生が誘導され，食事後のインスリン分泌が亢進されるためである．高脂肪食負荷マウスの膵島は肥大から疲弊に移行しインスリン分泌が低下するが，TGR5/M-BARトランスジェニックマウスではGLP-1の膵保護作用により膵島は正常でインスリン分泌能は保持される．合成TGR5/M-BARアゴニストのINT-777はマウス腸管由来STC-1細胞およびヒト腸管細胞においてGLP-1分泌を促進する．一方shRNAによりTGR5/M-BAR遺伝子をノックダウンするとGLP-1分泌は抑制される．TGR5/M-BAR遺伝子改変マウスによる in vivo 研究でもTGR5/M-BARとGLP-1分泌の関連性が強く支持されている[18]．ヒトTGR5/M-BAR遺伝子一塩基多型とBMI，ウエスト周囲，筋脂肪量そして空腹時血中GLP-1濃度との相関が観察されている[19]．

4 FXR，TGR5/M-BARに対する化合物

1）FXRのアゴニスト

天然化合物のFXRアゴニストとしてグレープの種から抽出された抗酸化物質であるプロシアニジンが存在し，野生型マウスにおいて食後血漿TGレベルを低下させる働きがある．これはFXRの転写活性の促進によりSREBP-1cによる脂質合成遺伝子の発現が低下したためだと考えられる．

臨床的な知見としてFXRアゴニストは半合成物質のINT-747が最も使用されており，これはCDCAの構造式に基づいて合成されたが，CDCAの作用より10倍ほど強力である．INT-747は肝臓保護作用が報告されており，遺伝的肥満マウスに対し線維化や胆汁うっ滞，そしてインスリン抵抗性，脂肪肝などを抑制する働きがある[20]．INT-747は自己免疫疾患の胆汁性肝硬変（PBC）の治療薬として第Ⅲ相臨床試験が完了している．またINT-747はPBC治療薬に加え，NASH（非アルコール性脂肪性肝炎）の治療薬としての臨床試験も進んでおり現在第Ⅱ相試験まで完了している．第Ⅱ相試験はNASH患者に25 mg/日のINT-747を投与し，有意な改善がみられた．

2）TGR5/M-BARのアゴニスト

FXRと比較して，TGR5/M-BARのアゴニストはまだ臨床試験の段階まで進んでいない．しかしながら，これまでの研究により2型糖尿病の治療に有効であることが示唆されており，さらに，単球やマクロファージにも影響し[21]，循環器疾患に対して有効である可能性がある．

TGR5/M-BARアゴニストのINT-777をラットに投与すると，TGR5/M-BARを活性化し，利胆薬としての効果を発揮する．さらにINT-777は腸管L細胞からのGLP-1分泌を促すことで，耐糖能の改善効果があることやエネルギー代謝を活性化することもわかっている[15)22)23]．そしてINT-777はマクロファージに作用し抗炎症作用をもたらすため，アテローム性動脈硬化にも効果的である[16]．以上のように，INT-777はさまざまな代謝疾患において有効性を示すことが明らかにされており，TGR5/M-BARのアゴニストは多くの研究機関により開発が進められている．

5 胆汁酸吸着レジン

胆汁酸吸着レジン（BABR）は，腸管内で胆汁酸と結合して胆汁酸の排泄を促すことで，胆汁酸の再吸

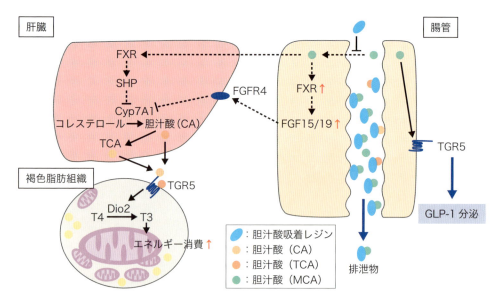

図5　胆汁酸吸着レジン（BABR）のエネルギー代謝メカニズム
文献24より引用.

収・腸肝循環を阻害し減少した肝臓内の胆汁酸を補うために，コレステロールから胆汁酸への異化代謝が亢進し，肝臓内コレステロール量が減少する．その結果，肝臓内LDL受容体が活性化され，肝臓へのLDLコレステロールの取り込みが亢進され，最終的に血中コレステロール値が減少する（図5）．この作用により現在，BABRは高コレステロール血症治療薬として用いられているが，近年の研究によりBABRは糖やエネルギー代謝にも関与していることが明らかになり，糖尿病治療薬などにも応用されている．動物にBABRを投与する実験において，BABRを投与した群は胆汁酸を投与した群と同様にエネルギー代謝が亢進し，肥満・糖尿病が改善された．BABR投与群はCyp7A1が活性化され肝臓内の胆汁酸合成が増加したという結果から，BABRにより古い胆汁酸が排泄され，肝臓で新しい胆汁酸合成が亢進したと考えられる（図5）[24]．

2型糖尿病を合併した高コレステロール血症患者にBABRの1つであるコレスチミドを3カ月間投与した臨床試験の結果，総コレステロール値およびLDLコレステロール値が低下しただけでなく，空腹時血糖値およびHbA1cの減少も観察された[25]．またわが国でも2型糖尿病患者に対するコレスチミドの第Ⅱ相臨床試験が進められており，LDLコレステロールの低下とともに，HbA1cや空腹時血糖値の低下が観察された[26]．重症患者ほどHbA1c低下度が高く，BABRは高血糖時のみ血糖を低下させ，正常時は影響を与えず，低血糖をひき起こすことなく血糖コントロール可能な新規抗糖尿病薬になることが示された．BABRは体内に吸収されず，重篤な副作用もない．

また近年，BABRにはTGR5/M-BARを介してGLP-1を分泌する働きがあるという報告もなされ，注目を集めている．2型糖尿病患者にBABRを投与したところ，グルコースのクリアランスが改善し，GLP-1とGIPの濃度が上昇した[27]．さらに糖尿病モデルラットにおいて，BABRは血漿グルコース値を低下させ，GLP-1上昇による耐糖能の改善もみられた[28,29]．一方，BABR投与による糖新生抑制効果は観察されていない．したがって考えられる作用メカニズムは，BABRと結合した胆汁酸が，腸管やL細胞上に発現するTGR5/M-BARを活性化したか，ミセル形成により体内に吸収されなかった長鎖脂肪酸がGPR40を刺激して，GLP-1分泌を促したと推測できる[30]．今後の研究推進に期待したい．

おわりに

前述のように，脂質の消化吸収を助長する胆汁酸の役割から，シグナル伝達分子としての胆汁酸の役割と病態へのかかわりとその意義について最近の研究結果を交えて記した．最新の臨床試験結果からも，FXR関連薬，TGR5アゴニストおよび胆汁酸吸着レジンの糖尿病，肥満および脂肪肝治療薬としての応用が期待される．分子生物学の進展により腸内細菌とさまざまな病態との関連性も明らかとなり，そのなかで胆汁酸と腸内細菌との綿密な関連性も解明されつつある．今後のさらなる胆汁酸研究により，肥満，メタボリックシンドロームおよびNAFLDなどの新規病態解明，そして新たな治療戦略が期待される．

文献

1) Yoshimoto S, et al：Nature, 499：97-101, 2013
2) Houten SM, et al：EMBO J, 25：1419-1425, 2006
3) Lee JM, et al：Nature, 516：112-115, 2014
4) Sinal CJ, et al：Cell, 102：731-744, 2000
5) Watanabe M, et al：J Clin Invest, 113：1408-1418, 2004
6) Duran-Sandoval D, et al：Diabetes, 53：890-898, 2004
7) Stayrook KR, et al：Endocrinology, 146：984-991, 2005
8) Tomlinson E, et al：Endocrinology, 143：1741-1747, 2002
9) Fang S, et al：Nat Med, 21：159-165, 2015
10) Sayin SI, et al：Cell Metab, 17：225-235, 2013
11) Jiang C, et al：J Clin Invest, 125：386-402, 2015
12) Maruyama T, et al：Biochem Biophys Res Commun, 298：714-719, 2002
13) Watanabe M, et al：Nature, 439：484-489, 2006
14) Cohade C, et al：J Nucl Med, 44：1267-1270, 2003
15) Thomas C, et al：Cell Metab, 10：167-177, 2009
16) Pols TW, et al：Cell Metab, 14：747-757, 2011
17) Sato H, et al：Biochem Biophys Res Commun, 362：793-798, 2007
18) Thomas C, et al：Thyroid, 18：167-174, 2008
19) Müssig K, et al：Metabolism, 58：1809-1811, 2009
20) Cipriani S, et al：J Lipid Res, 51：771-784, 2010
21) Pols TW, et al：J Hepatol, 54：1263-1272, 2011
22) Li T, et al：Mol Endocrinol, 25：1066-1071, 2011
23) Pellicciari R, et al：J Med Chem, 52：7958-7961, 2009
24) Watanabe M, et al：PLoS ONE, 78：e38285, 2012
25) Yamakawa T, et al：Endocr J, 54：53-58, 2007
26) Kondo K & Kadowaki T：Diabetes Obes Metab, 12：246-251, 2010
27) Beysen C, et al：Diabetologia, 55：432-442, 2012
28) Shang Q, et al：Am J Physiol Gastrointest Liver Physiol, 298：G419-G424, 2010
29) Chen L, et al：J Pharmacol Exp Ther, 334：164-170, 2010
30) Henry RR, et al：Diabetes Obes Metab, 14：40-46, 2012

＜筆頭著者プロフィール＞

髙科庸子：1994年，三菱化学（現：田辺三菱製薬）医薬研究所に入社，糖尿病，肥満基礎研究，DPP-Ⅳ阻害薬の研究開発に携わる．2012年より慶應義塾大学大学院SFC研究所渡辺光博研究室にて機能性食品の抗メタボリックシンドローム，アンチエイジングなどを研究．

第1章 エネルギー代謝の制御機構

10. FGF21の生理作用・薬理作用
―新たな抗肥満治療法の開発に向けて

片渕 剛

> 近年の飽食に伴う過度の肥満は2型糖尿病などの重篤な疾患を誘発する．肥満先進国である欧米では肥満を軽減するための侵襲性が高い胃バイパス手術がさかんに行われているが，一方で患者負担を軽減するため，肥満に対する侵襲性の低い新たな治療法が求められている．FGF21（fibroblast growth factor 21）は持続的投与のみで肥満を著しく低下させ，インスリン抵抗性を軽減させる新たな因子として近年脚光を浴びている．本稿ではFGF21の脂肪組織に対する作用機序および肥満に対する臨床応用の可能性について論じてみたい．

はじめに

FGF21は線維芽細胞増殖因子（fibroblast growth factor：FGF）の1つであり，2000年にすでに京都大学の伊藤らのグループによってその存在が報告されていたが[1]，FGF21の脂肪組織における作用に注目が集まるようになったのは，Kharitonenkovらによって培養脂肪細胞のグルコースの取り込みを著しく上昇させる効果およびFGF21トランスジェニックマウスで高脂肪/高炭水化物食による体重増加が著しく抑えられる事実が報告されてからである[2]．後に同グループからはFGF21の持続投与により食餌性肥満マウスの体重が著しく減少すること，体脂肪，血中インスリン濃度および血糖値もそれと並行して減少すること，またFGF21投与により生体内エネルギー消費が上昇することが報告された[3]．一方，稲垣らは肝臓におけるFGF21発現は飢餓受容体とされるPPARα（peroxisome proliferator-activated receptor α；後述）により調節されており，またFGF21トランスジェニックマウスの白色脂肪組織において中性脂肪の分解が促進していること，飢餓状態のパラメーターであるケトン体産生が肝臓で上昇すること，およびFGF21がTorporとよばれる冬眠に類似した活動低下状態を誘導することを見出した[4]．それゆえFGF21は生理条件下では飢餓時の代謝調節を行うホルモンであり，FGF21の薬理作用はその文脈で理解できると考えられる．

本稿ではFGF21の脂肪組織における生理および薬理作用を中心に，われわれのグループにより得られたデータおよび最近発表された知見をもとに議論する．

[キーワード&略語]
FGF21，β-Klotho，肥満，インスリン抵抗性

FGF21：fibroblast growth factor 21
PGC-1α：PPARγ coactivator-1α
PPAR：peroxisome proliferator-activated receptor
SUMO：small ubiquitin-related modifier
UCP1：uncoupling protein 1

Physiological and pharmacological roles of FGF21: For development of novel anti-obesity treatment
Takeshi Katafuchi：University of Texas Southwestern Medical Center（テキサス大学サウスウエスタン医療センター）

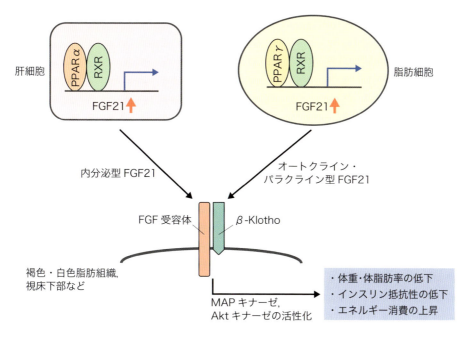

図1 FGF21の作用メカニズム

1 FGF21の基本情報

1）FGF21の構造および分泌

　FGF21はFGFファミリー[※1]のなかでも構造上FGF15/19（FGF15はマウス型，FGF19はヒト型の同一遺伝子由来の因子である）およびFGF23と相同性を有しているため，これらはさらに小さなサブファミリー内に分類されている[5]．一般にFGFは分泌細胞および近傍の細胞にオートクライン/パラクライン因子として作用することが知られるが，FGF21はFGF15/19およびFGF23と同様，内分泌因子として循環器を通じて広範囲に作用する[2]．それゆえFGF21は低侵襲的な投与が可能であり，また血中FGF21量の測定が可能なため診断薬としての応用も考えられる．

　生理条件下においてFGF21の最大の分泌組織は肝臓で，脂肪組織にも有意な発現がみられる．FGF21発現組織には先述のPPAR[※2]とよばれる核内受容体のなかでもα型（PPARα；肝臓に多く発現）およびγ型（PPARγ；脂肪組織に多く発現）が発現しており，これらが中心となってFGF21の発現調節を行っている（図1）．また肝臓FGF21の発現は糖質コルチコイド刺激でも上昇する．PPARα活性および血中糖質コルチコイド量は一般に飢餓時に上昇することが知られているが，それゆえ肝臓では飢餓時にFGF21発現が上昇し，それに伴いFGF21の血中濃度も上昇する[6]．一方脂肪組織中では摂食後にFGF21の発現および組織含量が上昇するが[7]，これはPPARγ活性の脂肪組織内での上昇のためと考えられる．その他膵臓などにもFGF21が発

※1　線維芽細胞増殖因子（FGF）

増殖因子の1つでFGF1からFGF23まで22種類が知られている（FGF15/19については本文参照）．FGF1などの典型（canonical）FGFは細胞外基質の構成成分であるヘパラン硫酸に結合し，分泌細胞の近傍の受容体（FGFR）のみを活性化するが，FGF21などの非典型（non-canonical）とよばれるFGFはヘパラン硫酸結合能が欠損しているため体内を循環し，代わりに標的細胞に発現しているKlotho（FGF23）あるいはβ-Klotho（FGF15/19, FGF21）に結合してFGFRを活性化すると考えられている．

※2　PPAR

ペルオキシソーム増殖剤活性化受容体と訳されることもある．脂肪酸やエイコサノイドの核内受容体・転写因子で，通常レチノイドX受容体（RXR）と複合体を形成する．PPARα，PPARβ/δおよびPPARγが同定されている．発見の経緯によりこのような名前がついているが，実際には肝臓にはPPARαが，脂肪組織にはPPARγが発現し，糖・脂質代謝の遺伝子群の発現調節を行っている．

現しているが，生理的条件下では血中FGF21の大部分は肝臓由来であり，肝臓特異的なFGF21ノックアウトマウスを作製すると血中FGF21濃度が著しく減少する[8]．その一方で前述のようにFGF21は脂肪組織にも発現しているため，脂肪組織は肝臓由来および脂肪組織由来の双方のFGF21によって制御されていると理解されているが，肝臓由来FGF21と脂肪組織由来FGF21の脂肪組織における役割分担についてはよくわかっていない．

2）FGF21の受容体および情報伝達

FGF21受容体の形態も同様に特徴的である．FGF21の情報伝達にはFGF受容体の他にβ-Klothoとよばれる補タンパク質が必須である．具体的にはFGF21は1c型受容体とβ-Klotho共発現下で強く，2cあるいは3c型受容体とβ-Klotho共発現下でマイルドに細胞内のMAPキナーゼやAktキナーゼなどを活性化し，情報を伝達する（図1）．実際にはこれらFGF受容体は肝臓など一部の組織を除いて広く発現しているので，基本的にはそれら以外のβ-Klothoが発現している組織がFGF21の標的組織と理解できる．脂肪組織にはβ-Klothoの高発現がみられ，実際にFGF21の直接作用が認められる．肝臓にはβ-Klothoが発現しているが，FGF受容体は4型のみが発現しているため直接作用は認められていない．しかしβ-Klothoは視床下部に局在し，FGF21は視床下部・交感神経を通じて肝臓に強く作用している．同様にFGF21は視床下部・交感神経を通じて脂肪組織に間接的に，しかもかなり強力に作用していることも判明している（図2）．

2 FGF21の脂肪組織における生理および薬理作用

次にFGF21の脂肪組織への作用について，現時点での課題も含め議論する．

1）褐色脂肪細胞におけるFGF21の作用

脂肪組織はエネルギーを脂質の形で貯蔵する白色脂肪組織と，脂肪酸を燃焼し体温などを調節する褐色脂肪組織に分類することができる．褐色脂肪細胞では主としてUCP1の交感神経依存的発現量および活性の変動が熱生産を調節し，ひいては褐色脂肪組織の体温調節に対する寄与を制御することになるが，UCP1ノックアウトマウスでは生体内エネルギー代謝に関する異常が限定的にしか観察されないので，生体内熱生産調節にはUCP1依存性および非依存性が存在すると考えられている．

前述のFGF21投与およびトランスジェニックマウスにおける熱生産の上昇は褐色脂肪細胞中のUCP1の発現量の上昇を介していることが早い段階で指摘されてきた[9]．実際に低温条件下で褐色脂肪細胞は交感神経の刺激を受け，FGF21の産生を増大させることも示されている[10]．しかし興味深いことにUCP1ノックアウトマウスでもFGF21が生体内熱生産を上昇させることが最近報告された．また野生型マウスに比べUCP1ノックアウトマウスでは低温飼育下で褐色脂肪組織内のFGF21の発現およびそれに伴う血中FGF21の濃度のさらなる増大がみられるのに加え，褐色脂肪組織内では他の生体内熱生産に関係すると考えられている遺伝子の発現量にほとんど変化がみられないことが示されており[11]，FGF21はおそらく褐色脂肪組織外のUCP1非依存的熱生産にも関与していることが示唆されてる．

2）白色脂肪細胞におけるFGF21の作用

われわれのグループではFGF21ノックアウトマウスを作製し，その脂肪組織で脂肪細胞が萎縮していることを見出した[7]．FGF21ノックアウトマウスから得られた前駆脂肪細胞の脂肪細胞分化能にも低下が認められ，しかもこの低下はFGF21を培地に投与することによって消滅したことから，FGF21ノックアウトマウスのPPARγの機能が低下していることが推定された．次にこれらマウスを用いて食餌性肥満マウスを作製し，PPARγのチアゾリジンジオン系アゴニストであるロジグリタゾンを経口投与したところ，野生型でみられたインスリン抵抗性の軽減などのロジグリタゾンの効果がFGF21ノックアウトマウスで著明に低下した．また白色脂肪組織内で糖・脂質代謝などにかかわるPPARγ下流遺伝子群のロジグリタゾン投与による変動がFGF21ノックアウトマウスでは非常に小さくなっていることが認められた．したがってFGF21はPPARγの活性に深くかかわっていることが結論づけられる．実際われわれはPPARγの活性を低下させる翻訳後修飾であるSUMO化がFGF21非存在下で上昇することを認めており，その関連が注目される．さらに同グループでは脂肪細胞特異的なβ-Klotho欠損マウスに高脂

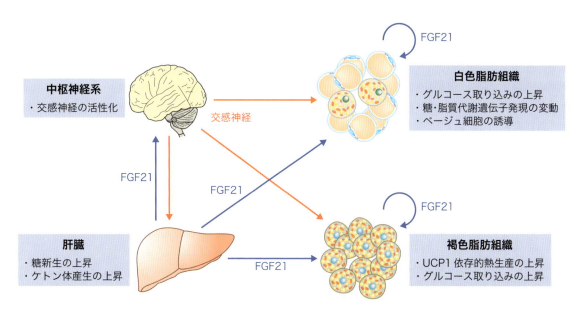

図2　FGF21の生理作用・薬理作用

肪食を負荷し，その後FGF21投与によるインスリン抵抗性を検討したところ，脂肪細胞特異的なβ-Klotho欠損マウスではFGF21によるインスリン抵抗性の軽減が低下していることが見出された[12]．一方，Kharitonenkovのグループからは FGF21がPPARγの活性化には必ずしもかかわっていないと報告されたが[13]，その一方で同グループからはアディポネクチン（第1章-7参照）がFGF21の活性にかかわっていることが別に報告され[14]，またアディポネクチンは PPARγ活性化により誘導される遺伝子の1つであることから，同グループのデータは間接的にFGF21とPPARγの関連を示唆している．FGF21とPPARγの関係をより正確に認識するためには実験条件を含めたより詳細な解析が必要と考えられる．

一方FGF21は白色脂肪組織内のベージュ細胞の誘導にも作用することが示されている（図2）[15]．実際FGF21投与により，マウスの鼠径部白色脂肪組織でUCP1やPGC-1αなどのベージュ細胞に特徴的な遺伝子の誘導が観察される．その一方でUCP1ノックアウトマウスの解析によりFGF21によるベージュ細胞の誘導はFGF21による生体内熱生産の上昇とは無関係であるとの報告がなされており[16]，FGF21によるベージュ細胞の誘導が生体内熱生産調節にどのような意味合い

をもつのか理解するためには新たな知見が求められる．

3）FGF21の脂肪組織に対する視床下部を介した作用

FGF21受容体は視床下部おいて最後野，視交叉上核，孤束核に局在しており，中枢神経系特異的なβ-Klothoノックアウトマウスを作製すると概日リズムに乱れが生ずる[17]．

しかし，より興味深いのはFGF21トランスジェニックマウスで観察される体重減少や血中インスリン濃度の低下などが中枢神経系特異的なβ-Klothoノックアウトマウスと交配させるとほとんど消失してしまうことである[18]．肝臓における糖新生の上昇やケトン体※3産生の上昇も消失するが，これらはFGF21による視床下部の興奮がβ-Klothoの欠損により消失し，交感神経が活性化されないことにより説明されている．また通常食条件下ではFGF21の白色脂肪組織中の糖・脂質代謝の遺伝子群の発現変化への応答性は中枢神経系

※3　ケトン体

3-ヒドロキシ酪酸やアセト酢酸などが知られている．アセチルCoAを原料とするため，脂肪酸からも生成することができる．飢餓時などグルコースが枯渇した際に主として肝臓で産生され，脳や心臓などの組織でグルコースに代わるエネルギー源として利用される．糖尿病においても重篤になると細胞がグルコースを取り込むことができず，細胞内グルコースが枯渇するためケトン体が生じることが知られている．

特異的なβ-Klothoノックアウトマウスでも保たれているが，高脂肪食負荷後にはそれらも大部分消失する．したがって生理的条件下ではFGF21は直接的および中枢神経系経由で間接的に脂肪細胞に作用しているが，肥満などの病理的条件下におけるFGF21の脂肪細胞への作用は視床下部経由の方が大きくなると結論づけられる．

さらに最近の報告では，前述の白色脂肪組織におけるFGF21のベージュ細胞の誘導も視床下部を介していることが示されている[19]．したがって食餌性肥満マウスに観察されるFGF21投与後の体重減少や血糖値の低下などの薬理作用のかなりの部分が視床下部を介すると理解できる．しかしFGF21の脂肪組織に対する直接作用と視床下部を介した間接作用の間にどのような関係があるのかなど，さらなる解明が必要である．

おわりに

この総説で論じたようにFGF21は肥満を軽減し，インスリン抵抗性を改善させる薬理作用をもつ非常に魅力的な因子であるが，その一方でその生理作用を発揮するメカニズムの解明については研究者が統一見解を出すまでに至っていない．その理由としてUCP1非依存的熱生産の本質が正確には理解されていないこと，FGF21の組織における産生が外気温など実験環境の違いにより大きく変動するため，研究者によりデータに大きな違いが生じる可能性があげられる．またFGF21の副作用の可能性を示す，FGF21による成長ホルモンの阻害や雌マウスの不妊などの報告にも注意が必要である．

さらにFGF21による肥満に対する十分な効果を引き出すためにはマウスで約2週間の投与が必要になるが，臨床応用には投与回数を減らすためにFGF21の生体内での安定を高める技術も求められる．今後FGF21の生理作用の本質的な解明および抗肥満薬としての開発には多方面からのより精査なデータの積み重ねが求められよう．

文献

1) Nishimura T, et al：Biochim Biophys Acta, 1492：203-206, 2000
2) Kharitonenkov A, et al：J Clin Invest, 115：1627-1635, 2005
3) Coskun T, et al：Endocrinology, 149：6018-6027, 2008
4) Inagaki T, et al：Cell Metab, 5：415-425, 2007
5) Itoh N & Ornitz DM：Dev Dyn, 237：18-27, 2008
6) Patel R, et al：Mol Endocrinol, 29：213-223, 2015
7) Dutchak PA, et al：Cell, 148：556-567, 2012
8) Markan KR, et al：Diabetes, 63：4057-4063, 2014
9) Hondares E, et al：Cell Metab, 11：206-212, 2010
10) Chartoumpekis DV, et al：Mol Med, 17：736-740, 2011
11) Keipert S, et al：Mol Metab, 4：537-542, 2015
12) Ding X, et al：Cell Metab, 16：387-393, 2012
13) Adams AC, et al：Mol Metab, 2：205-214, 2013
14) Holland WL, et al：Cell Metab, 17：790-797, 2013
15) Fisher FM, et al：Genes Dev, 26：271-281, 2012
16) Veniant MM, et al：Cell Metab, 21：731-738, 2015
17) Bookout AL, et al：Nat Med, 19：1147-1152, 2013
18) Owen BM, et al：Cell Metab, 20：670-677, 2014
19) Douris N, et al：Endocrinology, 156：2470-2481, 2015

<著者プロフィール>
片渕　剛：東京工業大学大学院生命理工学研究科卒業，博士（理学）．国立循環器病センター研究所勤務を経て現所属Instructor．現在はFGF15/19およびFGF21の発現と核内受容体の関係について研究を行っている．

第1章 エネルギー代謝の制御機構

11. 視床下部と脂肪組織をつなぐエネルギー代謝と老化・寿命の全身性制御機構

佐藤亜希子，今井眞一郎

視床下部は，主に交感神経系を介して脂肪組織のエネルギー代謝における機能を調節していることが知られている．われわれは，視床下部が哺乳類における老化・寿命制御において上位中枢としての役割をもつことを明らかにしたが，最近，脂肪組織から視床下部への新たな遠隔制御が存在することが明らかになってきた．それは，脂肪組織から血中へ分泌されるNAD^+合成系酵素eNAMPTによって，視床下部のNAD^+合成，さらには神経細胞の活動が制御される，という全く新しいシステムであった．これらの研究は，視床下部-脂肪組織間の複雑なフィードバック制御機構が，エネルギー代謝，さらには老化・寿命の制御に重要な役割を果たしている可能性を示唆している．このような臓器・組織間のネットワークによる恒常性調節機構を解明することにより，その破綻過程としての老化の理解，さらには老化関連疾患の予防を視野に入れた抗老化方法論の確立が期待される．

はじめに

われわれはこれまでに，哺乳類における老化・寿命制御機構とエネルギー代謝を結ぶ全身性の制御ネットワークを理解するために，「NADワールド」という新たな概念を提唱してきた[1]．最近拡張されたNADワールド2.0においては，視床下部がコントロールセンター，骨格筋がエフェクター，そして脂肪組織がモジュレーターとしての役割を担い，この3つの臓器・組織が相互にシグナルを伝達することにより，老化・寿命制御の根幹をなすシステムを保っている．このなかで，それぞれの臓器・組織の機能を正常に維持するために，NAD^+依存性脱アセチル化酵素活性をもつ哺乳類サーチュインSIRT1が重要な役割を果たしている．視床下部はエネルギー代謝制御において中枢性の制御を司る組織として働き，視床下部から末梢組織へのシグナル伝達は，脳下垂体前葉ホルモンを経由した標的臓器からの内分泌性の制御，または脳幹を経由した自律神経系を介した神経性の制御の2つに大別される．これまでにわれわれは，視床下部SIRT1が哺乳動物の老化過程を遅延し，寿命を延長するうえで重要な役割を果たしていることを明らかにしてきた[2]．この視床下部SIRT1の老化過程における作用は，交感神経系を経由した骨格筋への刺激も含まれている．

一方，脂肪組織は，われわれのエネルギーの源となる脂肪の貯蔵組織としてだけではなく，全身性のエネ

The connection between the hypothalamus and adipose tissue in the systemic regulation of energy metabolism, aging and longevity
Akiko Satoh/Shin-ichiro Imai：Department of Developmental Biology, Washington University School of Medicine（ワシントン大学医学部発生生物学部門）

ルギー代謝を制御する分泌性タンパク質（アディポカイン）を産生・分泌する内分泌組織としても知られている[3]．例えば，アディポカインの1つであるレプチンは，その受容体が視床下部のさまざまな領域（核）の神経上に発現しており，それぞれの神経の機能を介して摂食行動やエネルギー消費を制御している[4]．

本稿では，視床下部と脂肪組織をつなぐ，特に自律神経系を介した制御に着目した知見を紹介するとともに，最近新たに証明された脂肪組織から視床下部への遠隔性の制御機構について紹介したい．

1 視床下部から脂肪組織への自律神経系を介したエネルギー代謝制御

白色脂肪組織（white adipose tissue：WAT）は，体内のエネルギー状態に呼応して脂肪を分解し，血中に遊離脂肪酸として放出している（脂肪動員）．その制御は自律神経系の支配下にあり，交感神経を刺激すると脂肪動員が促進される．例えば，PRV（pseudorabies virus）[※1]をハムスターまたはラットの白色脂肪組織（特に鼠径部WAT）に感染させると，逆行性に視床下部のPVN（paraventricular nucleus），DMH（dorsomedial hypothalamus），SCN（suprachiasmatic nucleus），mPOA（medial preoptic area）およびVMH（ventromedial hypothalamus）においてPRV標識細胞が認められる[5]．一方，褐色脂肪組織（brown adipose tissue：BAT）は，脂肪を燃焼してエネルギー消費量を調節している．褐色脂肪細胞もまた交感神経系の支配下にあり，さまざまな生理学的刺激（例えば，寒冷ストレス）に応答して熱産生や脂肪分解を調節している．PRVをラットやハムスターの褐色脂肪組織（特に肩甲間部BAT）に感染させると，視床下部ではPVN，VMH，DMH，LH（lateral hypothalamus），Arc（arcuate nucleus）およびPOAにおいてPRV標識細胞が認められる[6〜8]．これら逆行性トレーサー実験の結果は，視床下部が神経系のネットワークを介して脂肪組織の機能を調節していることを示唆している

> **※1 PRV（pseudorabies virus）**
> 仮性狂犬病ウイルス．神経軸索を逆行性に輸送される性質をもつことから，逆行性トレーサーとして神経回路を解析するために用いられる．

[キーワード＆略語]
視床下部，白色脂肪細胞，褐色脂肪細胞，交感神経系，eNAMPT，SIRT1，NADワールド

AgRP：agouti-related peptide
AMPK：AMP-activated protein kinase
Arc：arcuate nucleus（視床下部弓状核）
BAT：brown adipose tissue（褐色脂肪組織）
CART：cocaine- and amphetamine-regulated transcript
DMH：dorsomedial hypothalamus（視床下部背内側野）
eNAMPT：extracellular NAMPT（細胞外型NAMPT）
iNAMPT：intracellular NAMPT（細胞内型NAMPT）
LH：lateral hypothalamus（視床下部外側野）
MBH：mediobasal hypothalamus（視床下部内側基底部）
mPOA：medial preoptic area（視床下部内側視索前野）
NAMPT：nicotinamide phosphoribosyltransferase（ニコチナミドホスホリボシルトランスフェラーゼ）
NKX2-1：Nk2 homeobox transcription factor 1
NMNAT：nicotinamide/nicotinic acid mononucleotide adenylyltransferase（ニコチナミド/ニコチン酸モノヌクレオチド・アデニリルトランスフェラーゼ）
NMN：nicotinamide mononucleotide（ニコチナミドモノヌクレオチド）
NPY：neuropeptide Y
Ox2r：orexin type 2 receptor
POMC：pro-opiomelanocortin
PRDM13：PR domain-containing protein 13
PRV：pseudorabies virus（仮性狂犬病ウイルス）
PVN：paraventricular nucleus（視床下部室傍核）
rMR：rostral medullary raphe（吻骨髄縫線）
rRPa：rostral raphe pallidus（吻側淡蒼縫線核）
SCN：suprachiasmatic nucleus（視床下部視交叉上核）
TH：tyrosine hydroxylase
VMH：ventromedial hypothalamus（視床下部腹内側野）
WAT：white adipose tissue（白色脂肪組織）

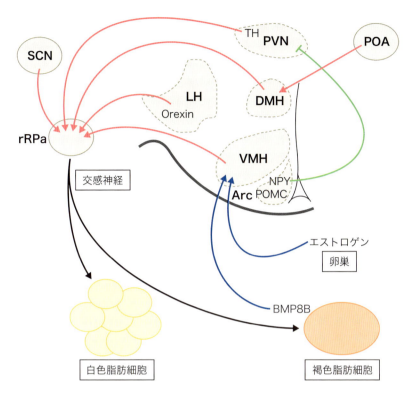

図1 さまざまな視床下部核から交感神経系を介した脂肪組織機能の制御
詳細は本文を参照.

（図1）[9]．実際に，近年の研究成果により，視床下部のさまざまな核が脂肪組織の生理学的機能を調節していることが明らかにされている．

例えば，Arcに局在するNPY（neuropeptide Y）/AgRP（agouti-related peptide）ニューロンやPOMC（pro-opiomelanocortin）/CART（cocaine- and amphetamine-regulated transcript）ニューロンは，自律神経系を介して脂肪組織の機能を調節していることが明らかになっている．POMCニューロン特異的に*Sirt1*をノックアウトすると，交感神経活性が低下し，高脂肪食下での白色脂肪組織内における褐色脂肪細胞様組織の再構築が低下する[10]．褐色脂肪細胞様組織の再構築を増大させることは，エネルギー消費量を増加させることによりインスリン抵抗性や肥満を防ぐために重要である．この結果は，視床下部の特定領域におけるSIRT1が代謝調節に重要な役割を果たしていることを支持している．また，*Npy*をArc特異的に高発現させると，交感神経シグナルが低下し褐色脂肪細胞における熱産生量が減少する[11]．この作用は，PVNに発現しているTH（tyrosine hydroxylase）陽性神経を介した作用である（図1）．

VMHにおいては，AMPK（AMP-activated protein kinase）が交感神経系を介して褐色脂肪細胞における熱産生を制御していることが報告されている[12]．BMP8B（bone morphogenetic protein 8B）は褐色脂肪組織で産生・分泌されているアディポカインの一種で，その受容体はVMHに発現している．*Bmp8b*欠損マウスでは視床下部内の神経ペプチドのmRNA発現量が変化し，AMPKの活性が増加する．一方，BMP8Bリコンビナントタンパク質を脳室内注入すると，VMHにおけるAMPKの活性低下，交感神経シグナルの上昇，そして褐色脂肪細胞における熱産生量の増大が認められる．一方，女性ホルモンのエストロゲンはVMHに作用すると，摂食行動に影響を及ぼすことなくエネルギー消費を特異的に調節する[13]．エストロゲンは身体のエネルギー恒常性を維持するうえで重要な役割を担って

おり，エストロゲン受容体α（ERα）は視床下部領域で広範囲に分布している．例えば，エストラジオール（E2）を脳室内投与すると，体重の減少，およびエネルギー消費量と体温の上昇が認められる[14]．また，E2投与群において，褐色脂肪組織への交感神経シグナルが増大し，視床下部内側基底部（mediobasal hypothalamus：MBH）におけるAMPKの活性が低下する．さらに，アデノウイルスを用いて常時活性型AMPK（CA-AMPK）をVMH特異的に強制発現させたマウスでは，E2の脳室内投与により誘導される褐色脂肪組織における交感神経系の活動変化や体温変化が認められない．加えて，VMH特異的にERαを高発現させたマウスでは，褐色脂肪組織における熱産生が抑制される．これらの結果を総合すると，E2はVMHの神経上に発現しているERαに結合し，AMPKシグナルを抑制することにより交感神経シグナルを介して褐色脂肪組織における熱産生を調節していることが推測される（図1）．

DMHにおいては，以前よりDMHが交感神経系を介して脂肪組織を調節していることが報告されていたことに加え，近年の研究知見がさらにその関係を支持している．ラットにおいてノルアドレナリンをDMHに注入すると，血中遊離脂肪酸量が上昇する[15]．この結果は，間接的ではあるがDMHニューロンがノルアドレナリンにより刺激を受けて，交感神経を介して白色脂肪組織からの脂肪動員を促進したことを示唆している．また，アデノ随伴ウイルス（AAV）によりNPYをDMH特異的にノックダウンしたラットでは，普通食下において鼠径部脂肪量が有意に減少する．さらに交感神経の活性化を介して，白色脂肪組織内における褐色脂肪細胞様組織の構築を促進することにより，高脂肪食によって誘導される肥満を改善する．ただし，視床下部におけるNPYの発現パターンがマウスとラットで異なることから，この作用が生物種特異的な制御である可能性について，さらなる検討が必要である．

興味深いところでは，社会的敗北からの心理ストレス[※2]により誘導される褐色脂肪組織における熱産生と体温上昇が，βアドレナリン受容体阻害剤であるプロプラノロール投与により低下することが報告されている[16]．この結果は，心理ストレスにより誘導される熱産生が交感神経系の支配下にあることを示している．さらに，DMHおよびrMR（rostral medullary raphe）に局在するいずれの神経細胞を抑制しても心理ストレスによる反応が抑制され，一方AAV-ChIEF-tdTomatoをDMHに注入し，光刺激によりDMH特異的に神経細胞を活性化させると，BATにおける熱産生が促進された[16]．また，オプトジェネティクスによる光刺激の下，rMRにGABA_A受容体拮抗剤ムシモールを注入して神経活性を抑制すると，BAT熱産生，脈拍および血圧上昇作用が抑制された．逆行性トレーサー（前述のPRV）を用いた実験によっても，この作用が交感神経系を介していることが明らかにされている[16]．また，DMHからの交感神経系を介した褐色脂肪細胞における熱産生は，POAからのシグナルを介して増強されることが報告されている[17]．

LHでは，オレキシン神経細胞が褐色脂肪組織への交感神経シグナルと褐色脂肪組織における熱産生量を調節していることが報告されている[18]．オレキシン欠損マウスでは，褐色脂肪組織における脂肪細胞分化能および熱産生の機能低下が認められる．また，オレキシンAをrRPa（rostral raphe pallidus）に投与すると，褐色脂肪組織における交感神経シグナルおよび熱産生が上昇する[19]．rRPaには遠心性交感神経の出力を調節する交感神経プレモーターニューロンが存在している．さらに，PRVを褐色脂肪組織に投与すると，LHにおけるPRV標識細胞のうちおよそ20％がオレキシン神経であることから，LHのオレキシン神経細胞は，rRPaを経由して褐色脂肪組織への交感神経シグナルを調節することにより熱産生量を制御していることが示唆されている．

われわれの研究室では，DMHのSIRT1およびその分子パートナーであるNKX2-1（Nk2 homeobox transcription factor 1）が，哺乳類の老化・寿命制御において重要な役割を果たしていることを明らかにした[2]．その後，SIRT1/NKX2-1シグナルのさらなる解析を進めているが，最近，マウスの成体ではPRDM13

> **※2 社会的敗北ストレス（social defeat stress）**
> Wistarラットを，より大きなLong-Evansラットのいるケージで共存させることにより，社会的回避（引きこもり）や快感消失などの抑うつ関連行動を起こさせる方法．マウスでも同様な方法で社会的敗北ストレスを生じさせることができ，その場合には，ショ糖を好む性質が消失する，などの反応がみられる．

（PR domain-containing protein 13）がDMH特異的に発現しており，その発現量がNKX2-1により調節されていること，老化遅延・長寿を示す脳特異的SIRT1高発現マウス（BRASTOマウス）のDMHにおいてPRDM13の発現が有意に上昇していることなどから，PRDM13をSIRT1/NKX2-1シグナル伝達系の重要な下流遺伝子として同定した[20]．PRDM13はヒストンメチルトランスフェラーゼ活性をもち[21]，発生期には，basic helix-loop-helix transcription activatorであるPtf1aの下流遺伝子としてGABA作動性神経とグルタミン酸作動性神経を特異化する役割をもつ[22]．また，PRDM13は発生期における網膜アマクリン細胞内の介在神経の特定化を制御することにより視感度の調節も行っている[23]．

PRDM13が成体においてどのような生理学的意義をもつのかについては不明であったが，われわれはDMH特異的*Prdm13*ノックダウンマウスが，対照群と比較してノンレム睡眠時のデルタ波の出現頻度に異常を示すことを明らかにした[20]．ノンレム睡眠時のデルタ波の出現頻度は睡眠の質もしくは深度の指標となることから，この結果は，DMHにおけるPRDM13が睡眠の質を維持するうえで重要な役割を果たしていることを示している．さらに，DMH特異的*Prdm13*ノックダウンマウスは，摂食量の変化なしに，体重および体脂肪量の有意な増加を示し[20]，白色脂肪細胞のサイズを増大させる（unpublished data）．興味深いことに，このような脂肪組織での変化は，デルタ波の変化が認められた後に観察された．これらの結果は，DMHに局在するPRDM13陽性神経細胞が白色脂肪組織にシグナルを伝達していること，また，DMHの*Prdm13*欠損が，まず睡眠の質の低下を引き起こし，次いで白色脂肪組織の増大を誘導することを示唆している（図2）．

DMH特異的*Prdm13*ノックダウンマウスが示す睡眠の質の低下，白色脂肪の増大は老化の表現型を模倣しており，視床下部における老化・寿命制御機構のさらなる理解につながる可能性がある．われわれは現在，DMHによる全身性エネルギー代謝制御，老化・寿命制御機構をさらに理解していくために，①観察された作用がPRDM13のヒストンメチルトランスフェラーゼ酵素活性に起因しているのか，②PRDM13がどの神経群に局在・発現しているのか，③DMH特異的*Prdm13*

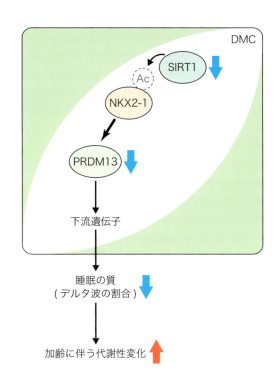

図2　DMHにおけるSIRT1/NKX2-1/PRDM13陽性神経による睡眠および脂肪組織への作用
SIRT1は，NKX2-1とタンパク質相互作用をもち脱アセチル化することによって，その転写活性化能を高める．PRDM13の発現量はNKX2-1により調節されており，加齢とともにPRDM13発現量は減少し，これによりその下流遺伝子を介して睡眠の質（デルタ波の割合）の低下，そして代謝性変化をもたらす，と考えられる．なお，SIRT1，NKX2-1，PRDM13はいずれも，DMHのなかでも特にDMC（compact region of the DMH）とよばれる領域に高発現している．

ノックダウンマウスと老齢マウスの表現型が分子レベルでどれだけ近似しているのか，といった問題点を明らかにしていこうと，さらなる研究を進めているところである．

2　eNAMPTを介した脂肪組織-視床下部シグナルによる全身性NAD$^+$合成制御機構

哺乳類は，ビタミンB3の1つであるニコチナミド（nicotinamide）を主要基質として，そこから二段階の酵素反応を経てNAD$^+$を合成する（図3）[24]．第一段階では，ニコチナミドホスホリボシルトランスフェ

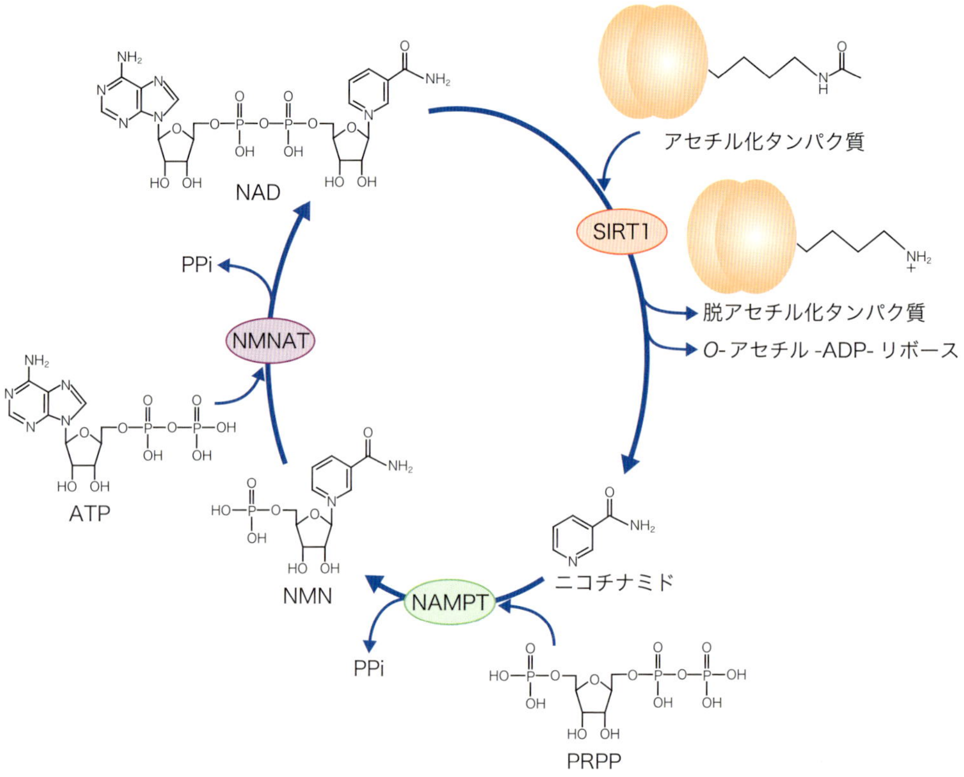

図3 哺乳類におけるNAD⁺合成経路
ニコチナミドホスホリボシルトランスフェラーゼ（NAMPT）により，ニコチナミドと5-ホスホリボシル-1-ピロリン酸（PRPP）から，ニコチナミドモノヌクレオチド（NMN）が生成される．次いで，NMNはニコチナミド/ニコチン酸モノヌクレオチド・アデニリルトランスフェラーゼ（NMNAT）によってNAD⁺へと合成される[24]．SIRT1はNAD⁺を基質として，タンパク質の脱アセチル化を行い，同時にO-アセチル-ADP-リボースを生成する（文献24より引用）．

ラーゼ（nicotinamide phosphoribosyltransferase：NAMPT）により，ニコチナミドと5-ホスホリボシル-1-ピロリン酸（PRPP）から，NAD⁺の重要な代謝中間体であるニコチナミドモノヌクレオチド（nicotinamide mononucleotide：NMN）が生成される．次いで，NMNは第二の酵素であるニコチナミド/ニコチン酸モノヌクレオチド・アデニリルトランスフェラーゼ（nicotinamide/nicotinic acid mononucleotide adenylyltransferase：NMNAT）によって最終的にNAD⁺へと合成される[24]．われわれは，NAMPTが哺乳類の主要NAD⁺合成系の律速酵素として，SIRT1の活性制御に重要であることを明らかにし[25]，さらにこの酵素が二量体を形成するⅡ型ホスホリボシルトランスフェラーゼに属するものであることも明らかにしてきた[26]．

興味深いことに，NAMPTには，細胞内型（intracellular NAMPT：iNAMPT）の他に，細胞外型（extracellular NAMPT：eNAMPT）が存在する．われわれは分化成熟した脂肪細胞から分泌されるeNAMPTがNAD⁺合成系酵素として，iNAMPTよりも高い酵素活性をもっていることを明らかにし，細胞内外におけるNMNの合成を介して全身性にNAD⁺合成を調節していることを示唆する知見を得ていた[27]．最近，eNAMPTの分泌制御のメカニズム，さらには全身性NAD⁺合成系における生理学的重要性について新たな知見を得たので，以下にまとめる．

1）eNAMPTの分泌メカニズム

白色，褐色脂肪細胞をはじめ，さまざまなタイプの細胞がeNAMPTを産生していることが報告されてい

る[25)28)]．それらのeNAMPTの産生が，制御された分泌過程であるかどうかは議論のあるところであったが，最近われわれは，脂肪細胞ではSIRT1によるiNAMPTの脱アセチル化が，eNAMPT分泌の制御に重要であることを明らかにした[29)]．NAMPTにはアセチル化される5つのリジン残基が存在する．そのなかでもリジン53残基（K53）は，二量体を形成するNAMPTの酵素活性を担う部位から突き出すような形で位置している．われわれは，培養脂肪細胞におけるK53の点突然変異体を用いた実験により，K53がSIRT1による脱アセチル化の標的部位であること，脱アセチル化によってeNAMPTの酵素活性の増大，分泌促進が起こること，を明らかにした．さらに成体のマウスでは血中のeNAMPT量は絶食時に上昇するが，全身Sirt1ノックアウトマウス，脂肪特異的Sirt1ノックアウトマウスでは，絶食による血中eNAMPT量の上昇が全く起こらないこと，その代わり脂肪組織ではiNAMPTの顕著な蓄積が起こること，が明らかになった[29)]．これらの結果は，SIRT1がNAMPTのK53を脱アセチル化することにより脂肪細胞からのeNAMPTの分泌を制御していることを示している．SIRT1の制御によって，より酵素活性の高いeNAMPTが血中へと分泌されていることを考慮すると，脂肪組織から分泌されるeNAMPTが脂肪組織外でNAD$^+$合成に影響を及ぼしている可能性が考えられた．

2）eNAMPTによる全身性NAD$^+$合成制御

この可能性を検証するために，われわれは，脂肪組織特異的にNamptを欠損させたマウスモデル（adipose tissue-specific Nampt knockout mice：ANKO mice）を作製し，その生理学的解析を行った[29)]．ANKOマウスにおいては，白色脂肪組織および褐色脂肪組織におけるNAD$^+$量が70〜90％低下する．さらにANKOマウスは，摂食時および絶食時の血中eNAMPT量が，対照群と比較すると30〜40％恒常的に減少している．この結果は，脂肪組織においてNAMPTが主要なNAD$^+$合成酵素として働くこと，また，脂肪組織がeNAMPTを供給する主要な臓器であることを示している．驚くべきことに，骨格筋や肝臓など他の末梢臓器におけるNAD$^+$量はANKOマウスと対照群の間に差は認められなかったが，視床下部のNAD$^+$量はANKOマウスにおいて有意に低下していた．

加えて，視床下部のNamptや他のNAD$^+$合成系酵素のmRNA発現量に変化は認められなかったが，SIRT1標的分子であるOx2r（orexin type 2 receptor）[2)30)]のmRNA発現量は，ANKOマウスの視床下部において有意に低下していた．これらの結果は，脂肪組織から分泌されているeNAMPTが，遠隔組織である脳内の視床下部におけるNAD$^+$量を維持するうえで重要な役割を担っていることを示唆した．

さらにわれわれは，視床下部SIRT1がさまざまな生理学的条件下で身体活動量を調節していることから[2)30)]，ANKOマウスの身体活動量を調べた．その結果，われわれは，ANKOマウスの夜間の身体活動量は，対照群と比較して有意に低下していることを見出した[29)]．一方，NAD$^+$中間体であるNMNをANKOマウスに投与すると夜間の身体活動量が対照群のレベルにまで回復した．この結果は，視床下部のNAD$^+$量はeNAMPTによって維持されており，身体活動量の制御に重要であることを示している．さらに，絶食による身体活動量の変化には視床下部SIRT1/OX2Rシグナルが関与していることから，ANKOマウスおよび脂肪組織特異的Namptノックインマウス（ANKIマウス）の48時間絶食後の身体活動量を調べた．その結果48時間絶食後の身体活動量は，対照群と比較すると，ANKOマウスでは有意に低く，ANKIマウスでは有意に高くなっていることを見出した．これらの結果をさらに確証するため，酵素活性を阻害する抗NAMPT抗体を静脈内投与すると，1時間後，視床下部のNAD$^+$量は有意に低下するが，海馬のNAD$^+$量は変化しないことが明らかとなった．加えて，ex vivo培養条件下においた視床下部片に精製eNAMPTリコンビナントタンパク質を添加すると，培養組織内のNAD$^+$量，Ox2rおよび神経活動量の指標となるcFosのmRNA発現量がいずれも上昇した．これらの結果は，eNAMPTが視床下部のNAD$^+$合成系，SIRT1活性および神経活動量を直接的に調節していることを示している．

この一連の研究から，脂肪組織から視床下部への，eNAMPTの分泌を介した全く新しい遠隔性制御の存在が明らかとなった（図4）．視床下部が哺乳類の老化・寿命制御に重要な役割を担っていることを考えると，脂肪組織がeNAMPTの分泌を介して，哺乳類の老化過程，ひいては寿命の制御に影響を及ぼしている，つ

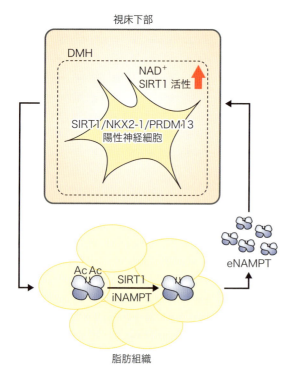

図4　視床下部と脂肪組織間のeNAMPTを介したフィードバック制御機構

SIRT1によりiNAMPT（intracellular NAMPT）が脱アセチル化されることにより，脂肪組織から血中にeNAMPT（extracellular NAMPT）として分泌される．eNAMPTは視床下部におけるNAD$^+$合成系およびSIRT1活性を賦活化させる．DMHのSIRT1/NKX2-1/PRDM13陽性神経細胞は，おそらく交感神経系を介して脂肪組織の制御に関与している，と考えられる．このように視床下部と脂肪組織の間にはNAD$^+$合成に仲介されるフィードバック制御が存在し，これがエネルギー代謝の制御，さらには老化・寿命制御に重要な役割を果たしていることが予想される．

まり老化のコントロールセンターである視床下部の機能を調整する「モジュレーター」の役割を果たしている，というモデルが考えられた[1]．われわれは現在，ANKIマウスの老化過程と寿命を調べることによって，このモデルをさらに詳細に検討しようとしている．

3 視床下部と脂肪組織間のeNAMPTを介したフィードバック制御の可能性

これまでのわれわれのPRDM13に関する研究，また eNAMPTに関する研究から，NAD$^+$/SIRT1/eNAMPTによって制御されている視床下部‒脂肪組織間のフィードバック制御の可能性が強く示唆される．つまり，脂肪組織から分泌されるeNAMPTが，視床下部におけるNAD$^+$合成およびその機能を制御するうえで重要な役割を果たすと同時に，SIRT1/NKX2-1/PRDM13陽性神経細胞は，おそらくは交感神経系を介して脂肪組織の制御に関与している，という図式である（**図4**）．eNAMPTはおそらく血流中のどこかでNMNを合成し，視床下部の神経細胞に正中隆起（median eminence）からNMNを供給しているもの，と予想されるが，この予想を証明していくにはさらなる詳細な検討が必要である．例えば，eNAMPTはNMNをどこでどのように合成するのか，そして視床下部の神経細胞はどのようにしてNMNを取り込むのか，といった問題を明らかにしていくことは，脂肪組織と視床下部を結ぶ全身性NAD$^+$合成制御機構を理解するうえで非常に重要である．またeNAMPTが視床下部におけるNAD$^+$合成を制御することで，SIRT1/NKX2-1/PRDM13陽性神経細胞の機能を調節し，睡眠の質を制御している可能性も考えられる．この点は，ANKOマウス，ANKIマウスの睡眠の状態を解析することによって答えていくことができるであろう．

一方，先述した通り，視床下部が主に交感神経系を介して脂肪組織の機能を調節していることはよく知られているが，視床下部が脂肪組織からのeNAMPTの分泌を制御しているのかどうか，については現時点では明らかでない．DMHに存在するSIRT1/NKX2-1/PRDM13陽性神経細胞が脂肪組織におけるeNAMPTの分泌を制御している可能性は十分に考えられる．DMH特異的*Prdm13*ノックダウンマウスと対照群の間で，血中のeNAMPT量もしくはeNAMPT活性に差があるのかどうか，を調べることによって，この問題に対する手がかりを得ることができるであろう．これらの研究を進めていくことによって，今後脂肪組織‒視床下部間のフィードバック制御の詳細，そのエネルギー代謝，老化・寿命制御における重要性が明らかになっていくことであろう．

おわりに

われわれの身体には恒常性を維持するために, フィードバック制御を備えた複雑なネットワーク制御機構が幾重にも備わっている. われわれが見出しつつある視床下部と脂肪組織の間の制御機構は, 身体の恒常性, 特に全身のNAD$^+$合成系を効率的に維持するうえで, 進化的に獲得されたネットワークシステムなのであろう. われわれは, このネットワークのロバストネスが徐々に変移, 減退していく過程が「老化」であり, その崩壊が起こるタイミングが「寿命」を決定している, というモデルを立てている. その点では, 全身を自由に循環しているeNAMPTは, このようなフィードバック制御を薬理学的にコントロールしていくための重要な標的分子になりうるであろう. さらには, その反応産物であるNMNも, このネットワークのロバストネスを保つうえで重要な役割を担っていると考えられる. 今後, さまざまな老化関連疾患の予防も見据えた抗老化方法論の確立のために, こうした臓器・組織相互のネットワークを深く解析していくことが, さらに重要になってくると考えられる. 今後のさらなる研究が期待される.

文献

1) 今井眞一郎:実験医学, 33:3136-3144, 2015
2) Satoh A, et al:Cell Metab, 18:416-430, 2013
3) Fantuzzi G:J Allergy Clin Immunol, 115:911-9; quiz 920, 2005
4) Sahu A:Front Neuroendocrinol, 24:225-253, 2003
5) Bamshad M, et al:Am J Physiol, 275:R291-R299, 1998
6) Cano G, et al:J Comp Neurol, 460:303-326, 2003
7) Ryu V, et al:J Neurosci, 35:2181-2190, 2015
8) Oldfield BJ, et al:Neuroscience, 110:515-526, 2002
9) Yang X & Ruan HB:Front Endocrinol (Lausanne), 6:149, 2015
10) Ramadori G, et al:Cell Metab, 12:78-87, 2010
11) Shi YC, et al:Cell Metab, 17:236-248, 2013
12) Whittle AJ, et al:Cell, 149:871-885, 2012
13) Musatov S, et al:Proc Natl Acad Sci USA, 104:2501-2506, 2007
14) Martínez de Morentin PB, et al:Cell Metab, 20:41-53, 2014
15) Zaia CT, et al:Brain Res Bull, 42:195-198, 1997
16) Kataoka N, et al:Cell Metab, 20:346-358, 2014
17) Kenney MJ & Ganta CK:Compr Physiol, 4:1177-1200, 2014
18) Sellayah D, et al:Cell Metab, 14:478-490, 2011
19) Tupone D, et al:J Neurosci, 31:15944-15955, 2011
20) Satoh A, et al:Aging Cell, 14:209-218, 2015
21) Hanotel J, et al:Dev Biol, 386:340-357, 2014
22) Chang JC, et al:Dev Cell, 25:182-195, 2013
23) Watanabe S, et al:J Neurosci, 35:8004-8020, 2015
24) Satoh A, et al:Handb Exp Pharmacol, 206:125-162, 2011
25) Revollo JR, et al:J Biol Chem, 279:50754-50763, 2004
26) Wang T, et al:Nat Struct Mol Biol, 13:661-662, 2006
27) Revollo JR, et al:Cell Metab, 6:363-375, 2007
28) Garten A, et al:Nat Rev Endocrinol, 11:535-546, 2015
29) Yoon MJ, et al:Cell Metab, 21:706-717, 2015
30) Satoh A, et al:J Neurosci, 30:10220-10232, 2010

<著者プロフィール>

佐藤亜希子:2006年10月よりワシントン大学今井研究室にポスドクとして所属. '05年, 富山大学大学院薬学研究科博士課程修了. 薬学博士. '11年より, Staff Scientist. 富山大学和漢医薬学総合研究所における漢方薬を用いた老化研究を経て, 現在は哺乳類における老化・寿命のメカニズムの解明をめざし, 特に睡眠と老化の密接な関係に興味をもって研究中. E-mail:asatoh@wustl.edu (日本語可).

今井眞一郎:1989年, 慶應義塾大学医学部卒業. '93年, 同大学大学院医学研究科博士課程修了. 医学博士. '93～'97年, 同大学医学部微生物学教室助手 (高野利也教授). '97～2001年, マサチューセッツ工科大学生物学部ポストドクトラルフェロー (Leonard Guarente 研究室). '01年7月より米国ミズーリ州セントルイスのワシントン大学医学部, 分子生物学・薬理学部門 (現 発生生物学部門) にAssistant Professor として赴任. その後, 医学部門も兼任. '08年, Associate Professor および tenure, '13年5月よりProfessor. 研究室のテーマは, 哺乳類サーチュインとNAD合成系の研究を中心とした, 哺乳類の老化・寿命制御のメカニズム解明と, productive aging を可能にする抗老化方法論の開発. E-mail:imaishin@wustl.edu (日本語可).

各研究分野を完全網羅した最新レビュー集

実験医学増刊号

年8冊発行【B5判】
定価（本体5,400円＋税）

Vol.33 No.7（2015年4月発行）
発症前に診断し、介入する
先制医療 実現のための医学研究

好評発売中

編集／井村裕夫，稲垣暢也

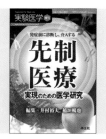

＜序＞　井村裕夫，稲垣暢也
＜概論＞先制医療とは何か―なぜ今それが必要か　井村裕夫

第1章　先制医療を支えるライフサイエンス
～非感染性疾患（NCD）の成因と経過～

＜1＞遺伝素因―GWASの成果とその先の展望　安田和基
＜2＞アルツハイマー病の環境因子　清原 裕
＜3＞胎生期から出生後早期における栄養環境とNCD発症リスクのかかわり―DOHaD学説の視点から　伊東宏晃
＜4＞先制医療の生物学的基盤としてのエピジェネティクス
　　久保田健夫，三宅邦夫，針谷夏代，望月和樹

第2章　主要な疾患と先制医療
～遺伝素因，環境因子，発症前診断の可能性，予防法～

＜代謝・内分泌疾患＞
＜1＞糖尿病と先制医療　福島光夫，雀部沙絵，清野 進
＜2＞糖尿病性腎症　脇野 修，長谷川一宏，伊藤 裕
＜3＞肥満・メタボリックシンドローム　菅波孝祥，小川佳宏
＜4＞腎疾患　比良野圭太，柳田素子
＜循環器系疾患＞
＜5＞食塩と高血圧研究の最前線　河原崎和歌子，藤田敏郎
＜6＞冠動脈疾患に対する先制医療―ゲノムから腸内細菌まで，発症予測と早期治療介入の可能性　平田健一
＜7＞脳血管疾患　細見直永，松本昌泰
＜呼吸器疾患＞
＜8＞慢性閉塞性肺疾患（COPD）　杉浦久敏，一ノ瀬正和
＜骨疾患＞
＜9＞骨粗鬆症　杉本利嗣

＜神経・精神疾患＞
＜10＞アルツハイマー病の先制医療　猪原匡史
＜11＞パーキンソン病―先制医療の実現にむけて　徳田隆彦
＜12＞発達障害の発生メカニズムを考える―リズム障害としての自閉症　小西行郎
＜がん＞
＜13＞がん領域における今後十年の先制医療の動向
　　山本精一郎，溝田友里
＜14＞乳がん発症リスクとそれに応じた先制医療の現状
　　下井辰徳，清水千佳子，藤原康弘

第3章　先制医療を実現するための研究
～技術開発，疫学，環境整備～

＜1＞膵β細胞定量―糖尿病の先制医療のために
　　藤田直尚，藤本裕之，稲垣暢也
＜2＞先制医療に向かってのアルツハイマー病の発症前画像診断
　　篠遠 仁，須原哲也
＜3＞先制医療のためのエビデンスを創るゲノムコホート研究
　　田原康玄，三木哲郎，松田文彦
＜4＞バイオマーカー　横井伯英，清野 進
＜5＞超高齢社会における健康長寿戦略―もう1つの先制医療
　　福間真悟，福原俊一
＜6＞データ主導型研究による先制医療の実現　桜田一洋

第4章　ライフコース・アプローチと先制医療
～新しいパブリック・ヘルス～

＜1＞ライフコース疫学　大木秀一
＜2＞妊娠成立前から始める先制医療　佐川典正
＜3＞小児肥満とヘルスケア　大関武彦
＜4＞科学技術イノベーション政策の観点から―先制医療の実現に向けた今後のあるべき方向性　辻 真博

発行　羊土社　〒101-0052　東京都千代田区神田小川町2-5-1　TEL 03(5282)1211　FAX 03(5282)1212
E-mail : eigyo@yodosha.co.jp
URL : http://www.yodosha.co.jp/
ご注文は最寄りの書店，または小社営業部まで

第2章
エネルギー摂取の制御機構

第2章 エネルギー摂取の制御機構

1. 食欲の中枢性制御

箕越靖彦

> 摂食を制御するニューロンとして，視床下部弓状核NPY/AgRPニューロンとPOMCニューロンがある．レプチンとグレリンは，1次ニューロンであるこれらニューロンを相反的に調節する．神経活動を選択的に制御する新しい研究手法の開発により，制御回路だけでなく，摂食におけるこれらニューロンの神経活動を視覚化することが可能となった．また，NPY/AgRPニューロンにおける細胞内シグナルとして，AMPK→脂肪酸酸化が関与することも明らかとなった．これに対して，肥満では，視床下部において炎症が起こると同時に報酬系にも異常をきたし，摂食調節が破綻する．摂食調節機構の研究は，1次ニューロンから，2次ニューロンを含む神経回路網，そして肥満をひき起こす分子メカニズムの解明へと進んでいる．

はじめに

脳は，個体全体のエネルギー状態，個々の組織の代謝状態を常にモニターし，それらの情報を統合することによって摂食を制御する．しかし，われわれは，「美味しい」食事に対してしばしば過食になる．このようにわれわれの体は，代謝恒常性を維持する機構と，代謝恒常性を越えてさらに摂食する機構を有しており，前者を「ホメオスタティック」(homeostatic)，後者を「ヘドニック」(hedonic) 調節とよぶ[1]．ホメオスタティック調節を行う代表的な領域は視床下部と脳幹であり，ヘドニック調節には「報酬系」を司る中脳腹側被蓋野から外側野（内側前脳束）を通り線条体（側坐核），嗅球，辺縁系，新皮質に至るドパミンニューロンが関与する（中脳皮質辺縁系経路；図1）．

摂食調節に関する最近の特筆すべき研究成果は，光刺激などの新しい手法によって，摂食や代謝調節にかかわる神経回路が，ニューロンレベルで少しずつ解明されたことである．これらの研究手法によって，摂食に関与する神経回路を選択的に活性化あるいは不活化し，摂食行動を直接制御することが可能になった．また，摂食にかかわるニューロンの活動を，細胞内カルシウムの動きとして捉えることにより，*in vivo*でモニターすることもできるようになった．興味深いことに，視床下部弓状核に存在する代表的な摂食調節ニューロン，NPY/AgRPニューロン（以下，AgRPニューロン）は，摂食を開始すると直ちに神経活動が抑制され，食物を見ただけでも活動が一過性に抑制される[2)3)]．このことは，摂食を制御するAgRPニューロンが，エネルギー状態だけでなく，高次脳機能の制御を受けることを示唆する．他方，肥満は，視床下部において炎症をひき起こし，視床下部のさまざまな調節機構に異常

Central regulation of appetite
Yasuhiko Minokoshi[1)2)] : Division of Endocrinology and Metabolism, Department of Developmental Physiology, National Institute for Physiological Sciences[1)] /Department of Physiological Sciences, SOKENDAI (The Graduate University for Advanced Studies School of Life Science)[2)] （生理学研究所発達生理学研究系生殖・内分泌系発達機構[1)] ／総合研究大学院大学生命科学研究科生理科学専攻[2)]）

をきたすことによってホメオスタティック調節作用，そしてヘドニック調節を破綻させる．

視床下部における摂食制御ニューロンの細胞内シグナル伝達機構も少しずつ研究が進んでいる．AMPK（AMP-activated protein kinase）は，細胞内のAMPによって活性化することから「代謝センサー」または「代謝ゲージ」と考えられている[4]．AMPKは，摂食促進ニューロン，例えばAgRPニューロンなどにおいて，絶食によって活性化し，摂食行動をひき起こす[4)5]．これとは反対に，摂食やグルコース投与によってAMPK活性は抑制される[4)5]．AMPKは，骨格筋や肝臓などの末梢組織と同様に，これらのニューロンにおいて脂肪酸代謝を変化させ，これをシグナルとして，神経活動を制御する[6]．

本稿では，まず，視床下部において摂食にかかわる神経回路，特に，AgRPニューロンに関する最近の研究について述べる．また，AgRPニューロンにおけるシグナル分子としてAMPKをとり上げる．次いで，肥満に伴う視床下部の炎症，報酬系の異常に関する最近の知見を概説する．

1 摂食，エネルギー代謝調節にかかわる神経回路

摂食調節にかかわる重要な脳領域として，視床下部，脳幹，線条体，側坐核，扁桃体などがある（図1）．視床下部のなかで摂食を調節する主要な視床下部神経核は，弓状核，腹内側核（VMH），外側核（LH），そして室傍核である（図2）[1]．

弓状核には，POMCニューロンとAgRPニューロンが存在し，エネルギー代謝を相反的に調節する（図2）．POMCニューロンは，レプチンやグルコースによって活性化し，α-MSH（α-melanocyte stimulating hormone；前駆体であるPOMCからプロセッシングを受けて産生）を分泌する．α-MSHは，メラノコルチン受容体（MCR）を介して室傍核や外側核（LH）に存在する2次ニューロンに作用を及ぼす．活性化したMCRは，摂食を抑制すると同時にエネルギー消費を亢進させる．摂食調節にかかわるMCRはMC3RとMC4Rであり，MC4Rが特に重要である．AgRPニューロンは，NPYとAgRPに加えてGABAを分泌する．NPYは，NPY受容体を活性化することによって，またAgRPはMC4Rを抑制することによって摂食を促進する．

多くのグルコース感受性ニューロンは，グリアなどの脳脊髄液関門を介してグルコースの濃度変化を感知する．POMCニューロンとAgRPニューロンもグルコース感受性ニューロンである．しかし，弓状核の脳脊髄液関門は物質選択性が厳密ではなく，弓状核のニューロンは，末梢感覚神経からの情報の他，循環血液中のグルコース，脂肪酸，サイトカイン，レプチンやグレリンなどのホルモンの濃度変化を直接感知している可能性がある．

腹内側核（VMH）には，転写因子SF1/Ad4BP（steroidogenic factor 1/adrenal 4 binding protein）を

[キーワード&略語]
摂食，AgRP，AMPK，報酬系，肥満

α-MSH：α-melanocyte stimulating hormone
aBNST：anterior bed nucleus of the stria terminalis（前分界条床核）
AgRP：agouti-related peptide
AMPK：AMP-activated protein kinase（AMPキナーゼ）
LH：lateral hypothalamus（外側核）
MCH：melanin concentrating hormone
MCR：melanocortin receptor（メラノコルチン受容体）
NPY：neuropeptide Y
NTS：nucleus of the solitary tract（孤束核）
OEA：oleoylethanolamide
PAG：periaqueductal gray（中脳水道周囲灰白質）

PACAP：pituitary adenylate cyclase-activating polypeptide
PBN：pontine parabrachial nucleus（脚傍核）
POMC：proopiomelanocortin
PVN：paraventricular nucleus of the hypothalamus（室傍核）
PVT：paraventricular nucleus of the thalamus（視床室傍核）
TRH：thyroid stimulating hormone-releasing hormone
VMH：ventromedial nucleus of the hypothalamus（腹内側核）
VTA：ventral tegmental area（腹側被蓋野）

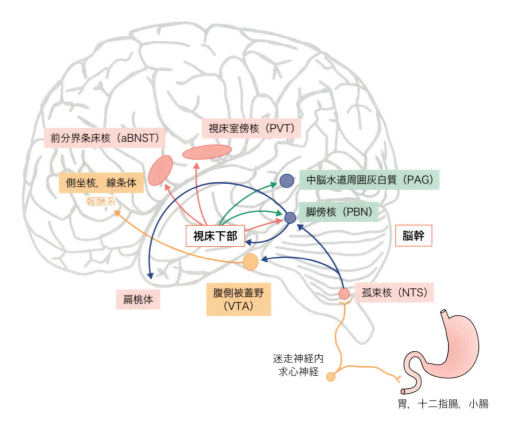

図1　本稿で述べた摂食調節のための主な脳神経回路
消化管およびその他の内臓器官からの情報は迷走神経内求心路，孤束核（NTS）を通って腹側被蓋野（VTA）に至り，ドパミンニューロン→線条体，側坐核からなる報酬系を調節する（→）．また，消化管からのさまざまな「不快」な感覚は，迷走神経求心路→孤束核→脚傍核（PBN）を通って扁桃体に至り，摂食を抑制する（→）．視床下部弓状核AgRPニューロンは，脚傍核（PBN）においてこの摂食抑制経路を阻害することにより摂食を維持する（→）．AgRPニューロンは，また，視床下部室傍核，外側核（LH）など視床下部ニューロンの他，前分界条床核（aBNST），視床室傍核（PVT）ニューロンを介して摂食を促進する（→）．視床下部室傍核ニューロンは，中脳水道周囲灰白質（PAG），脚傍核（PBN）ニューロンを制御することによって，摂食を抑制している（→）．AgRPニューロンは，この室傍核ニューロンを抑制することによって摂食を促進する（**図3**を参照）．

発現するニューロンが多数存在し，このプロモーターを利用した遺伝子改変マウスを用いて研究が行われている．これらの研究によると，SF1/Ad4BPニューロンは，グルタミン酸ニューロンでありレプチンやグルコースの調節を受ける．また，このニューロンのレプチン受容体を選択的にノックアウトしたマウスは肥満し，早期にインスリン抵抗性をひき起こす．VMHは，レプチンによる骨格筋へのグルコースの取り込み促進作用に関与するなど，代謝調節に重要な調節作用を営んでいる[7]．

外側核（LH）には，摂食を促進するMCH（melanin concentrating hormone）ニューロンとオレキシンニューロンが存在する（**図2**）．これらのニューロンは，弓状核のPOMCニューロンとAgRPニューロンから相反的な調節を受ける．レプチンとグルコースはこれらのニューロン活動を抑制する．オレキシンニューロンは，覚醒維持に必須のニューロンであるが，これに加えて，摂食を含む動機づけ行動に対して促進的な調節作用を及ぼす．さらに，交感神経系を介して代謝を調節する．例えば，オレキシンニューロンは摂食早期の味覚刺激によって活性化し，摂食を促進するとともに，骨格筋を支配する交感神経を活性化することによって骨格筋でのグルコースの利用を選択的に促進し，血糖上昇を抑える[8]．

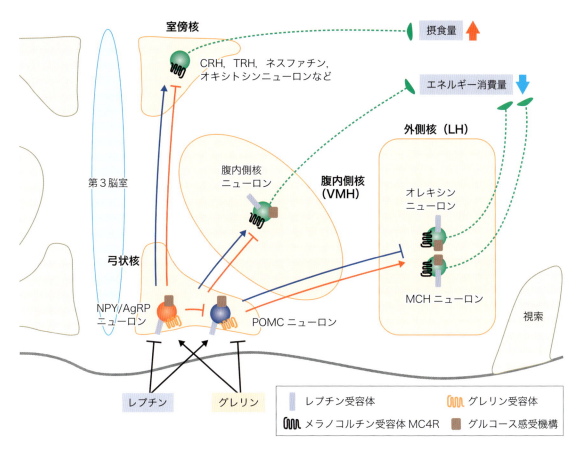

図2 エネルギー代謝調節にかかわる視床下部の神経回路
弓状核には，NPY/AgRPニューロン（AgRPニューロン）とPOMCニューロンが存在し，グレリンとレプチンはこれらを相反的に調節する．AgRPニューロンとPOMCニューロンは，視床下部室傍核，腹内側核，外側核に軸索を伸ばし，これらのニューロンを制御することによってエネルギー代謝を調節する．

脳幹では，孤束核（NTS）と腹側被蓋野（VTA）が重要である（図1）．NTSは迷走神経内の求心性神経を介して腹部内臓臓器からの情報を受ける．また，脚傍核（PBN）はNTSからの内臓臓器の情報を受けて，摂食調節（抑制）に関与する[9]．VTAには，報酬系調節にかかわるドパミンニューロンが存在する．VTAのドパミンニューロンは，線条体および側坐核ニューロンを支配し，報酬系の調節に中心的役割を担う[1]．

2 弓状核AgRPニューロンによる摂食調節作用

弓状核のPOMCニューロンとAgRPニューロンは，レプチンとグレリンの1次標的ニューロンとして最も解析が進でいる（図2）．レプチンは，POMCニューロンの活動を高めるとともに，AgRPニューロンの活動を抑制することによって摂食を抑制する．反対に，グレリンは，AgRPニューロンを活性化し摂食を促進する．弓状核のAgRPニューロンの神経活動を人工的に高めると，動物は過食となり肥満するが，絶食はこのニューロンを活性化する最も代表的な生理的刺激である．レプチン，レプチン受容体遺伝子に異常をもつob/ob，db/db肥満マウスでは，AgRPニューロンの活動が著しく亢進している．

AgRPとNPY遺伝子をノックアウトしても，摂食量や体重にほとんど変化がない．しかし，成長後にこのニューロンの働きを抑制すると，摂食が著しく低下して死に至る[9]．この実験結果は，AgRPニューロンが摂

食行動の発現に必須であることを明確にした．AgRPニューロン選択的にジフテリア毒受容体をマウスに発現させ，成長後にジフテリア毒を投与することによって，弓状核のAgRPニューロンを死滅させる実験が行われた．結果，マウスは完全に摂食を止め，体重が減少して死に至ることがわかった．しかし，弓状核AgRPニューロンの標的ニューロンの1つ，脚傍核（PBN）ニューロン（図1，図3）に，GABA$_A$受容体作動薬を6日間作用させると，マウスの体重減少と死を防止することができた．PBNは，グルタミン酸を伝達物質とする興奮性入力をNTSから受けており，迷走神経を介して腹部の不快な感覚など内臓感覚情報をPBNに伝えて，摂食を抑制する（図1，図3）．また，PBNには扁桃体中心核に軸索を送る興奮性ニューロンがあり，これが摂食抑制に関与する．この機構をAgRPニューロンが抑制している[9)10)]．そのため，AgRPニューロンを破壊すると，PBNニューロンが異常興奮を起こし，結果，摂食が抑制されると考えられる．GABA$_A$受容体作動薬を6週間投与すると，その間にPBN内でシナプスの再編成が起こり，PBNニューロンの異常興奮が終息する．この実験結果は，摂食調節におけるAgRPニューロンの重要性とともに，これら神経回路の可塑性がきわめて動的に制御されることを示している．AgRPとNPY遺伝子をノックアウトしても，摂食量や体重にほとんど変化がない原因は，神経回路の再編成が発達期に起こるためと考えられる．

それでは，AgRPニューロンによる摂食促進作用は，どのニューロンを介するのであろうか（図3）．AgRPニューロンの標的ニューロンとして，①弓状核POMCニューロン，②室傍核ニューロン，③前分界条床核（aBNST）ニューロン，④視床室傍核（PVT）ニューロン，⑤外側核（LH）ニューロン，⑥脚傍核（PBN）ニューロン，⑦中脳水道周囲灰白質（PAG）ニューロン，⑧孤束核（NTS）ニューロン，⑨放線核ニューロンがある．Beteleyらは，これらのニューロンのなかで，②室傍核ニューロン，③aBNSTニューロン，④PVTニューロン，⑤LHニューロンが，AgRPニューロンの摂食促進作用に関与すると報告した[11)]．また，Garfieldらは，MC4Rを発現する各領域のニューロンを解析し，室傍核ニューロンがAgRPニューロンの摂食促進作用に最も重要であると報告した[12)]．

室傍核は，古くから，AgRPとNPYが摂食促進作用をひき起こすための重要な中継点であると考えられている．ごく最近，Atasoyらは，光刺激を用いた手法により，室傍核のオキシトシンニューロンが，AgRPニューロンによる摂食促進作用に関与することを報告した（図3）[13)]．また，先述したGarfieldは，室傍核MC4R発現ニューロンの標的ニューロンを調べ，弓状核AgRPニューロン→室傍核MC4R発現ニューロン→PBNニューロンが摂食促進作用に重要であると報告した．一方，Stachniakらは，室傍核ニューロンの標的ニューロンとして，PAGニューロンが重要であると報告している（図3）[14)]．このように研究グループによって室傍核ニューロンの標的ニューロンが異なるが，その違いは，室傍核ニューロンを選択するために使用したプロモーターの違いによる可能性がある〔GarfieldはMC4R-Creを，Stachniakは室傍核ニューロンに比較的選択的なSim1（Single-minded 1）-Creを用いた〕．

3 AgRPニューロンの活動特性と上位調節ニューロン

マウスなど実験動物を絶食すると，AgRPニューロンの神経活動が高まると同時に，AgRPニューロンへの興奮性入力が増大する．このことは，グレリンや栄養素の他に，AgRPニューロンの活動を高める上位ニューロンが存在することを示す．ごく最近，AgRPニューロンを活性化するニューロンが明らかとなった[15)]．このニューロンは，室傍核に存在するPACAP（pituitary adenylate cyclase-activating polypeptide）あるいはTRH（thyroid stimulating hormone-releasing hormone）を発現し，かつグルタミン酸を分泌するニューロンである．これらのニューロンは，絶食によってグルタミン酸を分泌してAgRPニューロンを活性化し，摂食を促進する（図3）．

それでは，AgRPニューロンは，in vivoにおいてどのような神経活動を営んでいるのであろうか．最近，AgRPニューロンの細胞内カルシウムを，in vivoでリアルタイムにモニターした研究結果が報告された[2)3)]．この実験では，人工タンパク質GCaMPをAgRPニューロンに選択的に発現させ，弓状核に挿入した光ファイ

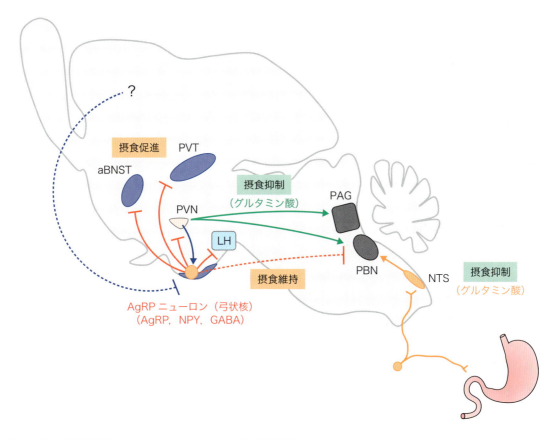

図3 視床下部弓状核AgRPニューロンによる摂食調節機構
弓状核AgRPニューロンは，脚傍核（PBN）ニューロンを抑制することによって，摂食を維持する（┄┤）．また，AgRPニューロンは，前分界条床核（aBNST），視床室傍核（PVT），室傍核（PVN），外側核（LH）ニューロンを抑制することにより摂食を促進する（━┤）．室傍核（PVN）ニューロンは，中脳水道周囲灰白質（PAG），脚傍核（PBN）に軸索を送り，摂食を抑制する（→）．弓状核AgRPニューロンは，この室傍核（PVN）ニューロンを抑制することによって摂食を促進する．Garfieldらは，弓状核AgRPニューロン→室傍核（PVN）ニューロン→脚傍核（PBN）ニューロンが，AgRPニューロンによる摂食促進作用に最も重要と報告している[12]．室傍核PACAP，TRHニューロンは，絶食時に活性化し，弓状核AgRPニューロンの神経活動を高める（→）．他方，AgRPニューロンは摂食の開始直後に直ちに抑制される（┄┤）．しかし，その抑制作用がどのような上位ニューロンによってもたらされるかは不明である．

バーによってAgRPニューロンの細胞質内カルシウムの濃度変化を経時的にモニターした．その結果，AgRPニューロンは，絶食によって活動が高まり，食物を摂取した途端に，（摂食はまだ続いているにもかかわらず）その活動が速やかに抑制されることがわかった．さらに，AgRPニューロンは，食物を見ただけで活動が一過性に抑制されることもわかった．すなわち，摂食開始時に，その後の摂食によって得られる満腹感を予測し，その強さに応じてAgRPニューロンの神経活動が抑制されると考えられる．このように，AgRPニューロンには，その活動を促進する上位ニューロンだけでなく，抑制する上位ニューロンが存在する．

4 AgRPニューロンにおけるAMPKの調節作用

AMPKは，細胞内のエネルギー状態に応じて活性を変化させ，脂肪酸酸化，コレステロール合成，タンパク質合成を制御することによって，エネルギー状態を一定に保つ「代謝ゲージ」として機能している[4]．われわれは，レプチンや摂食により，視床下部弓状核と室傍核などにおいてAMPK活性が低下することを見出

した[5]．これとは反対に，絶食によって視床下部室傍核，弓状核のAMPK活性が高まった[5]．また，視床下部弓状核を含む視床下部内側部に活性型AMPKを発現させると，マウスは過食となり体重が増加すること，反対に活性抑制型AMPKを発現させると摂食が抑制されることを示した[5]．さらに，グレリンやカナビノイドなど多くの摂食調節因子が，視床下部AMPK活性を高めることによって摂食を促進することも報告された[16]．グレリンはAMPKキナーゼの1つであるCaMKKβ（Ca^{2+}/calmodulin-dependent protein kinaseca kinase β）を介して活性化する[4)16]．これに対して，レプチンによるAMPK活性の抑制作用は，mTOR（mammalian target of rapamycin）およびS6K（ribosomal protein S6 kinase）を介することが報告されている（図4）[17]．これらの実験により，視床下部AMPKは，ホルモンや神経伝達物質，グルコースなどの栄養素の情報を統合して摂食を制御する細胞内シグナル伝達因子であることが明らかとなった．

AMPKは，イオンチャネルなどをリン酸化し，その活性を制御する．しかし，最近の研究によると，ニューロンにおいても脂肪酸化を介して摂食を促進することが明らかとなった（図4）[6]．AMPKは，骨格筋や肝臓においてACC（acetyl-CoA carboxylase）をリン酸化してその活性を抑制する．その結果，産物であるmalonyl-CoA量を低下させる．malonyl-CoAは，脂肪酸合成の基質であると同時に，ミトコンドリアにacyl-CoAを取り込むCPT1（carnitine palmitoyl-transferase I）のアロステリック阻害剤である．malonyl-CoAが低下することによってCPT1活性が上昇し，脂肪酸酸化が高まる．実際に，グレリンによってAgRPニューロンが活性化すると，AMPKが活性化すると同時に，脂肪酸酸化関連遺伝子の発現，ミトコンドリアでの酸素消費が亢進する[6]．また，CPT1活性を抑制すると，グレリンの摂食促進作用が抑制される．さらに，AMPKを活性化すると，AgRPニューロンにおいて細胞質内カルシウムが増加することも報告されている．

AMPKと脂肪酸化が，どのような機構によって細胞質内カルシウム濃度を増加させるかは，まだよくわかっていない．最近，前述したAgRPニューロンを制御する興奮性シナプスにおいて，その活性化にAMPKが関与することが示された[18]．この研究によると，AMPKはcADPR（cyclic ADP-ribose）を介して前シナプスのカルシウム濃度を上昇させ，その結果，グルタミン酸の分泌が促進し，AgRPニューロンを興奮させる．ニューロンに存在するCPT1には，CPT1cとCPT1aがあり，CPT1aはミトコンドリアに存在するが，CPT1cは小胞体にも存在する．これらの事実から，AMPK→ACC→CPT1a, cを介した細胞質内カルシウムの上昇は，ミトコンドリアと小胞体の両方がかかわる可能性がある（図4）．

5 肥満と視床下部における炎症

実験動物を肥満させると，視床下部においてレプチン抵抗性が生じる．とりわけ，弓状核はレプチン抵抗性が早期に起こる神経核である[19]．この理由として，弓状核は脳脊髄液関門の物質選択性が弱く，循環血液中の栄養素，ホルモン，サイトカインなどに直接曝露することが考えられる．結果，SOCS3（suppressor of cytokine signaling-3），PTP1B（protein tyrosine phosphatase 1B），TCPTP（T cell protein tyrosine phosphatase）の発現が増加し，レプチンおよびインスリンシグナルを抑制する．視床下部が異常をきたす原因として，末梢組織と同様，炎症反応が関与することが報告されている．これらの研究によると，高脂肪食によって肥満したマウスの視床下部では，小胞体ストレスの結果としてIKKβ/NF-κB経路が活性化し，これによってSOCS3が発現するとともに，視床下部でのインスリンおよびレプチン抵抗性が誘導される．視床下部において小胞体ストレスあるいはIKKβ/NF-κBの活性化を抑制すると，インスリンとレプチンの細胞内シグナル，高脂肪食に対する過食が改善する[20]．ヒトにおいても，肥満すると炎症反応の結果と考えられるグリオーシスが視床下部においてひき起こされる[21]．

6 報酬系による摂食調節と肥満者の行動特性

摂食行動など多くの行動には，欲求刺激の増加によってポジティヴな情動を生起し，その行動を増加・維持する機構が備わっており，動機づけ行動を完遂す

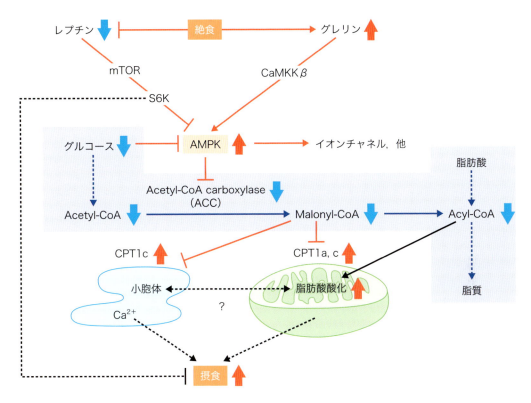

図4　AgRPニューロンにおけるAMPKのシグナル伝達機構（仮説）
絶食はグレリンの濃度を増加させ，CaMKKβを介してAgRPニューロンのAMPKを活性化する．これに対して，レプチンは，mTOR，S6Kを介してAMPKを抑制する．AMPKは，ACCをリン酸化することによってmalonyl-CoA量を低下し，CPT1a, cを活性化する．その結果，AgRPニューロンの神経活動を高め，摂食を促進する．AMPKは，このように，ホルモンと代謝情報を統合してAgRPニューロンの活動を制御する細胞内シグナル伝達因子と考えられる．

るために必須の脳機能である．この欲求刺激の呈示から，行動に至るまでの処理過程にかかわる脳部位を「報酬系」とよぶ．報酬系は，摂食行動や性行動などが完遂した際に起こる「快感」の発現と関連しており，薬物依存や過食行動に関与する．前述したように，中脳腹側被蓋野から側坐核へのドパミンニューロンの投射経路（中脳皮質辺縁系経路）は，「報酬系」の調節にかかわる重要な神経経路であり，レプチンはこのニューロンを抑制する[22]．

fMRIの発達により，食物摂取における肥満者の脳活動が少しずつ明らかとなってきた．残念ながら，現在もなお，視床下部神経核の活動を正確に調べることは困難であるが，報酬系を含む，より高次脳領域の調節作用が解明されつつある．これらの研究によると，肥満者は，線条体などにおいて，標準体重のヒトと比べて食物の写真を呈示したときの反応が亢進しており，摂食後も反応はなかなか低下しない[23]．これは「薬物依存」と類似した反応特性である．これに関連して，肥満者では，線条体においてドパミン2型（D2）受容体の数が低下していることが明らかにされている[23]．この結果は，「摂食しても満足感が得られない」，肥満者特有の摂食特性と連関している可能性がある．

それでは，摂取した脂肪はどのようにして報酬系を活性化し，満腹感（満足感）をつくり出すのであろうか．OEA（oleoylethanolamide）は，脂肪を摂食すると，消化管においてオレイン酸とエタノールアミンから産生される．産生されたOEAは，消化管のPPARαと膜タンパクであるCD36を通して迷走神経を刺激し，NTSに情報を脳に伝えて，摂食を抑制する（図1）．このOEAによる摂食抑制システムに，報酬系が関与する

ことが報告されている[24]．すなわち，正常体重のマウスに美味な食餌である高脂肪食を与えると，消化管においてOEAが産生され，PPARα→迷走神経を介して線条体におけるドパミンの分泌が高まる．これによって満腹感（満足感）がつくり出される．これに対して，高脂肪食を常時与えたマウスでは，消化管におけるOEAの産生が低下しており，そのため，高脂肪食を与えても線条体においてドパミンの分泌が亢進しない．その結果，摂食を続けることになる．

おわりに

　神経科学領域における研究手法の発達は目覚ましく，摂食行動，食欲調節にかかわる神経機構が少しずつ明らかとなってきた．しかし，中枢性抗肥満薬は少なく，副作用もしばしば問題となるなど，まだまだわれわれの知識は不十分である．事実，摂食の調節に，報酬系がどのような作用を営んでいるかも不明な点が多い．また，AgRPニューロンの細胞内シグナル分子として，AMPK-脂肪酸代謝系がどのようなメカニズムを介して神経活動を制御するのか，詳細な分子機構は不明である．さらに，炎症がこれらの機能にどう影響を及ぼすかもわかっていない．ごく最近の研究によると，神経幹細胞の運動や増殖に，脂肪酸代謝が関与することが報告されている[25]．これらの実験結果は，視床下部だけでなく，高次脳機能にも脂肪酸代謝が調節作用を及ぼすことを示唆する．脳の炎症が老化と密接に関係することを考えると[20]，脳の代謝もおそらく老化と関係する可能性が高い．今後の研究によって，これらの問題が解明されることを期待したい．

文献

1) van der Klaauw AA & Farooqi IS：Cell, 161：119-132, 2015
2) Betley JN, et al：Nature, 521：180-185, 2015
3) Chen Y, et al：Cell, 160：829-841, 2015
4) Hardie DG, et al：Nat Rev Mol Cell Biol, 13：251-262, 2012
5) Minokoshi Y, et al：Nature, 428：569-574, 2004
6) Andrew ZB, et al：Nature, 454：846-851, 2008
7) Toda C, et al.：Diabetes, 62：2295-2307, 2013
8) Shiuchi T, et al.：Cell Metab, 10：466-480, 2009
9) Wu Q, et al：Cell, 137：1225-1234, 2009
10) Wu Q, et al：Nature, 483：594-597, 2012
11) Betley JN, et al.：Cell, 155：1337-1350, 2013
12) Garfield AS, et al：Nat Neurosci, 18：863-871, 2015
13) Atasoy D, et al：Nature, 488：172-177, 2012
14) Stachniak TJ, et al：Neuron, 82：797-808, 2014
15) Krashes MJ, et al：Nature, 507：238-242, 2014
16) Xue B & Kahn BB：J Physiol, 574：73-83, 2006
17) Dagon Y, et al：Cell Metab, 16：104-112, 2012
18) Yang Y, et al：Cell, 146, 992-1003, 2011
19) Myers MG, et al：Annu. Rev Physiol, 70：537-556, 2007
20) Zhang X, et al：Cell, 135：61-73, 2008.
21) Thaler JP, et al：J Clin Invest, 122：153-162, 2012.
22) Domingos AI, et al：Nat Nerusci, 14：1562-1568, 2011
23) Stice E, et al：Curr Top Behav Neurosci, 6：81-93, 2011
24) Tellez LA, et al：Science, 341：800-802, 2013
25) Knobloch M, et al：Nature, 493：226-300, 2013

＜著者プロフィール＞
箕越靖彦：1987年，愛媛大学大学院医学研究科博士課程修了，医学博士．同年，同大学医学部医化学第一助手，'92年，シカゴ大学生化学教室に留学（G. Bell教授），'93年，愛媛大学医学部医化学第一講師，'97年，同助教授．2000年よりハーバード大学医学部（B. B. Kahn教授）にVisiting Associate ProfessorおよびLecturerとして留学．'03年より現所属教授．視床下部によるエネルギー代謝調節機構に興味をもち研究を続けている．

第2章 エネルギー摂取の制御機構

2. 迷走神経求心路を介する摂食調節

上野浩晶,中里雅光

> 迷走神経は,消化管の機械的進展や食物の流入などの情報を中枢神経系に伝達する.消化管ペプチドは,消化管粘膜層まで達している迷走神経求心路末端の受容体に結合し,迷走神経の電気的活動を変化させて延髄孤束核,さらに視床下部などに情報を伝達する.複数の摂食抑制ペプチドが相乗的に迷走神経を介して摂食抑制作用を発揮すること,摂食亢進ペプチドであるグレリンは迷走神経を介して摂食抑制ペプチドの作用に拮抗していること,肥満では迷走神経に炎症が生じて摂食抑制ペプチドの作用が減弱することも明らかになっている.一方で,迷走神経を電気刺激する埋込型デバイスが肥満治療として臨床応用されつつある.

はじめに

日本を含めた世界中で肥満者が増加し,肥満に関連した糖尿病,高血圧,心血管疾患,睡眠時無呼吸症候群などを重複してもつ患者も増加しており,社会的にも経済的にも大きな問題となっている.肥満者が減量に成功すれば,合併する疾患は改善することが多いが,現実的には減量およびその維持は容易でない.効果的で安全な減量方法を確立するためにも摂食調節やエネルギー代謝調節機構の全容を明らかにすることは重要

である.前稿(第2章-1)では中枢神経系での食欲調節機構が解説されたが,本稿では末梢組織からの摂食調節機構について,特に中枢神経系への伝達経路として重要な迷走神経求心路を中心に概説する.

1 消化管と中枢神経をつなぐ迷走神経

迷走神経は,消化管からの種々の情報を中枢神経系に伝達する第10番脳神経である.迷走神経は内臓感覚神経である求心線維および運動神経である遠心線維か

[キーワード&略語]
迷走神経,消化管ペプチド(グレリン,レプチン,コレシストキニン),埋込型デバイス

- **CART**:cocaine- and amphetamine-regulated transcript
- **CCK**:cholecystokinin(コレシストキニン)
- **EGR1**:early growth response 1
- **GLP-1**:glucagon-like peptide-1
- **NPY**:neuropeptide Y(ニューロペプチドY)
- **PAI-1**:plasminogen activator inhibitor-1
- **POMC**:pro-opiomelanocortin(プロオピオメラノコルチン)
- **PYY**:peptide YY(ペプチドYY)
- **SOCS-3**:suppressor of cytokine signaling-3

Feeding regulation through the vagal afferent nerve
Hiroaki Ueno/Masamitsu Nakazato:Neurology, Respirology, Endocrinology and Metabolism, Department of Internal Medicine, Faculty of Medicine, University of Miyazaki(宮崎大学医学部内科学講座神経呼吸内分泌代謝学分野)

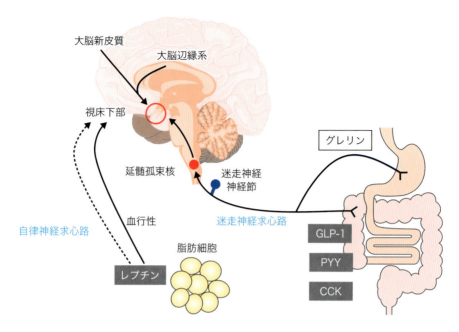

図1　迷走神経を介した中枢と末梢組織による摂食調節機構
脂肪細胞から分泌されるレプチンは血流を介して視床下部弓状核へ，グレリンやGLP-1，PYY，CCKなどの消化管ペプチドは迷走神経求心路から延髄孤束核を介して視床下部へ作用する．□は摂食亢進ペプチド，■は摂食抑制ペプチドを表す．

らなるが，横隔膜下での約90％は求心線維である．迷走神経求心線維の神経終末は消化管粘膜および粘膜下に分布しており，食事に伴う胃の機械受容器を介する伸展刺激，食物やその代謝産物が刺激となって消化管から分泌される消化管ペプチドなどの情報を延髄孤束核を介して中枢へ伝達している．

2 消化管ペプチドと迷走神経

消化管ペプチドは多数存在するが，胃で産生・分泌されるグレリンは唯一摂食亢進作用をもち，それ以外のCCK（cholecystokinin），PYY（peptide YY），GLP-1（glucagon-like peptide-1）などは摂食抑制に作用する．消化管で産生されたペプチドは，消化管の粘膜層まで到達している迷走神経線維末端の各受容体に結合するが，各受容体は迷走神経節神経細胞で合成されて末梢（消化管側）まで輸送される．消化管ペプチドが各受容体に結合すると，摂食亢進ペプチドであるグレリンの場合は迷走神経求心路の発火頻度が抑制され，摂食抑制ペプチドであるCCK，PYY，GLP-1では増大する．このように消化管ペプチドの情報は電気的な信号に変換されて脳幹（延髄孤束核）に達し，脳幹部での神経伝達物質の放出を制御して視床下部に向かう次のニューロンに情報を伝達している（図1）．

グレリンの場合，迷走神経求心路を上行した情報は延髄孤束核でノルアドレナリンニューロンに伝達され，視床下部でのノルアドレナリン分泌亢進などを介して摂食亢進作用が発揮される[1]．PYYは迷走神経求心線維の電気活動を亢進して視床下部へ満腹情報を伝達し，視床下部弓状核にある摂食抑制作用をもつPOMC（pro-opiomelanocortin）ニューロンを活性化し，摂食亢進作用をもつNPY（neuropeptide Y）ニューロンを抑制する．また，延髄孤束核に存在するGLP-1受容体は胃の機械的伸展刺激を感知して摂食抑制に作用している．

3 複数のペプチドによる相互作用

迷走神経には1つの細胞体に複数の受容体が共発現しており，摂食に関して相加・相乗的または拮抗的に

作用している．一例として迷走神経にはレプチン受容体とCCK受容体が発現している．培養した迷走神経節細胞にCCKを単独で投与すると生理学的濃度の約1,000倍にあたる10 nMで活性化がみられるが，レプチンとCCKを同時投与するとCCKは生理的濃度の10 pMであっても活性化される[2]．*In vivo*においてもCCK単独に比べて，CCKとレプチンの併用はより強い摂食抑制作用を示す[3]．そのメカニズムとして，CCKは迷走神経求心路において最初期遺伝子であるEGR1（early growth response 1）の核内への移行を促進することで，摂食抑制作用をもつCART（cocaine- and amphetamine-regulated transcript）の発現を増やして摂食抑制に作用する．レプチンはSTAT3を介してEGR1の発現を増加させることでCCKと相乗的に摂食抑制作用を示す．一方で，グレリンはEGR1の核内移行とSTAT3を阻害することにより，CCKとレプチンの両方に拮抗することでも摂食亢進作用を示す[2]．

グレリンとGLP-1は摂食や迷走神経の電気活動に対して逆の作用をもつが，ラットにGLP-1を投与したときにみられる摂食抑制や迷走神経の発火頻度の増大は，グレリンを30分前に前投与しておくとキャンセルされる．また，グレリン投与でみられる摂食亢進や迷走神経の発火頻度の抑制は，GLP-1を30分前に前投与しておくとキャンセルされる．同様のことはCCKとグレリンを用いた研究でも示されている[4]．一方，投与間隔を60分にすると相互作用は消失し，後から投与されたペプチドの作用は通常通りに認められる．これは，摂食行動時の満腹情報が時間経過の後に解除されることを示しており，消化管ペプチドが満腹と空腹の時間制御に重要な役割を果たしていると考えられる．

ヒトにおいても，早食いはゆっくり食べた場合と比較して食後のCCKやGLP-1分泌のピークが早くなることが報告されている[5]．グレリンは空腹となる食直前に最も血中濃度が上昇して摂食亢進作用を示すが，早食いであるとCCKやGLP-1の血中濃度上昇が早期に起こるため，CCKやGLP-1による食欲抑制作用が充分に発揮されず，満腹感の喪失や過食につながる可能性もある．また，グレリンは迷走神経におけるGLP-1受容体の細胞膜への移動を抑制しているとも報告されており[6]，食後にグレリンの血中濃度が低下すると，GLP-1受容体が細胞膜上へ移動し，GLP-1の作用が発揮されやすくなる．

4 肥満・糖尿病状態における迷走神経

肥満では迷走神経における摂食調節ペプチドへの反応が変化することも報告されている．高脂肪食負荷肥満マウスでは，CCKやレプチンに対する迷走神経の反応が低下していた[7]．その結果，肥満では摂食抑制ペプチドの作用が減弱することとなり，肥満がさらに助長される一因と考えられる．また，肥満では腸内細菌叢の変化（Bacteroidetes門の減少とFirmicutes門の増加）が起き，LPS（lipopolysaccharide）の産生が増える．LPSは迷走神経求心路に発現しているTLR4（Toll-like receptor 4）を介してレプチン抵抗性を惹起するSOCS-3（suppressor of cytokine signaling-3）の発現を増やす．その結果，既述のようにCCKに対する反応性も低下して食欲抑制が起こりにくくなる．このようなレプチン抵抗性は，肥満動物モデルにおいては視床下部よりも迷走神経で先に起こっていることも報告されている[8]．われわれも，高脂肪食を与えたマウスでは腸内細菌叢環境の変化によって腸管に炎症が生じ，その炎症は腸管に分布する迷走神経求心路を介して迷走神経節細胞に及び，視床下部にも広がることを明らかにした[9]．さらに，1日のみ高脂肪食を投与したマウスでも同様に迷走神経節と視床下部に炎症が波及していた[10]．一方，肥満ではPAI-1（plasminogen activator inhibitor-1）が増加することも知られているが，PAI-1は迷走神経節細胞においてEGR1の核内移行を阻害することでCCKの摂食抑制作用に拮抗していることが報告されている[11]．したがって，肥満では腸内細菌叢の変化，炎症，PAI-1の増加などを介して摂食抑制ペプチドの作用が低下し，悪循環に陥っている．

糖尿病患者の合併症の1つとして自律神経障害があり，起立性低血圧，胃無力症，神経因性膀胱などを認めることがある．糖尿病では迷走神経の脱髄や交感神経節の軸索や樹状突起の損傷もみられることが報告されており[12]，前述の消化管ペプチドからの迷走神経を介した中枢への摂食情報伝達が不十分となり，過食などの摂食調節異常につながっている可能性もある．しかし，現時点ではヒトにおける消化管からの迷走神経

求心路の機能を評価する手段がないため，今後の検討が必要である．

5 迷走神経を標的とした減量治療

迷走神経は体重減少の標的としても研究されている．消化性潰瘍の治療として迷走神経切断術が行われていた時代には，術後に体重減少や食欲低下をしばしば認めていた．しかし，その効果は長続きせず，物理的な迷走神経切断後の身体適応の結果と考えられていた．近年は，手術は必要とするが，埋込型のデバイスで迷走神経を電気刺激する臨床研究が行われている（**図2**）．オープンラベルの観察研究では，前後の迷走神経幹を電極で挟み込む埋込型デバイスを半年間使用すると，平均BMI 41.2の参加者の超過体重（＝標準体重よりも超過している体重）は平均14.2％減少した[13]．肥満2型糖尿病患者を対象に1年間観察した研究では，超過体重は平均25％，HbA1cは1.0％，収縮期血圧は8 mmHg低下した[14]．

最近報告された二重盲検比較試験では，平均BMI 41.0の高度肥満者239名を対象に，全身麻酔下の腹腔鏡手術で8.6×7.1×1.6 cmのペースメーカーのような機器を迷走神経に結紮して併設し，コントローラーを皮下に設置した[15]．両群とも食事運動療法や体重モニタリングの教育を行いつつ1年間フォローした．両群とも定期的にバッテリー補充などの機器操作を必要とし，実働群では1日あたり起床中の12時間以上電気刺激で迷走神経を遮断したが，対照群では電気刺激は起こらないしくみであった．1年後には対照群でも開始時体重より6％体重が減少したが，実働群では対照群よりも有意に多い9.2％の体重減少を認めた．1年後での超過体重は実働群の52％で20％以上減少し，また38％で25％以上減少し，それぞれ対照群よりも有意に多かった．重篤な有害事象はなかったが，実働群では軽度～中等度の胸やけ，消化不良，腹痛がみられた[15]．同試験を18カ月後まで観察した結果も最近発表され，実働群では体重減少量が8.8％と12カ月後とほぼ同等に維持されていたが，対照群では3.8％にまでリバウンドがみられた[16]．迷走神経の電気刺激による減量のメカニズムは不明な点が多く，胃運動低下，胃排泄低下，食後の満腹感の増加，食間の空腹感の低

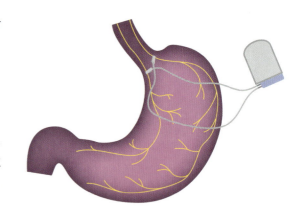

図2　迷走神経の電気刺激装置
減量を目的とした埋込型デバイスからの電極で迷走神経幹を挟み込む．

下などが想定されているが，消化管ペプチドの関与については今後の報告が待たれる．

おわりに

迷走神経は摂食とエネルギー代謝調節において末梢と中枢をつないで情報交換をしている重要な経路である．迷走神経は肥満に伴って炎症などの異常が惹起され，摂食調節の情報が伝達されにくくなることも明らかになってきた．また，迷走神経は減量治療の標的にもなっているが，今後さらに迷走神経を介した摂食・エネルギー代謝調節機構が明らかとなり，それを応用した新規治療法の開発につながることが期待される．

文献

1) Date Y, et al：Cell Metab, 4：323-331, 2006
2) de Lartigue G, et al：Endocrinology, 151：3589-3599, 2010
3) Peters JH, et al：Physiol Behav, 89：477-485, 2006
4) Date Y, et al：Endocrinology, 146：3518-3525, 2005
5) Karl JP, et al：Physiol Behav, 102：524-531, 2011
6) Ronveaux CC, et al：J Nutr, 145：672-680, 2015
7) Kentish S, et al：J Physiol, 590：209-221, 2012
8) de Lartigue G, et al：Am J Physiol Endocrinol Metab, 301：E187-E195, 2011
9) Naznin F, et al：J Endocrinol, 226：81-92, 2015
10) Waise TM, et al：Biochem Biophys Res Commun, 464：1157-1162, 2015
11) Kenny S, et al：Endocrinology, 154：718-726, 2013
12) Guy RJ, et al：J Neurol Neurosurg Psychiatry, 47：686-691, 1984

13) Camilleri M, et al：Surgery, 143：723-731, 2008
14) Shikora S, et al：J Obes, 2013：245683, 2013
15) Ikramuddin S, et al：JAMA, 312：915-922, 2014
16) Shikora SA, et al：J Obes, 2015：365604, 2015

＜筆頭著者プロフィール＞
上野浩晶：1993年，宮崎医科大学卒業，同大学第三内科入局．2001年，同大学院修了．'04年，同大学第三内科助教．'06年，宮崎大学医学部内科学講座神経呼吸内分泌代謝学分野助教．中里雅光教授のもとで糖尿病や肥満に関する臨床研究，特に消化管ペプチドの病態生理学的意義に関する研究を行っている．

第2章 エネルギー摂取の制御機構

3. 肥満症における報酬系の役割と病態的意義

益崎裕章，小塚智沙代，島袋充生

> 肥満者の脳では動脈硬化の進展に類似した細胞イベントと慢性炎症が生じている．視床下部では弓状核が主要な管制塔となってホルモンや自律神経系による食欲の恒常性維持を統御している（メタボリックハンガー調節）．一方，動物性脂肪の過剰摂取は視床下部の炎症や細胞ストレス，レプチン抵抗性を惹起し，メタボリックハンガー系を容易に撹乱する．動物性脂肪に対する依存は麻薬やニコチン，アルコール依存のメカニズムとの類似点が多く，ドパミンやオピオイドが仲介する報酬系が支配する快楽（ヘドニック）制御系の病態的意義が注目される．

はじめに：肥満症に対する生活習慣改善の難しさ

　肥満症をめぐる近年の医学の進歩は目覚ましいものがあり，新規医薬が凄まじい勢いで登場している．一方，医薬や診断・治療学の進歩にもかかわらず肥満症患者が減少する兆しはみられない．主治医や医療スタッフから食事指導や運動療法のアドバイスをもらっても本当に実行できる人は多くない．肥満症が減らない根本理由は"脳の働きのズレ"かもしれない．何を食べるのか（食材の選択），いつ，どのように食べるか（タイミングや調理法），何から食べるのか（食べる順序），いつ，どのように運動するのか，といった行動を決めるのはすべて脳である．肥満症に対する食事療法や行動療法指導の現場では，理屈で理解できたことを実行に移すことは無理，という世界が広がっている．80歳以上が1,000万人を超える未曾有の超高齢化社会を迎え，医療制度の財政破綻が現実味を帯びるわが国において，食や行動の脳科学の成果を急ピッチで日常臨床に還元することが急務である．

1 肥満者の脳で生じている慢性炎症

　動物性脂肪の過剰摂取が食欲抑制ホルモンであるレプチンの作用を減弱させ（レプチン抵抗性），高レプチン血症にもかかわらず減量困難性を獲得することが知られている[1]．効果が弱まったホルモンの血中濃度が上昇する現象はインスリン抵抗性の場合にも当てはまる．効きが悪いから，なんとか作用強度を維持しようとして血中濃度が上がる代償機構と解釈できる．食欲中枢である視床下部では，弓状核が主要な管制塔となってホルモンや自律神経系による食欲の恒常性維持

[キーワード]
肥満症，快楽制御系，動物性脂肪依存，ドパミン受容体シグナル，ゲノム修飾（エピゲノム）

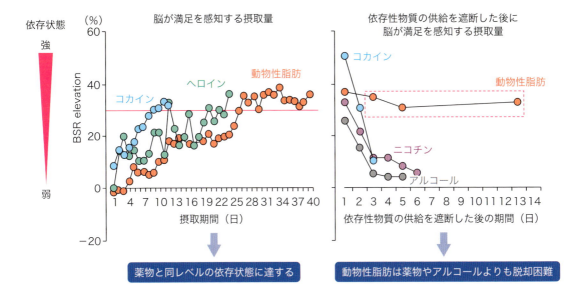

図1　動物性脂肪は麻薬を凌駕する依存性を有する
グラフ縦軸のBSR（brain stimulation reward）は報酬系回路に刺激が入った際に脳が報酬（満足や喜び，快楽感）を感じる刺激強度の閾値を示している．BSRのレベルが高いほど，より多くの刺激物質を摂取しなければ脳が満足を得られないことを意味する．（グラフは文献6より引用）

を統御している（メタボリックハンガー調節系）．一方，動物性脂肪の過剰摂取は視床下部の慢性炎症や細胞ストレス（小胞体ストレスや酸化ストレスなど）を惹起し，メタボリックハンガー調節系を容易に撹乱する[2]．個体にとって必要な摂取カロリーを脳が判断できなくなってしまう恐ろしいメカニズムが存在する．

マウス実験から，動物性脂肪餌の給餌後，短期間に視床下部に炎症性の貪食細胞である活性化ミクログリアが浸潤し，組織ダメージと白血球の遊走をもたらすことが示されている[3]．動物性脂肪を過剰摂取している肥満者の脳においても動脈硬化や肥満の脂肪組織における慢性炎症と類似した一連の細胞イベントと慢性炎症が生じている可能性が示唆されている．

2 動物性脂肪の過剰摂取による脳内報酬系の機能破綻

動物性脂肪に対する依存と麻薬・ニコチン（タバコ）・アルコール・インターネット・ギャンブルなどの依存症との類似性が注目されている[4]．依存症における刺激物質の摂取量増加は，脳内報酬系の閾値が上昇し，それまでの摂取量では脳が満足や喜び（報酬）を得られなくなったことを意味している．動物性脂肪とショ糖を高含有する餌を与えて肥満を誘導したラットにおいても，コカインやヘロインなどの麻薬依存ラットと同様に脳内報酬系が反応できるレベル（刺激の閾値）が上昇しており，餌の摂取による脳内報酬が得られにくくなっている[5]．食べても脳が満足しないという悪循環が成立していることを示している．

興味深いことに，麻薬・ニコチン（タバコ）・アルコール依存のラットにおいてはこれらの依存性物質の強制的遮断を行うと脳における依存性は3日以内に急速に消褪していくが，動物性脂肪に対する依存性は動物性脂肪餌の給餌を止めてから2週間経過しても残存する（図1）[6]．動物性脂肪に対する依存からの脱却は麻薬よりも難しい，という驚くべき結果である．

3 依存症のメカニズムとドパミン受容体シグナルの役割

脳内報酬シグナルはドパミンニューロンによって伝えられる．狭義の脳内報酬系は外側被蓋野，線条体などの大脳基底核，側坐核などで構成されている．外側被蓋野は脳幹の最上部に位置し，ここでドパミンが合

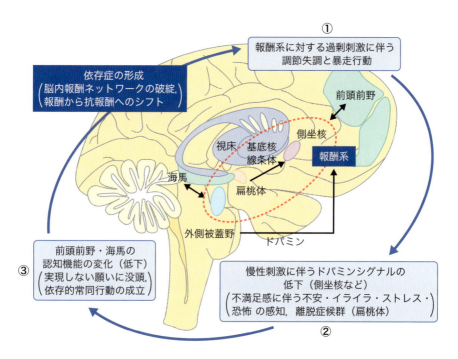

図2　依存症の形成過程
脳内報酬系は外側被蓋野，線条体などの大脳基底核，側坐核で構成されている．依存症は①報酬系に対する過剰刺激に伴う調節失調と暴走行動を生じる第一段階，②恐怖や不安にかかわる記憶や情動を司る扁桃体が作動し，不安やイライラ・ストレスや恐怖，離脱症候群をきたす第二段階，③前頭前野や海馬が司る認知・記憶機能が低下し，実現しない願いへの固執や常同行動に陥る第三段階，と進行する．報酬ネットワークの破綻は報酬系以外の脳の各部位の機能変化を巻き込み，結果的に抗報酬的な顛末を生じる．

成される．ドパミンは最終的に側坐核に輸送され，願望や満足，行動の抑制などの情動的行動を制御している．線条体などの大脳基底核は脳内報酬や学習，行動習慣などを統合する領域である．摂食や快感・快楽刺激が入ると側坐核にドパミンが担う報酬刺激がもたらされるが，過剰な快感・快楽刺激が持続するとドパミン受容体の減少やドパミンシグナルの強度が低下し，側坐核に入る報酬刺激が減弱する．すなわち，脳が以前と同じ報酬を得るためにはより多くの依存性物質の摂取や行動変化が必要となる．報酬系に対する過剰刺激に伴う調節失調と暴走行動が生じる"第一の局面"を迎える．このような"不満足な"状況が遷延すると，"第二の局面"として恐怖や不安にかかわる記憶や情動を司る扁桃体が作動し，不満足感に伴う不安やイライラ・ストレスや恐怖を感知させるようになる．また，焦燥や不眠，注意障害，せん妄，頭痛や嘔気，異常発汗などの離脱症候群をきたす．さらに，"第三の局面"として，前頭前野や海馬が司る認知・記憶機能が低下

し，実現しない願いに固執したり常同行動に陥ることになる（**図2**）．報酬ネットワークの破綻は報酬系以外の脳の各部位の機能変化を巻き込み，結果的に抗報酬的な顛末を生じる[7]．

種々の依存性物質は直接的，間接的に脳内ドパミン受容体シグナルに影響を及ぼしている．外側被蓋野のGABAニューロンはドパミン産生ニューロンを抑制している．アルコール，オピオイド，カナビノイドはGABAニューロンを抑制し，ドパミンの分泌を促進する．コカインはシナプスからのドパミン除去を阻害し，ドパミン作用を増強する．アンフェタミンやニコチンはドパミン輸送を促進し，結果的にドパミン受容ニューロンを刺激する（**図3**）[7]．

麻薬中毒者と同様，肥満者では脳内報酬系で重要な役割を果たす線条体における2型ドパミン受容体（D2R）の活動低下が認められる[8]．fMRIを用いた臨床研究においても動物性脂肪の過剰摂取で肥満した患者では食事後の線条体の活性化（血流増加）が消失し

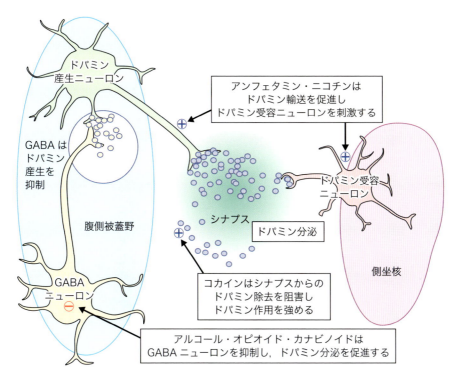

図3 ドパミンシグナル伝達系における依存性物質の作用点
種々の依存性物質は直接的，間接的に脳内ドパミン受容体シグナルに影響を及ぼしている．

ており，ドパミン受容体シグナルが低下していることが示されている[9]．動物性脂肪の過剰摂取に伴う脳内報酬系のドパミン受容体シグナル低下を説明するメカニズムの1つとして前記のD2R遺伝子プロモーター領域のDNAメチル化が亢進していることがわかってきた．ゲノム修飾効果によって脳内報酬系でドパミン受容体の発現レベルが低下すれば食事による満足を脳が感じにくくなることが予想される．

高脂肪食環境でメタボリックシンドロームが発症しやすい理由として，皮下脂肪の蓄積を促進する転写因子であるPPARγの遺伝子発現レベルが低下していることが知られている．このメカニズムにも動物性脂肪の過剰摂取に伴うPPARγ遺伝子プロモーター領域のDNAメチル化の亢進が関与する可能性が示唆されている[10]．高脂肪食による同様の現象はUCP1（uncoupling protein 1）遺伝子やアディポネクチン遺伝子でも報告されている．動物性脂肪の過剰摂取が代謝・内分泌の恒常性維持にかかわる重要な遺伝子群を不活性化するDNAメチル化は，太りやすい体質・ファストフード・ジャンクフード依存に陥る体質の病態解明の鍵を握る可能性がある．

おわりに

動物性脂肪依存，ファストフード・ジャンクフード依存と快楽過食の病態には視床下部による調節系（恒常性維持系）とオピオイド・ドパミン系（報酬系）の両者の機能破綻がかかわっている（図4）．麻薬や危険ドラッグ，アルコールやニコチンに対する依存症は健康障害因子として重要であるばかりでなく，社会の安全や安定の根幹にかかわる大きな問題である．米国精神医学会（APA）の2013年版診断基準（DSM-5）ではインターネット依存やゲーム依存，ギャンブル依存を疾患として取り扱うことが示された．動物性脂肪に対する依存は麻薬やニコチン，アルコール依存のメカニズムとの類似点が多く，ドパミンやオピオイドが仲介する報酬系が支配する快楽（ヘドニック）制御系の病態解明が今後の肥満症診療のブレークスルーになる

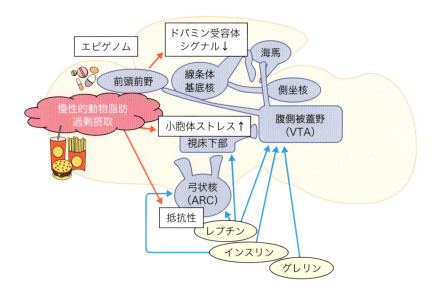

図4 動物性脂肪依存,ファストフード・ジャンクフード依存と快楽過食の病態
動物性脂肪の過剰摂取は視床下部に炎症や細胞ストレス,レプチン抵抗性を惹起し,恒常性維持系(メタボリックハンガー調節系)を攪乱する.また,動物性脂肪に対する依存はドパミンやオピオイドが仲介する脳内報酬系が支配する快楽(ヘドニック)制御系の破綻を伴っている.

可能性がある.また,動物性脂肪に対する依存症のメカニズム解明がインターネットやギャンブル,ゲームに対する依存を含め,多様な依存症の治療モードの開発に発展することが期待される.

文献

1) 益崎裕章:日本内科学会雑誌, 100:2638-2645, 2011
2) Kozuka C, et al:Diabetes, 61:3084-3093, 2012
3) Schwartz M & Baruch K:EMBO J, 33:7-20, 2014
4) Berthoud HR, et al:Am J Physiol Regul Integr Comp Physiol, 300:R1266-R1277, 2011
5) Harris GC, et al:Nature, 437:556-559, 2005
6) Epstein DH & Shaham Y:Nat Neurosci, 13:529-531, 2010
7) Owens B, et al:Nature, 522:S45-S63, 2015
8) Kenny PJ:Neuron, 69:664-679, 2011
9) Freedman DH:Sci Am, 304:40-47, 2011
10) Fujiki K, et al:BMC Biol, 7:38, 2009

<筆頭著者プロフィール>
益崎裕章:1989年,京都大学医学部卒業.'95年,京都大学医学博士(第二内科,分子医学専攻),レプチンの研究に従事.'99年から3年間ハーバード大学医学部に留学(指導教官:現ハーバード大学医学部長ジェフリー・フライヤー教授),メタボリックシンドロームの研究に従事.2008年,京都大学内分泌代謝内科講師を経て'09年より現所属教授.'15年より琉球大学医学部副医学部長(研究・教育担当).現在,分子栄養学と脳科学のアプローチにより肥満症・糖尿病の新規治療法・予防法の開発に取り組んでいる.

第2章 エネルギー摂取の制御機構

4. ヒトの摂食調節:レプチンを中心に

細田公則,青谷大介,日下部 徹,田中智洋,孫 徹,中尾一和

> レプチンは脂肪細胞特異的に産生,分泌され,視床下部弓状核のニューロンに発現するレプチン受容体のロングアイソフォームLepRbに作用し,弓状核のPOMC/CARTニューロンを活性化,NPY/AgRPニューロンの活性を抑制することで摂食抑制とエネルギー消費の亢進をもたらす.ヒトfMRIの検討の結果,レプチンは主として食後,主に報酬系領域の脳の神経活動を抑制することで満腹感の形成に関与すると考えられる.レプチンは腹側被蓋野−側坐核においてドパミン系を抑制する方向で働き,少なくとも一部はこの経路を介して食物に対する欲求を抑制し,摂食を抑制していることが示唆されている.脂肪萎縮症に対するレプチン補充療法はインスリン抵抗性の改善,HbA1c,血中中性脂肪濃度の低下,脂肪肝の著明な改善をもたらした.レプチンは食前の空腹感には大きな影響を及ぼさずに,食後の満足感を増強させることで,摂食量を抑制する.

はじめに

本稿では,摂食の主要な調節分子の1つであるレプチンについて,レプチンによる摂食調節機構(レプチン抵抗性を含めて),ヒトにおけるレプチンによる摂食調節(fMRIを中心に),レプチンによる摂食調節における報酬系の意義,ヒトにおけるレプチン治療を述べる.

[キーワード&略語]
摂食調節,レプチン,fMRI,脂肪萎縮症,レプチン補充療法

CPP:conditioned place preference
(条件付け場所嗜好性試験)
fMRI:functional magnetic resonance imaging
(機能的磁気共鳴画像法)
VAS:visual analogue scale

1 レプチンによる摂食調節機構 —レプチン抵抗性を含めて

摂食やエネルギー消費は,エネルギー代謝中枢である視床下部や延髄孤束核によりコントロールされている(第2章-1).骨格筋や肝臓など末梢代謝臓器におけるエネルギーデマンド,消化器系からの栄養素摂取情報などに応じた適切な代謝制御は,末梢のエネルギー状態を中枢に伝えるホルモンや,自律神経求心路により実現されている(第2章-2).消化管から分泌される消化管ホルモン(PYY,CCK,GLP-1など),血糖上昇に応答して分泌されるインスリンなど「分」〜「時

間」のタイムスケールで変動する栄養素摂取シグナルに対し，体脂肪量の増加や減少という「日」のタイムスケールでのエネルギー過不足を中枢に伝達するホルモンがレプチンである．レプチンは脂肪細胞特異的に産生，分泌され，主に視床下部に作用して摂食を抑制，エネルギー消費を亢進させる[1]．エネルギー恒常性におけるレプチンの重要性は，レプチン遺伝子異常が齧歯類，ヒトの種差を超えていずれにおいても高度の肥満を呈することからも明らかである[2]．

レプチンは，視床下部弓状核のニューロンに発現するレプチン受容体のロングアイソフォームLepRbに作用しシグナルを伝達する．LepRbを発現する細胞は摂食抑制系のPOMC/CARTニューロンと摂食促進系のNPY/AgRPニューロンに大別される．POMC遺伝子からは摂食抑制ペプチドα-MSH（α-メラノサイト刺激ホルモン）が産生され，α-MSHが投射先の室傍核のニューロンに発現する4型メラノコルチン受容体（MC4R）に作用することで摂食を抑制する．一方，摂食促進ペプチドであるNPY（ニューロペプチドY）は室傍核のY1受容体，Y5受容体に作用し，また同じく摂食促進ペプチドとして機能するAgRPはMC4Rの内因性アンタゴニストとしてα-MSH作用に拮抗することにより食欲を亢進させる．レプチンは弓状核のPOMC/CARTニューロンを活性化，NPY/AgRPニューロンの活性を抑制することで摂食抑制とエネルギー消費の亢進をもたらす[3]．レプチンのみならず，レプチン受容体，POMC，MC4Rの遺伝子異常がいずれもヒト遺伝性肥満症の原因となることからも，ヒト体脂肪量決定因子としてのレプチンシグナルの重要性が示唆される．

1994年にレプチンが発見された当初は，レプチンの抗肥満薬としての有用性が注目を集めた．しかし，食餌性肥満モデル動物やヒト肥満者ではもともと体脂肪量の増加に比例した血中レプチン濃度の上昇を認めることに加え，さらなる薬理量のレプチンを投与しても体重減少作用や代謝改善作用が認められないことから，レプチン抵抗性の存在が提唱された[4]〜[6]．レプチン抵抗性のメカニズムとしては，①視床下部LepRb発現細胞における細胞内シグナルのネガティブフィードバック制御因子であるSOCS3の発現誘導，②同じくLepRbシグナルのネガティブレギュレーターである脱リン酸化酵素PTP1b

の関与，③視床下部の炎症性変化と弓状核ニューロンのニューロジェネシスの減少，④レプチンの脳脊髄関門の透過性低下，などが報告されている[7]．

われわれは高脂肪食によりレプチン抵抗性が誘導されたマウスにおいても，MC4Rより下流のシグナル伝達機構は保たれていることを報告し[8]，レプチン抵抗性の本質は弓状核POMC/CARTニューロンのレプチン応答性α-MSH分泌にあることを示した．実際，MC4Rアゴニストは前臨床試験において，食餌性肥満の病態においてもレプチンと同様の代謝改善作用を示すことが知られる．しかしMC4Rに選択的なアゴニストであっても抗肥満作用とともに血圧上昇などの副作用を示すことが知られ，臨床応用には至っていない．最近，血圧上昇に関与するα-MSH作用はMC4Rの下流で$G_s\alpha$により媒介されている一方，室傍核でのα-MSHのエネルギー代謝調節作用には$G_q\alpha$と$G_{11}\alpha$が必要であることが報告され[9]，抗肥満作用のみを有するMC4Rアゴニスト開発への期待が再び高まっている．

2 ヒトにおけるレプチンによる摂食調節 —fMRIを中心に

近年，機能的磁気共鳴画像法（functional magnetic resonance imaging：fMRI）による「食欲調節にかかわる脳活動」の測定の有用性が示されており，ヒトの食欲の客観的な評価法として研究に用いられている．

脂肪萎縮症は，脂肪組織の消失に伴う血中レプチン濃度の低下によって食行動異常や糖脂質代謝異常（**4**で後述）が認められる疾患である．われわれのグループは，未治療の脂肪萎縮症患者および健常者各10人を対象に食後，fMRIを用いて食欲に関連する脳活動を評価した[10]．脂肪萎縮症の患者では健常者に比べて線条体，扁桃体，島皮質などでの脳の神経活動が亢進しており，これらの神経活動の亢進は患者へのレプチン補充療法によって有意に抑制された（**図1**）．食欲スコアを用いた検討でも，レプチンによって患者の満腹感の上昇を認めた．これらの違いや変化は空腹時にはほとんど認められなかったことから，レプチンは主として食後，主に報酬系領域の脳活動を抑制することで満腹感の形成に関与すると考えられる．

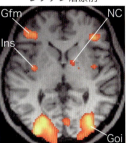
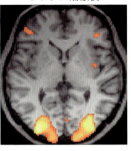

図1　レプチン治療前後における脂肪萎縮症患者の脳活動（36歳 女性，先天性全身性：食後）
レプチン治療により食欲刺激に対する脳活動が全体的に抑制され，右島，左尾状核の反応は認められなくなっている．NC：nucleus caudate（尾状核），Ins：insula（島），Gfm：middle frontal gyrus（中前頭回），Goi：inferior occipital gyrus（下後頭回）．

3 レプチンによる摂食調節における報酬系の意義

報酬関連の行動を解析する際に，依存性薬物に対する依存性の強さを測る方法として自己投与実験法と条件付け場所嗜好性試験（conditioned place preference：CPP法）は標準的な実験法であるが，これらの実験法は食物へ対する嗜好性の亢進を検出するのにも用いることができる．自己投与実験法は，レバーを押すことで報酬（この場合は食物）が出てくることを学習させて，報酬を入手するのに必要なレバー押しの回数を増やしていき，動物が報酬を諦めるレバー押しの必要回数で報酬の強化効果を測定する実験方法であり，CPP法は，異なる環境における快楽刺激と環境刺激を結びつけて学習させることで，物質の報酬効果を簡便に評価する方法である．一般に肥満動物では高脂肪食やスクロース（ショ糖）などの高エネルギー食への嗜好性が高まっていることが報告されている．

レプチンはラットでの自己投与実験法において24時間絶食後のスクロースの強化効果を減弱させ，CPP法では高脂肪食への嗜好性を抑制することが報告されている[11][12]．このことから，レプチンは食物に対する欲求を抑制する方向で働いていることが示唆される．

物質に対する欲求の制御には腹側被蓋野から側坐核へ投射するドパミンニューロンが重要な役割を果たしていると考えられているが，レプチン受容体は腹側被蓋野でも発現している．ラットを用いた実験では，側坐核のドパミン濃度は摂食により増加するが，レプチン投与によりそれは抑制される[13]．マウスの実験では，レプチンは腹側被蓋野のドパミンニューロンの発火頻度を減少させる．さらに，腹側被蓋野へのレプチンのマイクロインジェクションは摂食を減少させたこと，この部位でレプチン受容体をノックダウンすると摂食が亢進したことが報告されている[14]．

以上の結果はレプチンが腹側被蓋野－側坐核においてドパミン系を抑制する方向で働いていることを示唆し，少なくとも一部はこの経路を介して食物に対する欲求を抑制し，摂食を抑制していることを示唆している．

4 ヒトにおけるレプチン治療

脂肪萎縮症患者に対するレプチン治療の成績が，国内外から報告されている．脂肪萎縮症は，全身性あるいは部分性に脂肪組織が萎縮する疾患で，インスリン抵抗性を特徴とする糖尿病，高中性脂肪血症，脂肪肝などの代謝異常を高率に合併する．脂肪組織萎縮のために，脂肪萎縮症患者の血中レプチン濃度は著しく低下している．われわれは，脂肪萎縮症モデルマウスとレプチン過剰発現トランスジェニックマウスの交配実験や，脂肪萎縮症モデルマウスに対するレプチン投与実験により，脂肪萎縮症で認められる代謝異常の発症には低レプチン血症が関与していること，さらに脂肪萎縮症で認められる代謝異常の改善にはレプチン投与が有効であることを報告した[15]．われわれは，これら基礎研究の成果に基づいて，これまでに脂肪萎縮症15例（全身性脂肪萎縮症13例，部分性脂肪萎縮症2例）に対して，生理量のレプチンを投与するレプチン補充療法を施行した．レプチン補充療法は，脂肪萎縮症の型や性別，年齢にかかわらず，全例において，インスリン抵抗性の改善，HbA1c，血中中性脂肪濃度の低下，脂肪肝の著明な改善をもたらした[16]．

脂肪萎縮症患者では，自制困難なほどの著しい過食が認められる．われわれは，脂肪萎縮症患者においてレプチン治療が食欲に及ぼす影響についても検討した[10]．われわれは，VAS（visual analogue scale）を

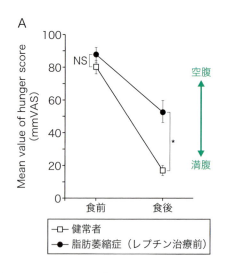
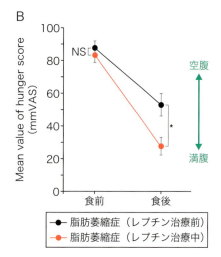

図2 脂肪萎縮症におけるレプチン補充療法の食欲に対する影響
A) 健常者と脂肪萎縮症（レプチン治療前）の比較, B) 脂肪萎縮症のレプチン治療前とレプチン治療後の比較.（*: $p < 0.05$ repeated measure ANOVA. A，Bともに文献10より引用）

用いて食欲をスコア化し，健常者と脂肪萎縮症患者の比較および脂肪萎縮症患者のレプチン治療前後の比較を行った．VASは100 mmのスケールを用いて，最も強い空腹感を"100"，最も強い満腹感を"0"として，食前の空腹感，食後の満腹感をスコア化した．まず健常者と脂肪萎縮症患者の比較において，食前は，脂肪萎縮症患者と健常者は同程度に空腹感を感じているが（健常者：79.90 ± 4.11，脂肪萎縮症患者：87.50 ± 4.55），食後は，脂肪萎縮症患者の満腹感が健常者と比較して有意に減弱していた（健常者：17.00 ± 3.09，脂肪萎縮症患者：53.00 ± 6.76，$p < 0.05$）（**図2A**）．次にレプチン治療前後の脂肪萎縮症患者の比較において，レプチンは，食前の空腹感を有意に変化させないものの（レプチン治療前：87.50 ± 4.55，レプチン治療中：83.10 ± 4.40），食後の満腹感を有意に増強させることが示された（レプチン治療前：53.00 ± 6.76，レプチン治療中：27.70 ± 5.39，$p < 0.05$）（**図2B**）．レプチンが摂食抑制作用を有することは動物実験において明らかであったが，今回の検討により，レプチンは食前の空腹感には大きな影響を及ぼさずに，食後の満足感を増強させることで，摂食量を抑制することが明らかになった．同様の知見は，米国からも報告されている[17]．

脂肪萎縮症患者では，「満腹感を感じることがなく，いつまでも食べ続けてしまう」というような，食事療法遵守が困難な症例を多く経験してきたが，レプチン治療は，糖尿病などの代謝異常を改善させるだけではなく，食後の満腹感を増強させ，食事療法遵守を達成しやすくすることが示された．

おわりに

今後の課題として，レプチン抵抗性の分子機構の解明と，レプチン抵抗性改善薬の開発，ヒトにおけるレプチンの報酬系への作用のさらなる解明が期待される．

文献

1) Ahima RS & Flier JS：Annu Rev Physiol, 62：413-437, 2000
2) Farooqi IS & O'Rahilly S：J Endocrinol, 223：T63-T70, 2014
3) Morton GJ & Schwartz MW：Physiol Rev, 91：389-411, 2011
4) El-Haschimi K, et al：J Clin Invest, 105：1827-1832, 2000
5) Tanaka T, et al：Diabetes, 54：2365-2374, 2005
6) Heymsfield SB, et al：JAMA, 282：1568-1575, 1999
7) 井上雅文，田中智洋：日本臨牀，72（増刊4）：47-56, 2014
8) Tanaka T, et al：Cell Metab, 5：395-402, 2007
9) Li YQ, et al：J Clin Invest, Epub ahead of print（2015 Nov 23）

10) Aotani D, et al：J Clin Endocrinol Metab, 97：3663-3671, 2012
11) Figlewicz DP, et al：Physiol Behav, 89：611-616, 2006
12) Figlewicz DP, et al：Physiol Behav, 73：229-234, 2001
13) Krügel U, et al：Eur J Pharmacol, 482：185-187, 2003
14) Hommel JD, et al：Neuron, 51：801-810, 2006
15) Ebihara K, et al：Diabetes, 50：1440-1448, 2001
16) Ebihara K, et al：J Clin Endocrinol Metab, 92：532-541, 2007
17) McDuffie JR, et al：J Clin Endocrinol Metab, 89：4258-4263, 2004

＜筆頭著者プロフィール＞
細田公則：1959年，京都市生まれ．'85年，京都大学医学部卒業．'87年から同大学院医学研究科内科学第2講座（井村裕夫教授，中尾一和教授）．'92年からテキサス大学分子遺伝学部（Goldstein教授，Brown教授）ハワードヒューズ医学研究所（柳沢正史教授）．'95年帰国，京都大学助手．2004年，同内分泌代謝内科講師．'08年，京都大学大学院医学研究科人間健康科学系教授．'12年，同副専攻長．'15年，同専攻長，医学研究科副研究科長．'16年1月から国立循環器病研究センター病院動脈硬化・糖尿病内科部長．

第2章 エネルギー摂取の制御機構

5. 過食の病理とメカニズム

野間俊一，村井俊哉

> 摂食障害のうちDSM-5分類での神経性過食症（BN）と過食性障害（BED）では患者の約4割が肥満であり，過食と肥満の関係は深い．動物実験では，食餌制限の反復が過食様行動を誘発することが知られている．過食と食物嗜癖の関係も注目されており，食餌刺激によって他の嗜癖疾患と関連のある内側眼窩前頭皮質や背側線条体が活性化されることがわかっている．他方，衝動性は「性急自動衝動性」と「報酬感受性」という2つの因子に分けられるが，過食の衝動性にはその両方の因子が含まれている．ドパミンに関する遺伝子の不均衡と過食の関連も示唆されている．

はじめに

身体的な原因がないにもかかわらず，摂食量が極端に減少したり増加したりする精神疾患を摂食障害という．そのうち肥満と関係するのは，「過食」（binge eating）症状のある摂食障害ということになる．過食とは，特有の主観的な苦痛を伴う過量摂食を指すため，肥満全体のごく一部に当てはまるにすぎないが，過食の病理基盤が明らかになれば，肥満の生物学的メカニズムの解明にもいくらかの寄与があるに違いない．

過食の生物学的メカニズムについては，従来いろいろな視点から研究されてきた．動物モデルから内分泌研究，遺伝研究，さらには脳機能画像まで，現在も活発な研究は続けられているが，まだ決定的な解明には至っていない．本稿では過食の生物学的研究を紹介しながら，過食と肥満の関係を探りたい．

1 精神疾患としての過食

アメリカ精神医学会の策定した精神疾患の診断基準DSM-5[1]では，「食行動障害および摂食障害群」（feeding and eating disorders）のなかに，いくつかの食行動異常とともに，従来「摂食障害」（eating disorder）とよばれてきた三病態，すなわち「神経性やせ症」（AN；いわゆる「拒食症」），「神経性過食症」（BN；いわゆる「過食症」），「過食性障害」（BED）が含まれている（表）．

「神経性やせ症」（AN）とは，極端な摂食制限あるいは習慣的な嘔吐（多くは過食を伴う）によって低体重が持続している病態である．「神経性過食症」（BN）と

[キーワード＆略語]
過食，肥満，食物嗜癖，衝動性，遺伝子

AN：anorexia nervosa（神経性やせ症）
BED：binge eating disorder（過食性障害）
BN：bulimia nervosa（神経性過食症）

Pathology and mechanisms of binge eating
Shun'ichi Noma/Toshiya Murai：Department of Psychiatry, Graduate School of Medicine, Kyoto University（京都大学大学院医学研究科精神医学）

表　DSM-5[1]における神経性過食症と過食性障害の診断基準の概要

神経性過食症（BN）
A．反復する過食エピソード．
B．体重増加を防ぐための代償行動（自己誘発性嘔吐，緩下剤の乱用，過剰な運動など）．
C．過食は3カ月間にわたって少なくとも週1回．
D．体型や体重を過度に重視．
E．神経性やせ症を除外．

過食性障害（BED）
A．反復する過食エピソード．
B．過食にまつわる以下の特徴． 速食い／苦しくなるまでの摂食／空腹でないにもかかわらず大量摂食／1人での摂食／食後の自己嫌悪
C．過食には明らかな苦痛が伴う．
D．過食は3カ月間にわたって少なくとも週1回．
E．神経性やせ症，神経性過食症を除外．

は，低体重はなく習慣的な過食症状と体重を減少させるための代償行動（自己誘発性嘔吐や下剤乱用，過剰な運動など）がみられる病態である．そして「過食性障害」（BED）とは，過食はあるけれど病的なやせ願望がないため代償行動はみられない病態を指している．欧米諸国では，BNとBEDの有病率はそれぞれ0.8％と1.4％，体格指数（body mass index：BMI）が30 kg/m^{2}以上の肥満の割合はそれぞれ38.1％と41.7％（摂食障害のない人では15.8％）という調査結果があり[2]，過食と肥満との間には密接な関係があることがわかる．

「過食」というのは，単に食物摂取量が多いことを指すのではない．DSM-5では，「短時間で一気に大量に食べること」と，「大量の摂食をコントロールできないこと」の両方を満たさなければいけないと定義されている．三食の食事量が多かったり，だらだらと間食をたくさんしてしまったりすることは，「過食」には当てはまらないことになる．このことから，DSM-5では過食の中核病理が「過食衝動」に置かれていることがわかる．

そもそも，BNはAN患者が拒食から過食に転じて生じる病態と理解されていたのに対して，BEDは肥満研究の流れのなかで，過食症状があるために肥満になる一群を摂食障害という精神疾患と考えようという流れで形成された病態概念である．長年，BEDを独立した疾患概念とみなすべきか否かについて議論が重ねられてきたが[3]，いくつかの生物学的データも根拠となって，2013年，DSM-5ではじめてBEDが疾患概念として採用された．

2　過食の動物モデル

それでは，摂食障害における過食について，これまでに得られた生物学的知見を順にみていこう．

ヒトの過食にみられるコントロール喪失感という主観体験自体の存在を確かめることができないという限界はあるものの，食行動異常という観点からモデル動物での研究が行われてきた[4]．ヒトにおけるある現象に対してモデル動物で類似の現象が示された場合，その現象は生物学的に説明可能であることが示唆されるだろう．

ラットでの実験で，食餌制限のあと過食様行動が生じることが知られている[5]．例えば，2時間の絶食後に摂食量が増加する，あるいは，通常の66％のカロリーを与えた後摂食を自由にすると2時間後には4割増の餌を4時間食べ続ける，というデータが示されている．体重が元の75％に減少するまで摂餌制限をすると，摂食を自由にしたときに長期間過食様行動が持続することも知られており，この知見によって病的なやせ願望のあるBNをいくらかは説明できる．

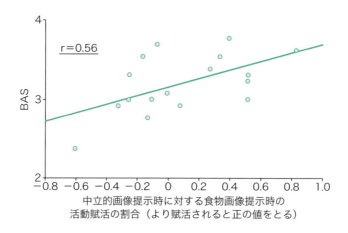

図1　BED患者における自己記入式質問紙の行動賦活系尺度（BAS）の得点と内側眼窩前頭皮質の活動賦活の相関
文献8より引用．

食餌制限に環境的ストレスが重なることが過食様行動を誘発することを示唆する研究もある[5]．ラットに4日間通常の66％のカロリーを与え6日間摂食を自由にするというパターンを3回くり返し，その後に軽度のフットショック・ストレスを与えると摂食量が増加した．すなわち，摂食制限/制限解除のパターンとストレスの両方が揃ってはじめて過食様行動が生じたというデータである．ヒトにおいても，生活上のストレス因子の増加がBED発症の誘引になることが多い．

前述のラットの実験で，摂食制限解除時に摂取する餌が糖質や脂質など嗜好食物に偏ること，制限と解除の反復によって過食様行動が誘発されることから，嗜癖との関連も示唆されている．通常のラットでは食物を食べるときのドパミン活性が一時上昇しても摂食の反復に伴い低下するのに対して，過食様行動のあるラットでは嗜好食物を食べるときのドパミン活性は摂食を反復しても低下しないことが知られており，これはニコチン投与時の反応と同様である[6]．また，糖質や脂質の摂取によって報酬系領域の内因性オピオイド受容体結合が増加し，嗜好食物の摂取によって側坐核や他の報酬系中枢のドパミン作動性ニューロンを活性化されることが知られている[4]．

3　過食の嗜癖的側面

以前からBN患者にアルコール依存や薬物依存などの嗜癖疾患が高い割合で合併することが指摘されており，過食自体を嗜癖とみなす考え方があった．近年，物質以外にギャンブルや性行為という行動に対する嗜癖性の存在が注目されるようになり，食物という日々摂取しているものにも「食物嗜癖」（food addiction）[6]として嗜癖が生じると指摘されるようになった．当然ながら，過食のメカニズムの1つとして食物嗜癖の存在が示唆されている．

過食の嗜癖的側面はいくつか指摘される．病的行動の獲得にも中止にも時間を要すること，その行動のために重要な活動を中断しなければならないこと，耐性や離脱症状がみられること，コントロール不能であること，好ましくない結果が生じることがわかっているにもかかわらず行ってしまうこと，その行動の中断や回避が困難であること，などである．ただし，食物嗜癖スケールを用いた調査では，BED患者の57％のみが食物嗜癖の基準を満たしたという[7]．

一方，機能的MRI（fMRI）を用いた研究では，食物の画像を提示したときの内側眼窩前頭皮質（medial orbitofrontal cortex）の活動が，BED患者において賦活されているという報告がある（図1）．この反応は健康対照群，摂食障害のない肥満者，BN群にはみられなかった[8]．さらに，BEDのある肥満者とBEDのない肥満者に対して，ラクロプライドPETを施行した結果，BEDのある肥満者のみで食物の提示によって背側線条体のドパミン放出の増加が認められたという報告もあ

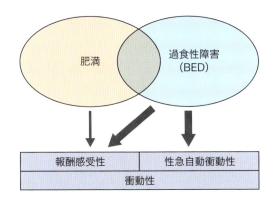

図2 衝動性からみた肥満とBEDとの関係
衝動性を報酬感受性と性急自動衝動性の2因子に分解すると，過食性障害のない肥満者は報酬感受性がわずかに亢進しているだけであるのに対して，過食性障害は報酬感受性と性急自動衝動性の両者が亢進しているという報告がある．（文献11より引用）

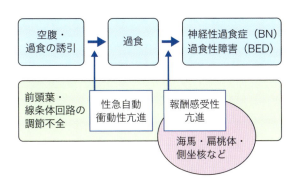

図3 過食に関する前頭葉・線条体回路の調節不全仮説
この仮説によると，性急自動衝動性の亢進により過食が誘発され，報酬感受性亢進により過食が反復されて神経性過食症（BN）や過食性障害（BED）が発症する．（文献16を元に作成）

る[9]．内側眼窩前頭皮質や背側線条体の賦活は，薬物嗜癖者の薬物使用についての習慣性，固執性，自動性に関係しているといわれている[6]．

4 過食の衝動性

過食を食物に関連した衝動性の問題とみる考え方もある．

衝動性を，状況判断なくすぐに行動に移してしまう「性急自動衝動性」（rash spontaneous impulsivity）と，少ない報酬でも早く得ようとする「報酬感受性」（reward sensitivity）の2つの因子に分ける考え方があるが[10]，肥満とBEDに関する文献のメタ解析[11]では，BED患者では性急自動衝動性と報酬感受性の両方が亢進しているのに対して，BEDのない肥満者はBED患者より弱い報酬感受性亢進のみが認められ，性急自動衝動性の亢進は認められなかったという（図2）．性急自動衝動性は反応抑制系に含まれる前頭葉・線条体回路と関連し，報酬感受性は報酬系に含まれる線条体機能と関連していることが推測される．

過食の衝動性については，近年多くの脳画像研究が行われている[12)13]．例えば，食物の画像を見せる課題を用いたfMRI検査において，過食症状のある人（BN，BED）は食物に関する刺激で不安を抱きやすく前頭前皮質が賦活されること[14]，行動の計画にかかわる外側前頭前皮質や外部刺激に対する感覚と内受容感覚の統合にかかわる島皮質の低賦活が報告されている[12)15]．一方で，BN患者を対象として，情報の食い違いへの柔軟な対応を要請する課題では行動の制御にかかわる前頭葉・線条体回路の活動が低下していた[16]．BN患者を対象として，ラクロプライドPETを用いた研究では，行動制御にかかわる尾状核と被殻のドパミンD2/D3受容体の結合能が低下し被殻のドパミン放出が低下していた[12]．

これらの結果から，過食衝動そのものには自己制御障害としての性急自動衝動性の亢進が関与し，過食の反復については報酬感受性の亢進が関与していることが推測されるが（図3），まだまだ不明な点が多く，この領域に関してはさらなる研究成果が期待される．

5 過食と遺伝子

過食に関連する遺伝子については，あまり明らかになってはいない．ただ，一般の研究においてドパミン受容体遺伝子やドパミントランスポーター遺伝子の遺伝的多型とヒトの過食行動の関連が指摘されている[4]．例えば，過食のある患者は高頻度で，ドパミントランスポーター（DAT1）遺伝子の3´非翻訳領域における縦列反復配列多型（VNTR）の短対立遺伝子をもっている[17]．さらに，BED患者のうちこの遺伝的多型をも

つ人は，中枢神経系刺激薬メチルフェニデートの食欲抑制効果に対してより敏感であることが知られているが，このことはDAT1遺伝子においてVNTRをもつ人ではドパミン作働性報酬経路に問題があることを示唆している[18]．ちなみに，DAT1多型は物質依存障害患者にも認められる．

おわりに

摂食障害の過食症状について，現在明らかにされている生物学的研究の一部を紹介した．ここまで述べてきたように，過食の心理的要因についての従来の理解に加えて，現代では過食の嗜癖としての理解と報酬系を含む衝動性の異常としての理解が注目されている．つまり過食症状は，生物学的過程と心理的過程の両者が絡み合って形成される特有の現象と捉えるべきだろう．さまざまな生物学的知見をもとにして，過食の病理理解がさらに進み，新たな治療法が開発されることを期待したい．

文献

1) 『American Psychiatric Association: Desk Reference to the Diagnostic Criteria from DSM-5』, American Psychiatric Publishing, 2013／『DSM-5 精神疾患の分類と診断の手引き』(高橋三郎，大野 裕／監訳), pp161-167, 医学書院, 2014
2) Kessler RC, et al：Biol Psychiatry, 73：904-914, 2013
3) Wonderlich SA, et al：Int J Eat Disord, 42：687-705, 2009
4) Mathes WF, et al：Appetite, 52：545-553, 2009
5) Hagan MM, et al：Physiol Behav, 77：45-54, 2002
6) Gearhardt AN, et al：Curr Drug Abuse Rev, 4：201-207, 2011
7) Gearhardt AN, et al：Appetite, 52：430-436, 2009
8) Schienle A, et al：Biol Psychiatry, 65：654-661, 2009
9) Wang GJ, et al：Obesity, 19：1601-1608, 2011
10) Dawe S & Loxton NJ：Neurosci Biobehav Rev, 28：343-351, 2004
11) Schag K, et al：Obes Rev, 14：477-495, 2013
12) Kaye WH, et al：Biol Psychiatry, 73：836-842, 2013
13) 佐藤康弘，福土 審：精神科臨床サービス, 15：293-299, 2015
14) Geliebter A, et al：Appetite, 96：195-202, 2015
15) Friederich HC, et al：Int J Eat Disord, 46：425-432, 2013
16) Berner LA & March R：Front Behav Neurosci, 8：395(1-12), 2014
17) Shinohara M, et al：J Psychiatry Neurosci, 29：134-137, 2004
18) Davis C, et al：Neuropsychopharmacology, 32：2199-2206, 2007

＜筆頭著者プロフィール＞

野間俊一：京都大学医学部卒業．ドイツ・ヴュルツブルク大学精神療法・医学的心理学研究所（主任教官はProf. Lang H；摂食障害の精神療法ならびにドイツ心身医学についての研究に従事）留学．現在は，機能的MRIを用いた摂食障害の衝動性に関する研究ならびに摂食障害患者の窃盗行為に関する研究を行っている．今後，神経基盤から治療論，さらには社会支援までを視野に入れ，摂食障害について総合的な理解と合理的な支援体制の構築をめざしている．

第3章

肥満がもたらす病態生理の発症メカニズム

第3章 肥満がもたらす病態生理の発症メカニズム

1. インスリンシグナルの制御異常とインスリン抵抗性

窪田直人，植木浩二郎，門脇　孝

インスリン抵抗性とは，種々の原因によりインスリン作用が障害されている病態だが，2型糖尿病や肥満・メタボリックシンドロームではインスリン受容体の発現や機能には大きな障害は認められないという報告が多く，インスリン抵抗性は主にインスリン受容体基質（IRS）以降のインスリンシグナル障害によって生じていると考えられている．インスリンによるネガティブフィードバック機構を含め，インスリンシグナル調節機構の解明は，2型糖尿病の発症や合併症の進展機構を解明するうえで必須と考えられる．

はじめに

2型糖尿病はインスリン分泌低下とインスリン抵抗性が相まって発症するが，特に近年の爆発的な2型糖尿病患者増加の背景には，生活習慣の変化に伴うインスリン抵抗性の関与が大きいとされる．

インスリン抵抗性とは，血中に十分にインスリンが存在するにもかかわらず，その作用が低下している状態を指す．一般的に高インスリン血症を呈することが多い．インスリンは三大栄養素と言われる炭水化物・タンパク質・脂質のいずれに対しても同化作用を示し，エネルギー代謝の恒常性維持に重要な役割を果たしているホルモンだが，特にグルコースに対する反応性が高いという特徴がある．すなわち，血糖上昇により分

[キーワード&略語]
肥満・糖尿病，インスリン抵抗性，インスリン受容体，IRS，PI3キナーゼ

- **eIF2**：eukaryotic initiation factor 2
- **FoxO1**：forkhead box protein O1
- **G6Pase**：glucose 6-phosphatase
- **GSK3β**：glycogen synthase kinase 3β
- **IRS**：insulin receptor substrate
  （インスリン受容体基質）
- **PDE3B**：phosphodiesterase 3B
- **PEPCK**：phosphoenolpyruvate carboxykinase
  （ホスホエノールピルビン酸カルボキシキナーゼ）
- **PI3キナーゼ**：phosphoinositide 3-kinase
- **PP2A**：protein phosphatase 2A
- **PTEN**：phosphatase and tensin homologue
- **PTP1B**：phosphotyrosine phosphatase 1B
- **Rheb**：ras homolog enriched in brain
- **Shc**：Src homology α-collagen-related
- **SHIP2**：Src-homology 2-containing inositol 5′ phosphatase 2
- **SOCS-3**：suppressor of cytokine signaling-3
- **TRB3**：tribbles homolog 3
- **TSC**：tuberous sclerosis complex

Dysregulation of insulin signaling and insulin resistance
Naoto Kubota[1] /Kohjiro Ueki[2] /Takashi Kadowaki[1]：Department of Diabetes and Metabolic Diseases, Graduate School of Medicine, The University of Tokyo[1] /Department of Molecular Sciences on Diabetes, Graduate School of Medicine, The University of Tokyo[2]（東京大学大学院医学系研究科糖尿病・代謝内科[1] /東京大学大学院医学系研究科分子糖尿病科学講座[2]）

泌が促進され，血糖低下に伴いその分泌が抑制される．したがってインスリン抵抗性とは，インスリンによるグルコース取り込み反応あるいは糖産生抑制反応が障害されている病態と捉えられることが多い．

多くの生物にとって，いかに飢餓（摂取エネルギー不足）に対応するかは進化の過程で生存に不可欠な課題であったといっても過言でなく，飢餓に適応できた種ほど繁栄することができたと考えられる．インスリン抵抗性があると，骨格筋などへのグルコースの取り込みが抑えられるため，脳などはより優先的にグルコースの供給を受けることができる．これは空腹時に（餌を獲得するために）活動をしても低血糖になりにくいことを意味しており，生存に有利に作用したと思われる．すなわち，一部の臓器ではそもそも生理的にインスリン抵抗性を有していると表現することもできる．一方で慢性的にエネルギー過剰状態が続くと，後天的にインスリン抵抗性が惹起される．これは過剰に肝臓や骨格筋，脂肪組織などにエネルギーが蓄積されることを防ぐ適応とも考えられるが，膵β細胞機能が低下しない限り，血糖値が正常値に保たれるまでインスリン値が上昇するため，最終的にはエネルギーとして貯蔵されることとなる．このため過食・高脂肪食などのエネルギー過剰の生活習慣が続くと，肥満・インスリン抵抗性・高インスリン血症が惹起されることとなり，これがメタボリックシンドロームの基盤病態である．

インスリン抵抗性はこのように，臨床的にはインスリンよる血糖降下作用が減弱した状態を指すが，これを分子メカニズムで考えると，特にインスリン作用臓器において，生理的なインスリンシグナルが障害されている病態であり，生理的なインスリンシグナル伝達機構を理解し，どのようなメカニズムでインスリンシグナルが減弱するのか，その分子機構の解明は糖尿病の発症・進展抑制のために必須である．インスリンは，インスリン受容体を介したシグナル伝達経路を介して，種々の臓器において，糖取り込み，グリコーゲン合成，タンパク質合成，脂肪酸合成，糖新生抑制，脂質分解抑制，抗アポトーシス，細胞増殖などさまざまな作用を発揮する（図1）．また，インスリン作用には，インスリンシグナル自身によるネガティブフィードバック機構を含めて種々の抑制機構が存在し，これらの抑制機構の異常がインスリン抵抗性の一因ともなっている．

1 インスリンシグナル（図1）

インスリン受容体はインスリンが結合する135 kDの2つのαサブユニットと95 kDの2つのβサブユニットのヘテロ四量体で形成されている．最初にすべてのサブユニットを含む一本鎖プロ受容体ポリペプチドとして合成され，プロセシングを受けて構築される（図2）[1]．αサブユニットは完全に細胞外に存在し，互いにS-S結合で共有結合しており，膜貫通タンパク質であるβサブユニットは一方のαサブユニットとS-S結合で共有結合している．βサブユニットにはインスリンによって活性化されるチロシンキナーゼ領域が存在し，インスリンがヘテロ四量体の一方に結合するとインスリンを結合していないもう一方のβサブユニットのチロシンキナーゼ領域のチロシン残基に自己リン酸化が起こる．この自己リン酸化がチロシンキナーゼの活性化および下流のインスリンシグナルに重要な役割を果たしている（図3）[2]．同様の受容体型チロシンキナーゼとしては，PDGF（血小板由来成長因子）受容体，EGF（上皮成長因子）受容体などの成長因子の受容体が知られるが，これらの受容体とは異なり，インスリン受容体の自己リン酸化部位には下流のアダプタータンパク質のSH2領域と結合するYMXMモチーフやYXXMモチーフが存在しない．インスリン受容体シグナルは複数存在する基質のうち，インスリンシグナルに特徴的なインスリン受容体基質（IRS）とよばれる細胞内分子を主に介してそのシグナルが下流に伝達されており，このIRSに，SH2領域を有するタンパク質と結合する複数のYMXMモチーフ・YXXMモチーフが存在する．

IRS1とIRS2は主要なIRSであり，N末端側のPH（prekstrin homology）領域を介して細胞膜近傍にリクルートされ，PTB（phosphotyrosine binding）領域を介してβサブユニットのリン酸化チロシンと結合する．そのシグナルは主にPI3キナーゼ-Akt経路とRas-MAPキナーゼ経路に分岐する[3]．PI3キナーゼはホスファチジルイノシトール4-リン酸あるいは4,5-二リン酸などのイノシトール環のD-3位にリン酸を転移し，$PI(3,4)P_2$や$PI(3,4,5)P_3$を生成する．PI3キナーゼ活性をもつ酵素は複数存在するが，SH2領域を有する調節サブユニットと110 kDの触媒サブユニットの

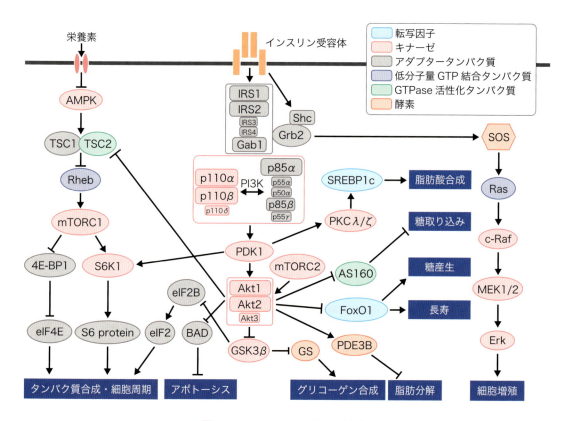

図1　インスリン受容体シグナル

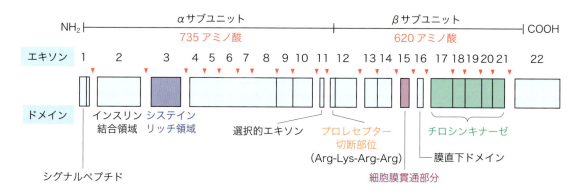

図2　インスリン受容体遺伝子の構造
文献1を元に作成．

二量体からなるクラスIA PI3キナーゼが，主にチロシンリン酸化されたIRSのYMXMモチーフを介してそのシグナルを下流に伝達している[4]．一方Ras-MAPキナーゼ経路は，SH2領域およびSH3領域を有するGrb2とよばれる分子を介してそのシグナルが伝達されている．Grb2はPDGF受容体やEGF受容体などとも結合するが，一部はIRSを介して，一部はインスリン受容体に直接結合しチロシンリン酸化されるShc（Src homology α-collagen-related）を介してそのシグナルをSOSに伝達し，Ras・GDP（不活性型）がRas・

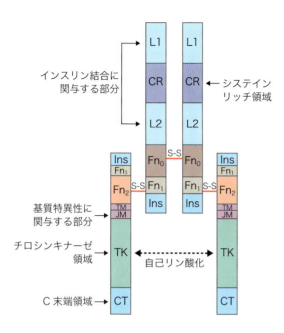

図3　インスリン受容体の構造
L1 and L2：large domains 1 and 2，CR：Cys-rich domain，Fn_0，Fn_1，Fn_2：fibronectin type III domains，Ins：insert in Fn_1，TM：transmembrane domain，JM：juxtamembrane domain，TK：tyrosine-kinase domain，CT：carboxy-terminal tail．

GTP（活性型）に変換され，一連のリン酸化反応を介しセリン／スレオニンキナーゼであるERKが活性化される[5)6)]．PI3キナーゼ-Akt経路が代謝調節作用を伝達するのに対し，Ras-MAPキナーゼ経路は主に細胞増殖作用を制御している．

PI3キナーゼにより細胞膜周辺のPI(3,4,5)P_3濃度が上昇するとPH領域を介してリクルートされたPDK1およびAktが細胞膜近傍に引き寄せられ，Aktの活性化が起きる．Aktの活性化には2カ所のセリン／スレオニン残基のリン酸化が必要であり，キナーゼ領域のスレオニン（Akt1の場合Thr308）はPDK1によって，C末端側のセリン（Akt1の場合Ser473）はmTORC2によってそれぞれリン酸化される[7)8)]．哺乳類のAktには3つのアイソフォーム（Akt1，Akt2，Akt3）が存在するが，主にAkt1/Akt2がインスリン作用において主要な役割を果たしている[7)]．

活性化されたAktは，多様なインスリン作用を媒介する．低分子量GTP結合タンパク質Rabファミリーの

GTPase活性化タンパク質（GAP）であるAS160（TBC1D4）はAktの基質として作用し，リン酸化されると骨格筋や脂肪細胞においてGLUT4のトランスロケーションがひき起こされる．フォークヘッド転写因子FoxO1は3つのAktリン酸化部位を有し，リン酸化により核内より細胞質へ移行し，その転写活性は抑制される．糖産生において中心的な役割を果たすG6Pase（glucose-6-phosphatase）やPEPCK（phosphoenolpyruvate carboxykinase）はFoxO1の代表的な標的遺伝子であり，インスリンはFoxO1の不活性化を介して糖産生を抑制する．最近，インスリンシグナルの抑制が長寿に関連することが報告されており，その一部はFoxO1を介すると考えられている．インスリンは最も主要な抗脂肪分解ホルモンの1つであるが，Aktによってリン酸化（活性化）されたPDE3B（phosphodiesterase 3B）は脂肪細胞内のcAMPの濃度を低下させ，脂肪分解を抑制する．また，種々の臓器で抗アポトーシスタンパク質Bcl-2と結合してその活性を抑制しているBADをリン酸化してその結合を乖離させ，Bcl-2の抗アポトーシス作用を活性化させる[7)]．GSK3β（glycogen synthase kinase 3β）はグリコーゲン合成の律速酵素であるグリコーゲン合成酵素（GS）をリン酸化し，その活性を抑制する．Aktによりリン酸化されるとGSK3βの活性は抑制され，その結果グリコーゲン合成が活性化される[9)]．また，タンパク質合成において重要な役割を果たしている翻訳開始因子eIF2（eukaryotic initiation factor 2）はeIF2Bによってその活性が促進されるが，GSK3βはeIF2Bをリン酸化し，その活性を阻害する作用をもつ．Aktの活性化によるGSK3βの活性抑制によりタンパク質合成が促進される．

TSC（tuberous sclerosis complex）は結節性硬化症の原因遺伝子であり，2種類の独立したTSC遺伝子産物であるtsc1（hamartin），tsc2（tuberin）は複合体を形成して存在する．TSC2は低分子量GTP結合タンパク質の一種Rheb（ras homolog enriched in brain）に対してGAPとしての機能を有し，Rhebに結合したGTPの加水分解を促進し，Rhebによるp mTORC1の活性化を抑制している．AktのTSC2リン酸化によるTSC複合体機能の減弱により活性化されたmTORC1は，p70S6キナーゼ1の親水性モチーフのス

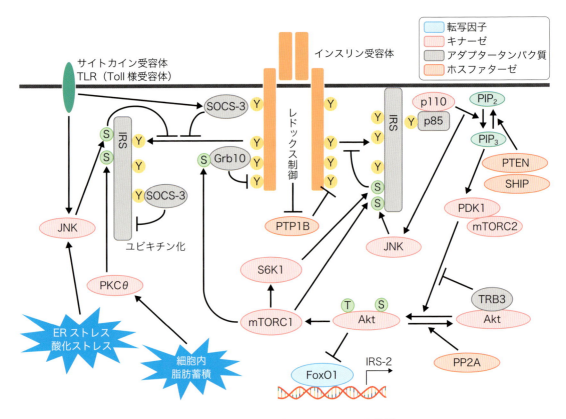

図4　インスリンシグナルの抑制・修飾機構

レオニンを，PDK1は活性化ループのスレオニンをそれぞれリン酸化し，これにより活性化されたp70S6キナーゼ1はリボソームを構成するS6タンパク質を介してmRNAの翻訳を促す．mTORC1はまた，4E-BP1を直接リン酸化することにより翻訳開始因子eIF4E（eukaryotic initiation factor 4E）に対する阻害作用を解除し，その結果mRNAの翻訳が促される．一方AMPキナーゼは，TSC2の別の残基をリン酸化しAktとは逆にTSC複合体を活性化し，細胞内エネルギーの低下の際，タンパク質合成抑制に作用していると考えられている[6]．

PKCファミリーに属するatypical PKC（PKCλ/ζ）もPI3キナーゼの下流に存在し，PDK1によるリン酸化を受け活性化される．肝臓においてPKCιが脂肪酸合成のマスターレギュレーターである転写因子SREBP1cの発現を誘導し，脂肪合成を促進することが報告されている[10]．

2　インスリンシグナルの抑制・修飾機構（図4）

前述のようなインスリンシグナルのカスケードの各々のステップで，抑制や修飾の機構が存在する．

1）インスリン受容体レベル

インスリン受容体活性化によるH_2O_2産生により抑制されるPTP1B（phosphotyrosine phosphatase 1B）はインスリン受容体のリン酸化チロシンを脱リン酸化する[11]．SH2領域を有するGrb10はインスリン受容体のリン酸化されたチロシン残基に結合することでインスリンシグナル伝達を阻害する．最近，活性化されたmTORC1がGrb10をリン酸化しその阻害効果を増強することが報告されている[12]．またこうしたインスリンシグナルのネガティブフィードバック機構に加え，炎症性サイトカインによって発現誘導されるSOCS-3（suppressor of cytokine signaling-3）もまたインスリン受容体のチロシン残基に結合し，インス

リンシグナル抑制に作用することが報告されている[13]．しかし2型糖尿病ではインスリン受容体の発現や機能には大きな障害は認められないという報告が多く，インスリン抵抗性は主にIRS以降のインスリンシグナル障害によって生じていると考えられている．

2）IRSレベル

IRS2の発現は前述のAkt-FoxO1によって負に調節されており，持続するインスリンシグナルはIRS2の発現を低下させ，これは生理学的にも病態生理学的にも主要なインスリンシグナルの負の調節機構の1つである[7]．これに加えて，IRS1のセリンリン酸化はインスリン受容体によるチロシンリン酸化を低下させる．PTB領域の近傍にあるIRS1のSer307のリン酸化はインスリン受容体との結合を阻害し，インスリン受容体によるIRS1のチロシンリン酸化が減弱される代表的なセリン残基である．mTORC1あるいは，mTORC1によって活性化されるS6K1，PI3キナーゼによって活性化されるJNKによるセリンリン酸化はネガティブフィードバック機構としてIRS1の機能を減弱し，炎症性サイトカイン，脂肪酸，小胞体（ER）ストレス，酸化ストレスなどによって活性化されるJNK1や過剰な細胞内脂肪蓄積によって活性化されるPKCθなどによるセリンリン酸化は，肥満に伴うインスリン抵抗性の原因となっている[7]．また前述のSOCS-3はIRSに対してE3ユビキチンリガーゼとして作用し，IRSのユビキチン化および分解を促進し，インスリン作用を低下させる[13]．

3）PI3キナーゼ/Akt/FoxO1レベル

PI3キナーゼによって産生されたPI(3,4,5)P$_3$のイノシトール環（D-3位）を脱リン酸化するPTEN（phosphatase and tensin homologue）や，イノシトール環（D-5位）を脱リン酸化するSHIP2（Src-homology 2-containing inositol 5′ phosphatase 2）といったリピッドホスファターゼはPI3キナーゼ作用に拮抗する．SHIP2欠損マウスでは耐糖能は正常であったが，高脂肪食誘導性の肥満に対し抵抗性を示し，臓器特異的PTEN欠損マウスではインスリン作用の増強が報告されている[14]〜[16]．TRB3（tribbles homolog 3）は非リン酸化Aktに直接結合し，インスリン刺激によるAktのリン酸化（活性化）を阻害する．TRB3の過剰発現は肝臓の糖産生を増加させ，逆にTRB3発現が亢進しているdb/dbマウス肝臓においてその発現を低下させると耐糖能は改善する[17]．またセリン/スレオニンホスファターゼの1つであるPP2A（protein phosphatase 2A）は，前述のAkt活性化に重要な2カ所のセリン/スレオニン残基（Akt1の場合Thr308とSer473）を脱リン化し，Akt活性を阻害する[7]．

おわりに

近年，過栄養や過剰なインスリン作用が，寿命短縮に作用していることが指摘され，インスリンは老化を促進し，がんやアルツハイマー病といった疾患をむしろ助長している可能性も報告されている．このことは肥満やメタボリックシンドロームで認められるインスリン抵抗性が，臓器によって「不均一」であることを示唆しており，インスリン作用が特に肝臓・骨格筋・脂肪細胞など古典的なインスリン作用臓器を中心に減弱している一方で，一部の臓器ではむしろインスリン作用が過剰となっており，これが合併症の発症進展を促進している可能性が考えられる．この30年近くの間に，インスリンのシグナル伝達機構はかなり明らかになってきたが，なおその調節機構の全容は解明されたとはいえない．特に，インスリンシグナルと炎症やストレスシグナルのクロストークなどについては，まだまだ不明な点も多い．これまでの研究では，肥満や糖尿病状態では，もともと生理的に備わっていると考えられる調節シグナル経路が恒常的に活性化するなどによって，インスリン作用の低下・インスリン抵抗性が生じていることがわかってきた．今後は，なぜ調節シグナル経路の「暴走」が生じるのかを解明していく必要があると思われる．

文献

1) Seino S, et al：Proc Natl Acad Sci USA, 86：114-118, 1989
2) De Meyts P & Whittaker J：Nat Rev Drug Discov, 1：769-783, 2002
3) Saltiel AR & Kahn CR：Nature, 414：799-806, 2001
4) Engelman JA, et al：Nat Rev Genet, 7：606-619, 2006
5) Kyriakis JM, et al：Nature, 358：417-421, 1992
6) Gehart H, et al：EMBO Rep, 11：834-840, 2010
7) Taniguchi CM, et al：Nat Rev Mol Cell Biol, 7：85-96, 2006
8) Zoncu R, et al：Nat Rev Mol Cell Biol, 12：21-35, 2011
9) Cross DA, et al：Nature, 378：785-789, 1995

10) Matsumoto M, et al：J Clin Invest, 112：935-944, 2003
11) Salmeen A, et al：Nature, 423：769-773, 2003
12) Yea SS & Fruman DA：Science, 332：1270-1271, 2011
13) Ueki K, et al：Mol Cell Biol, 24：5434-5446, 2004
14) Sleeman MW, et al：Nat Med, 11：199-205, 2005
15) Stiles B, et al：Proc Natl Acad Sci USA, 101：2082-2087, 2004
16) Wijesekara N, et al：Mol Cell Biol, 25：1135-1145, 2005
17) Du K, et al：Science, 300：1574-1577, 2003

＜筆頭著者プロフィール＞
窪田直人：1994年，信州大学医学部卒業．2型糖尿病・肥満・メタボリックシンドロームなどの基盤病態といわれるインスリン抵抗性の分子機構について，発生工学的手法を用いて作製したモデル動物を使用した研究を中心に行っている．

第3章 肥満がもたらす病態生理の発症メカニズム

2. 肥満における脂肪組織の炎症

大石由美子，真鍋一郎

> 肥満時に脂肪組織では慢性炎症の所見が観察されるようになる．脂肪組織炎症は，脂肪組織に集積したマクロファージをはじめとする免疫細胞と脂肪細胞などとの相互作用により進められる．この相互作用は，飽和脂肪酸や細胞死に由来する傷害関連分子パターン（damage-associated molecular patterns：DAMPs），サイトカインなどによって仲介される．脂肪組織炎症は血中の遊離脂肪酸や炎症性サイトカインの増加をひき起こし，血管や代謝臓器に作用して生活習慣病などのさまざまな病態形成に関与する．

はじめに

肥満，糖尿病，動脈硬化などの生活習慣病や発がんに共通の基盤病態として慢性炎症が注目されている．慢性炎症は，ストレスへの応答としてはじまった全身性かつ低レベルの炎症が適切に収束せずに，遷延した状態と考えることができる[1]が，その分子機構はいまだに明らかではない．最近の研究の成果は，生活習慣病では，全身のさまざまな代謝関連臓器（肝臓，膵臓，脂肪組織，骨格筋，視床下部など）に慢性炎症が生じることを示している[2]〜[5]．特に，脂肪組織では体重の増加に伴い，慢性炎症に特徴的な変化が観察される．

従来，脂肪組織は余剰なエネルギーを中性脂肪として蓄える貯蔵器官として考えられてきた．ところが，1990年代に脂肪組織からはさまざまなホルモンやサイトカインなどの生理活性物質が活発に分泌されていることが次々と明らかとなった．例えば，摂食抑制作用やエネルギー燃焼亢進作用をもつレプチン，全身でインスリン感受性を高めるアディポネクチンや，TNF-α（tumor necrosis factor-α），IL-6（interleukin-6），

［キーワード＆略語］
間質，免疫細胞，マクロファージ，TLR，脂肪組織リモデリング

Breg：regulatory B cell（制御性B細胞）
CCL2：chemokine（C-C motif）ligand 2
CCR2：C-C chemokine receptor 2
DAMPs：damage-associated molecular patterns（傷害関連分子パターン）
IL：interleukin（インターロイキン）
ILC：innate lymphoid cell（自然リンパ球）

LPS：lipopolysaccharide（リポ多糖）
MAPK：MAP kinase（MAPキナーゼ）
NF-κB：nuclear factor-κB
TNF-α：tumor necrosis factor-α（腫瘍壊死因子α）
TLR：Toll-like receptor（Toll様受容体）
Treg：regulatory T cell（制御性T細胞）

Adipose tissue inflammation
Yumiko Oishi[1]/Ichiro Manabe[2]：Department of Cellular and Molecular Medicine, Medical Research Institute, Tokyo Medical and Dental University[1]/Department of Aging Research, Chiba University Graduate School of Medicine[2]（東京医科歯科大学難治疾患研究所細胞分子医学分野[1]／千葉大学大学院医学研究院長寿医学[2]）

CCL2などの炎症性サイトカインが脂肪組織から分泌される[6]．すなわち，脂肪組織は単なる「エネルギー貯蔵器官」としてではなく，アディポカインとよばれる生理活性物質を活発に産生・分泌する「内分泌器官」として生理機能を発揮し，病態の形成にも関与する．脂肪組織には，脂肪滴を蓄えた脂肪細胞のほか，間質にさまざまな種類の細胞が存在する．特に，リンパ球やマクロファージに代表される免疫細胞は，脂肪細胞と密接に連携して脂肪組織の機能を調節すると同時に，慢性炎症の形成にも重要である．本稿では，免疫細胞に焦点をあて，脂肪組織炎症のメカニズムについて概説する．

1 肥満に伴う脂肪組織の変化と免疫細胞

肥満時には，皮下脂肪組織や内臓脂肪組織が増大する．脂肪組織は，実質細胞である脂肪細胞と，間質から構成される．皮下脂肪組織や内臓脂肪組織を構成する脂肪細胞は白色脂肪細胞であり，肥満が進むにつれてある程度，細胞径が増大することが知られている．かつては，このような中性脂肪の過剰な蓄積による脂肪細胞の肥大が，肥満に伴う脂肪組織機能の変化，すなわち機能不全の原因であると考えられてきた．ところが，最近では，肥満に伴う脂肪組織機能の変化の多くは，脂肪細胞そのものの変化というよりむしろ間質と脂肪細胞との相互作用によってもたらされるものであることがわかってきた．

脂肪組織の主要な機能を担う脂肪細胞を実質と考えると，それ以外の部分は間質と考えることができる．脂肪組織の間質には毛細血管が密に走行し，線維芽細胞や幼弱な脂肪細胞である脂肪前駆細胞，さらに，多様な免疫担当細胞が存在し，それらは脂肪組織機能の維持や病態形成の両面で重要な役割を果たす．例えば，脂肪前駆細胞が脂肪細胞へと分化することによって新しい脂肪細胞がつくられ（脂肪細胞の新生），脂肪細胞数が増加する．この脂肪細胞の新生には血管新生が必須である[7]．また，血管新生は炎症反応とも密接に関連する．

定常状態において，健康なやせた個体の脂肪組織には常在マクロファージ，Th2細胞，制御性T（Treg）細胞，制御性B（Breg）細胞，好酸球が比較的多く分布し，これらは炎症を抑制するように働くことが知られている（図1左）．常在マクロファージはいわゆるM2型（2で後述）の表現型を示す．やせた個体の脂肪組織でも，少数ではあるが，M1型の表面マーカーを備えた炎症促進形質を示すマクロファージやCD8[+]T細胞も存在し，後述するようなさまざまな要因によって活性化されると考えられる．ところが，常在マクロファージやTreg，Bregが分泌するIL-10などの抗炎症性サイトカインによってそれらの炎症性細胞の活性化が抑制され，免疫応答は適切に調節されていると考えられる．また，2型自然リンパ球（ILC2）がIL-5/IL-13を介して好酸球をリクルートし，好酸球由来のIL-4やTreg由来のIL-10がマクロファージのM2活性化を促進する[8]．さらにIL-10は脂肪細胞のインスリン感受性を改善し，逆に脂肪細胞からのアディポネクチンがM2活性化を支持することも報告されている．このような複雑な細胞間相互作用が，健常な脂肪組織の機能を支えている．

肥満になると，脂肪組織に分布する免疫担当細胞の組成が大きく変化する．すなわち，CD8[+]T細胞や，炎症促進形質を示すM1型マクロファージの数が増加し，相対的に炎症抑制形質を示す細胞群より優位となる（図1右）．このような，炎症抑制形質を示す細胞群と炎症促進形質を示す細胞群のバランスの変化が，脂肪組織における炎症の顕在化をもたらすと考えられる．

では，炎症細胞を脂肪組織にリクルートし，このバランスをシフトさせて脂肪組織炎症を惹起する直接的な原因は何であろうか．肥満に伴い脂肪細胞からの分泌が亢進する炎症性サイトカインや遊離脂肪酸，細胞死を起こした脂肪細胞由来の分子などが原因となって炎症応答が惹起されると想定されている[3]．最近では，このような本来，体の中にあって非感染性の免疫応答をひき起こす分子群を傷害関連分子パターン（damage-associated molecular patterns：DAMPs）と総称している[9]．他にも，自己抗原，低酸素，小胞体ストレス，腸内細菌由来のエンドトキシンなどが炎症誘導に寄与していることが示唆されている．また，最近，マクロファージやT細胞の細胞代謝がその活性に多大な影響を与えることが明らかとなっており，高血糖が炎症性細胞の活性化を促す可能性も示唆されている．いずれにしろ，いったん炎症のカスケードが活性化され

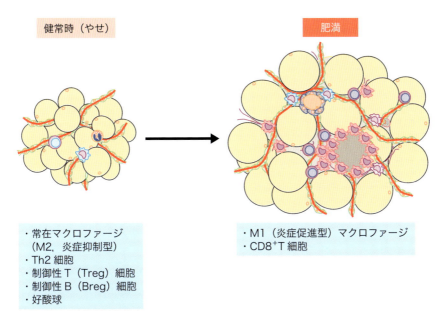

図1　体重の増加に伴い，脂肪組織に変化が生じる
実質を構成する脂肪細胞の大きさや数の変化のみならず，間質に存在する免疫細胞の種類や数が大きく変化する．やせた健常時には，M2型の常在マクロファージ，Th2細胞，制御性T/B細胞，好酸球が脂肪組織に多く分布するが，肥満時には，炎症促進型のM1マクロファージやCD8$^+$T細胞の比率が上がる．炎症抑制形質を示す細胞群と炎症促進形質を示す細胞群のバランスが崩れることによって，脂肪組織炎症がひき起こされると考えられる．

ると，サイトカインを中心とした免疫細胞の相互作用が進んでいくと考えられるが，いまだにその引き金が何かはよくわかっていない．一方で，マクロファージは死んだ脂肪細胞や，脂肪細胞から放出される過剰な遊離脂肪酸の処理にも必須である[10]．また，炎症は脂肪組織の拡大に必要であることも報告されている[11]．このように生理的に必要な炎症の活性化が，肥満に伴う慢性炎症の土壌になっている可能性もある．

肥満時には脂肪組織の線維化もみられるようになり，脂肪組織機能の低下と連携することが示されている[12]．このように，肥満時には脂肪組織に血管新生，炎症細胞浸潤，線維化などダイナミックな形態的変化，すなわち脂肪組織リモデリングが生じる．これは実質細胞である脂肪細胞と間質細胞の複雑な相互作用が持続することによってもたらされるものであり，慢性炎症に特徴的な所見と考えられる．

2　脂肪組織炎症におけるマクロファージ

肥満時の脂肪組織や動脈硬化にみられる慢性炎症においては，マクロファージが主要なエフェクター細胞としての役割を担う[13]．マクロファージは，全身の諸臓器に分布し自然免疫応答に必須であるほか，代謝調節にも関連する[14]．マクロファージの機能は多彩で，炎症促進と炎症収束の両面で重要である．マクロファージは，表面マーカーや機能分化の観点から，classically activated macrophage（M1；炎症促進型）と alternatively activated macrophage（M2；炎症抑制型）に分類される[15]．Th1サイトカインや病原体由来の膜成分（LPS）などによって活性化されたマクロファージ（M1）は炎症性サイトカインを産生して炎症を進めるが，反対にM2活性型マクロファージは死細胞などを貪食して処理したり，線維化や治癒を進めるなど炎症を収束に向かわせ組織の恒常性の維持に寄与する．

脂肪組織常在マクロファージなど，組織に常駐するマクロファージは，骨髄から流入した単球が組織において特徴的な分化を遂げたものと考えられてきた．しかしながら，最近の研究から，組織に存在するマクロファージは，常在する組織により3種類の異なる起源

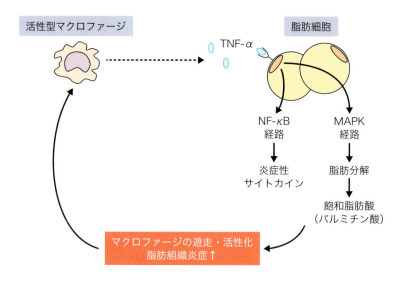

図2 マクロファージは，脂肪細胞と相互作用し脂肪組織炎症を進め，脂肪組織機能異常をひき起こす
活性化型マクロファージ由来のTNF-αなどの炎症性サイトカインは，脂肪細胞において炎症性サイトカインの産生を誘導すると同時に脂肪分解を促進する．その結果，脂肪組織に放出された飽和脂肪酸はTLR4（Toll-like receptor 4）を介してマクロファージを活性化する悪循環を形成する．

をもつことが明らかとなった[16]．皮膚，脾臓，膵臓，脂肪組織のマクロファージや，肝臓のクッパー細胞，脳のミクログリアは卵黄嚢由来である．ところが腎臓や肺に存在するマクロファージは卵黄嚢と骨髄由来，皮膚のランゲルハンス細胞は卵黄嚢と胎児肝由来であることが明らかとなった．一方，肥満時に脂肪組織へ浸潤してくるマクロファージは，多くが骨髄由来で，脂肪組織局所でもマクロファージは増殖し，細胞数の増加に加担していると考えられている．

肥満時の脂肪組織炎症は，肥大した脂肪細胞がマクロファージのリクルートを促すCCL2の産生や，その受容体であるCCR2の発現を亢進させることによって中心的な役割を果たすと考えられている．実際，CCL2やCCR2をノックアウトしたモデルマウスでは肥満を誘導しても脂肪組織へのマクロファージの浸潤が有意に抑制される[17]．

脂肪組織に浸潤したマクロファージは，実質細胞である脂肪細胞と相互作用することにより脂肪組織炎症を進め，脂肪組織機能異常をひき起こす．活性化型マクロファージ由来の炎症性サイトカイン（TNF-αなど）は脂肪細胞に作用し，NF-κB経路を介して炎症性サイトカインの産生を誘導すると同時にMAPK経路を活性化して脂肪分解を促進する．その結果，脂肪組織局所に遊離脂肪酸が放出される[18]．このうち，特に飽和脂肪酸は，TLR4（Toll-like receptor 4）を介してマクロファージを活性化することが報告されている．一方で飽和脂肪酸がTLR4を直接活性化するかどうかは明確ではなく，fetuin-Aのようなアダプタータンパク質の存在が示唆されている[19]．肥満時の脂肪組織炎症が遷延するメカニズムの1つとして，このような脂肪細胞とマクロファージとの相互作用の持続が重要であると考えられている（図2）．

3 脂肪組織炎症が代謝調節に及ぼす影響

脂肪組織に惹起された炎症は，脂肪組織の機能を変化させる．炎症性サイトカインの1種であるTNF-αは脂肪細胞における脂肪分解と遊離脂肪酸の分泌を促進し，脂肪組織炎症を進めるほか，脂肪細胞におけるインスリン作用を抑制する[2]．その結果，脂肪組織へのグルコースの取り込みや中性脂肪合成が低下して血糖値や血中遊離脂肪酸が増加することとなり，全身での代謝異常の原因となる．また，脂肪組織は血管が豊富であり，脂肪組織に浸潤する活性化された免疫細胞由来の炎症性サイトカインは血行性に遠隔臓器にも作用し，全身性の低レベルな炎症応答（すなわち，慢性炎

症)を持続させる要因になると考えられる．さらに炎症性サイトカインのみならず，脂肪組織炎症の結果，増加した血清の遊離脂肪酸も代謝調節に重要な役割を果たしていることが明らかとなってきている．脂肪組織以外での脂質の蓄積により骨格筋での糖利用や膵β細胞の機能障害が生じることは「脂肪毒性」として古くから知られている．

最近，われわれは遊離脂肪酸によってひき起こされる膵島の炎症プロセスが，β細胞機能障害にも重要であることを見出した[20]．すなわち，血中の遊離脂肪酸，特に飽和脂肪酸であるパルミチン酸は膵β細胞のTLR4を介してCCL2などのケモカイン産生を促す．その結果，膵島に炎症性単球由来と考えられる炎症性マクロファージがリクルートされる．これらの炎症性マクロファージは膵β細胞と相互作用することによりさらに活性化し，炎症性サイトカイン(TNF-αやIL-1βなど)を産生して膵β細胞を障害する．実際，TLR4シグナルを全身で抑制したモデルマウス($Tlr4^{-/-}$，$Myd88^{-/-}$)では血中のパルミチン酸濃度を増加させてもマクロファージの膵島への集積がみられない．また，クロドロネートリポソーム(クロドロン酸を内包したリポソームで，マクロファージを取り込ませることでマクロファージを効率よく除去することができる)を用いてマクロファージを除去するとβ細胞障害が起こらなくなることから，パルミチン酸によるβ細胞のTLR4活性化とマクロファージの集積を介した炎症プロセスが，肥満による膵β細胞機能障害の背景として重要であると考えられる．

このように，肥満時には主に内臓脂肪組織に端を発した炎症が，血中の遊離脂肪酸や炎症性サイトカイン濃度の増加を介して遠隔臓器にも影響を及ぼし，代謝調節にも多大な影響を与える．

おわりに

本稿でみてきたように，脂肪組織の恒常性と炎症を司る複雑な細胞間相互作用についての理解が進んできている．さらに，脂肪組織炎症がいかにして全身に波及し，血管や代謝臓器に作用して生活習慣病のさまざまな病態を形成するのか，そのメカニズムが徐々に明らかになってきた．すなわち，脂肪組織を身体最大の内分泌臓器として捉え，脂肪組織と他の代謝関連臓器との連携から生活習慣病の病態を捉えることが必要である．さらに，身体に備わる代謝系と免疫系という2大システムが身体の恒常性維持に重要であり，その破綻としての脂肪組織炎症が生活習慣病を発症する基盤として重要であると考えられる．今後，脂肪組織炎症の分子機構と病態的意義をさらに明らかにすることによって，生活習慣病の発症や進展を防ぐ治療・予防法の開発の道を拓き，慢性炎症を基盤とした他の疾患の病因や病態の解明へと発展させることができると期待される．

文献

1) Fausto N, et al: Acute and chronic inflammation. 「Robbins and cotran pathologic basis of disease」(Kumar V, et al eds), pp43-77, Saunders, 2010
2) Gregor MF & Hotamisligil GS: Annu Rev Immunol, 29: 415-445, 2011
3) Donath MY & Shoelson SE: Nat Rev Immunol, 11: 98-107, 2011
4) Thaler JP, et al: J Clin Invest, 122: 153-162, 2012
5) Tencerova M, et al: FASEB J, 29: 2959-2969, 2015
6) Hotamisligil GS: Nature, 444: 860-867, 2006
7) Nishimura S, et al: Diabetes, 56: 1517-1526, 2007
8) Molofsky AB, et al: J Exp Med, 210: 535-549, 2013
9) Tang D, et al: Immunol Rev, 249: 158-175, 2012
10) Kosteli A, et al: J Clin Invest, 120: 3466-3479, 2010
11) Wernstedt Asterholm I, et al: Cell Metab, 20: 103-118, 2014
12) Tanaka M, et al: Nat Commun, 5: 4982, 2014
13) Weisberg SP, et al: J Clin Invest, 112: 1796-1808, 2003
14) Mantovani A, et al: J Pathol, 229: 176-185, 2013
15) Sica A & Mantovani A: J Clin Invest, 122: 787-795, 2012
16) Geissmann F, et al: Science, 327: 656-661, 2010
17) Kanda H, et al: J Clin Invest, 116: 1494-1505, 2006
18) Suganami T, et al: Arterioscler Thromb Vasc Biol, 27: 84-91, 2007
19) Pal D, et al: Nat Med, 18: 1279-1285, 2012
20) Eguchi K, et al: Cell Metab, 15: 518-533, 2012

＜筆頭著者プロフィール＞
大石由美子：1998年，群馬大学医学部卒業，内科・循環器内科医として臨床研修を行う．2006年，東京大学大学院医学系研究科博士課程卒業．日本学術振興会特別研究員(PD)，東京大学大学院医学系研究科循環器内科特任助教を経て，'09～'13年，カリフォルニア大学サンディエゴ校医学部Christopher K. Glass研究室に留学．'13年3月より現所属テニュアトラック准教授．マクロファージの多彩な機能と代謝との関連について，転写・エピゲノムのグローバルな変化にも着目しながら研究を進めています．大学院生募集中．

第3章 肥満がもたらす病態生理の発症メカニズム

3. 肥満と非アルコール性脂肪性肝炎（NASH）

伊藤美智子，菅波孝祥，小川佳宏

非アルコール性脂肪性肝炎（NASH）はメタボリックシンドロームの肝臓における表現型と考えられ，肝臓への脂肪蓄積に加え，炎症・線維化を特徴とし，ときに肝硬変や肝がんに進展する病態として注目されている．NASHの発症メカニズムとして慢性炎症が重要であり，肥満に伴う全身臓器の慢性炎症と臓器機能不全，あるいは肝内局所における実質細胞と間質細胞の相互作用が病態形成に深くかかわっていると考えられる．今後，慢性炎症に注目した新たなバイオマーカーの探索やNASH治療戦略の開発が期待される．

はじめに

過剰に摂取されたエネルギーが中性脂肪として肝臓に蓄積する病態を非アルコール性脂肪性肝疾患（non-alcoholic fatty liver disease：NAFLD）といい，肥満人口の増加に伴ってその罹患率が世界的に増加している．肥満度の低い本邦においても，成人人口の10〜30％にのぼると言われる．NAFLDのなかで単純性脂肪肝は予後良好とされるが，炎症や線維化を特徴とする非アルコール性脂肪性肝炎（non-alcoholic steatohepatitis：NASH）は，肝硬変や肝がんに進展しうる病態として注目されている．一方近年，メタボリックシンドロームの基盤病態として「慢性炎症」が指摘されており，慢性炎症ではストレスが持続し，長期間にわたる実質細胞と間質細胞の相互作用の結果，組織の構成成分が大きく変化する「組織リモデリング」に至る．特に，肥満に伴って脂肪組織の慢性炎症が遷延し，脂肪組織機能が障害されると，遊離脂肪酸やアディポサイトカイン（アディポカイン）をメディエーターとする臓器間ネットワークを介して，慢性炎症が全身臓器に波及・拡大すると考えられる[1]．

NASHはメタボリックシンドロームの肝臓における

[キーワード&略語]
NASH，慢性炎症，異所性脂肪，脂肪毒性，マクロファージ

CLS：crown-like structure（王冠様構造）
MCP-1：monocyte chemoattractant protein-1
NAFLD：non-alcoholic fatty liver disease
　　　（非アルコール性脂肪性肝疾患）
NASH：non-alcoholic steatohepatitis
　　　（非アルコール性脂肪性肝炎）
TLR4：Toll-like receptor 4
TNF-α：tumor necrosis factor-α

Obesity and non-alcoholic steatohepatitis
Michiko Itoh[1]/Takayoshi Suganami[1) 2)]/Yoshihiro Ogawa[1) 3)]：Department of Molecular Endocrinology and Metabolism, Graduate School of Medical and Dental Sciences, Tokyo Medical and Dental University[1]/Department of Molecular Medicine and Metabolism, Research Institute of Environmental Medicine, Nagoya University[2]/Japan Agency of Medical Research and Development, CREST[3]〔東京医科歯科大学大学院医歯学総合研究科分子内分泌代謝学分野[1]/名古屋大学環境医学研究所分子代謝医学分野[2]/日本医療研究開発機構（AMED）・CREST[3]〕

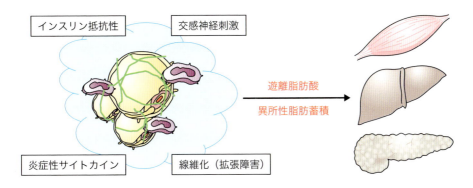

図1　脂肪組織機能と異所性脂肪蓄積
脂肪組織の脂肪合成・分解のバランスはインスリン，交感神経系，炎症，線維化などによって規定される．脂肪組織の脂肪蓄積能が低下すると，肝臓，骨格筋，膵臓などに異所性脂肪として蓄積する．

表現型とも言われ，NASH病態の発症・進展には脂肪組織や消化管を含む全身臓器との複雑な相互作用や，その結果ひき起こされる慢性炎症が重要であると考えられる．しかしながら，従来のNASH研究では四塩化炭素モデルやメチオニン・コリン欠乏食など，肥満やインスリン抵抗性などの表現型を有さないモデルを中心に解析が行われてきたため，その分子機構には不明な点も多い．

本稿では，メタボリックシンドロームの基盤病態とされる全身の慢性炎症に注目し，最近の知見を交えてNASHの発症メカニズムを概説する．

1 NASHの疾患概念と発症仮説

NASHは1980年代に米国メイヨー・クリニックの病理学者Ludwigが，非飲酒者でありながらアルコール性脂肪性肝炎ときわめて類似した組織像を呈する疾患として報告した[2]．その病理学的特徴として，大滴性脂肪蓄積，肝細胞風船様変性，小葉内炎症細胞浸潤，肝細胞周囲性線維化，マロリー体などが知られている．現在のところNASHには特異的なバイオマーカーが存在しないため，確定診断には肝生検が必要であることや，確立した治療法が存在しないことが臨床上大きな問題となっている．NASHの発症機序として古くから「Two-Hit仮説」が提唱されており，肝臓に脂肪が蓄積することで脂肪肝になり，引き続いて酸化ストレス・サイトカインなどの炎症性刺激が加わることでNASHを発症すると考えられてきた．近年では，脂肪蓄積に先立って炎症性変化が認められる場合もあることや，さまざまな刺激が並行して相互に作用しながら病態形成にかかわると考えられるようになり，自然免疫系に代表される炎症性変化を中心に考える「Multiple Parallel Hit仮説」が注目されている[3]．

2 肝異所性脂肪蓄積と脂肪組織機能

脂肪組織は余剰エネルギーを中性脂肪として蓄積し，必要時に中性脂肪を分解して遊離脂肪酸として全身にエネルギーを分配する．しかし，エネルギー摂取が過剰な状態が持続したり，脂肪組織の脂肪蓄積能が障害されると，過剰な脂肪は異所性脂肪として肝臓・骨格筋・膵臓などの全身臓器に蓄積し，インスリン抵抗性やインスリン分泌障害などの脂肪毒性を惹起する（**図1**）[4]．実際，肝臓に流入する脂肪の2/3は脂肪組織に由来すると言われ，脂肪組織の機能は肝異所性脂肪蓄積に大きな影響を与える．

脂肪組織において脂肪分解や脂肪合成を調節する因子として，インスリンや交感神経系があげられる．インスリンは脂肪細胞における脂肪分解を抑制し，細胞内に脂肪を蓄積する方向に作用するが，NASH症例の多くに認められるインスリン抵抗性の状態では，脂肪細胞における脂肪分解が亢進し，肝臓への脂肪流入が増加する．さらに最近では，慢性炎症の関与も指摘されており，慢性炎症がインスリン抵抗性を惹起するだけでなく，炎症性サイトカインが直接脂肪分解を促進すると考えられる[5]．また，脂肪組織においても炎症

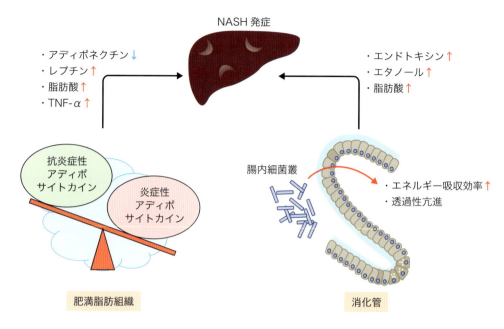

図2　NASH発症と脂肪組織-消化管-肝臓連関
肥満脂肪組織ではアディポサイトカインの産生調節障害により，炎症性アディポサイトカインの産生増加と抗炎症性アディポサイトカインの減少が認められる．消化管においては腸内細菌叢が量的・質的に変化しエンドトキシンや細菌由来の代謝産物などを介してNASH発症に寄与する．

が持続すると，他の臓器と同様に組織線維化をきたし，細胞外マトリクスが蓄積する．その結果，脂肪細胞の拡張性が失われると，脂肪組織の脂肪蓄積能が低下し，異所性脂肪蓄積の増加につながることが指摘されている[6)7)]．

3 NASHとアディポサイトカイン

脂肪組織は多彩な生理活性物質であるアディポサイトカインを産生し，生体の恒常性維持に働く．肥満の脂肪組織ではTNF-α（tumor necrosis factor-α）やMCP-1（monocyte chemoattractant protein-1）などに代表される炎症性アディポサイトカインが過剰に産生され，抗炎症性アディポサイトカインであるアディポネクチンの産生が減少し，このようなアディポサイトカインの産生調節障害がNASHの発症・進展にも重要な役割を果たすと考えられる（**図2左**）[3)8)]．実際，アディポネクチンを欠損するマウスにメチオニン・コリン欠乏食を与えると，NASH病変がより顕著に誘導されることが報告されており，アディポネクチンのNASH進展抑制作用が示唆される[9)]．また，レプチンを欠損する遺伝性肥満ob/obマウスは線維化抵抗性であることから，レプチンはNASHの発症・進展を促進すると考えられている[10)11)]．レプチン受容体であるOb-Rbは血管内皮細胞やマクロファージ，肝星細胞などに発現し，in vitroの検討ではレプチンが炎症・線維化関連因子の発現を増加させることが示されている[10)11)]．しかしながら，実際の肥満症患者は中枢を介した摂食抑制効果に関してはレプチン抵抗性にあることが知られ，末梢におけるレプチン抵抗性の有無やNASHの発症・進展への関与はいまだ不明な点が多い．

4 NASHと病原体センサー

近年，非肥満と肥満状態では腸内細菌叢の構成が変化することが明らかとなり，生体のエネルギー恒常性維持や免疫機能調節に重要な役割を果たしている[12)]．NASHの病態形成において，腸内細菌叢の質的・量的異常はエネルギー吸収効率や消化管粘膜上皮の透過性に変化を与え，血中のエンドトキシン増加や腸内細菌

脂肪組織 CLS　　　　　　肝臓 CLS

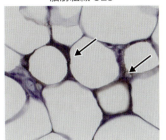 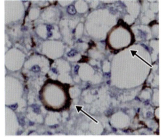

図3　脂肪組織CLSと肝臓CLS（F4/80染色）
肥満の脂肪組織において認められる王冠様構造（crown-like structure：CLS）とNASHを発症した肝臓に認められる肝臓CLS．

叢の代謝産物などを介してNASHの発症・進展に寄与すると考えられる（図2右）[13]．エンドトキシンは病原体センサーであるTLR4（Toll-like receptor 4）のリガンドであり，マクロファージに発現するTLR4によって認識されると，マクロファージの活性化と炎症性サイトカインの産生が誘導される．実際，肝臓の線維化モデルとして汎用されるメチオニン・コリン欠乏食負荷モデルにおいても，TLR4を欠損すると肝脂質蓄積，炎症，線維化が改善する[13]．

一方で，TLR4をはじめとする病原体センサーは，自己の細胞から分泌される代謝産物，死細胞や細胞外基質より放出される因子（danger signal）が内因性リガンドとして作用していると考えられ，内因性リガンドに誘導される応答を「自然炎症」と捉える概念が提唱されている[14]．われわれは，脂肪細胞から放出される飽和脂肪酸がTLR4の内因性リガンドとして作用し，肥満脂肪組織におけるマクロファージとの相互作用や動脈硬化の初期病態とされる血管内皮への単球接着に関与することを報告した[15,16]．NAFLD/NASHでは食物由来あるいは内臓脂肪での脂肪分解に由来する脂肪酸の流入も増加しており，脂質を含むさまざまな因子が病原体センサーのリガンドとして作用している可能性がある．また，マクロファージだけでなく血管内皮細胞，肝星細胞，消化管上皮などさまざまな細胞に発現する病原体センサーが肝線維化発症に関与すると考えられており，NASHの病態形成と自然炎症には深いかかわりがあると想定される[3,17]．

5 NASHと肝臓 crown-like structure

肥満脂肪組織では肥大化し，過度のストレスにさらされた脂肪細胞が細胞死に陥ると，浸潤マクロファージに囲まれて貪食・処理を受ける．CLS（crown-like structure）という構造が認められる（図3左）[18]．脂肪組織CLSを構成するマクロファージはCD11c陽性の活性化マクロファージであり，脂肪組織CLSは実質細胞（脂肪細胞）と間質細胞（マクロファージ）が相互に作用し，炎症・線維化の起点となる場である[19]．

最近，われわれは中枢神経系に主に発現し，摂食調節やエネルギー消費亢進に重要な役割を果たすメラノコルチン4型受容体を欠損するマウスを用いてNASHモデルを報告した[20]．本モデルは過食による肥満，インスリン抵抗性に加え，高脂肪食負荷によって脂肪肝から肝線維化，さらには肝細胞がんを発症するヒトNASHの病態に近いモデルであると考えられる（図4）[20]．本モデルにおいて，われわれは脂肪組織CLSに類似した病理組織学的構造（肝臓CLS）を見出した（図3右）[21]．肝臓CLSは脂肪組織CLSと同様に細胞死に陥った肝細胞をマクロファージがとり囲み，貪食・処理をする像と考えられる．肝臓CLS構成マクロファージは活性化マクロファージマーカーであるCD11c陽性であり，周辺のマクロファージとは明確に区別された[21]．また，肝臓CLS周辺には筋線維芽細胞やコラーゲンの蓄積が認められ，肝臓CLSと肝線維化面積には正の相関を示すことから，肝臓CLSが肝線維化の起点となっていることが示唆される（図5）[21]．ヒト

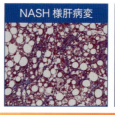
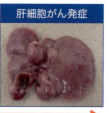

図4 メラノコルチン4型受容体欠損マウスを用いたNASHモデル
メラノコルチン4型受容体欠損マウスに高脂肪食を負荷すると、肥満やインスリン抵抗性を背景に、脂肪肝、NASH、肝細胞がんを経時的に発症する。この分子機構として従来から知られている肝臓のインスリン抵抗性や新規脂肪合成の亢進の他、脂肪組織の炎症・線維化により誘導される遊離脂肪酸の過剰放出やアディポサイトカインの産生異常が関与すると想定される。

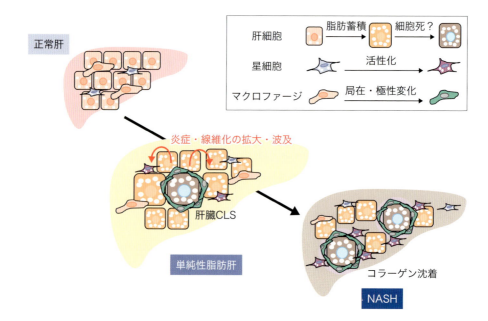

図5 NASH発症における肝臓CLSの意義（仮説）
肝臓CLSは、脂肪変性により細胞死に陥った肝細胞とマクロファージの相互作用の場と想定される。活性化マクロファージは他とは異なる性質を呈し、周囲の線維芽細胞を活性化することにより、最終的には線維化に至ると考えられる。

NASH症例においても肝臓CLSが認められ、肝臓CLSの数は肝細胞障害を示す肝細胞風船様変性のスコアと正の相関を示すことから、肝臓CLSも脂肪組織CLSと同様に実質細胞と間質細胞の相互作用の場であり、肝臓CLSの詳細を明らかにすることで、NASHの病態理解が進むことが期待される。

おわりに

近年、肝炎ウイルスの診断・治療法の飛躍的な進歩によって、ウイルス性肝炎を原因とする肝がんは減少すると考えられるが、NASHはその潜在的な罹患率の高さから、今後、肝がんの主要な原因となることが予想される。NASHの発症メカニズムをより詳細に明ら

かにするためには，臓器間ネットワークという個体レベルでの解析，細胞間相互作用という組織レベルでの解析，さらに線維化の発症・進展にかかわる分子レベルでの解析を組み合わせていく必要がある．NASHの病態理解が深まることで，慢性炎症に注目した新たなバイオマーカーの探索やNASH治療戦略の開発が期待される．

文献

1) Suganami T & Ogawa Y：J Leukoc Biol, 88：33-39, 2010
2) Ludwig J, et al：Mayo Clin Proc, 55：434-438, 1980
3) Tilg H & Moschen AR：Hepatology, 52：1836-1846, 2010
4) Cusi K：Gastroenterology, 142：711-725.e6, 2012
5) Suganami T, et al：Arterioscler Thromb Vasc Biol, 25：2062-2068, 2005
6) Divoux A, et al：Diabetes, 59：2817-2825, 2010
7) Lê KA, et al：Diabetes, 60：2802-2809, 2011
8) Marra F & Bertolani C：Hepatology, 50：957-969, 2009
9) Kamada Y, et al：J Hepatol, 47：556-564, 2007
10) Ikejima K, et al：Hepatology, 34：288-297, 2001
11) Saxena NK, et al：Hepatology, 35：762-771, 2002
12) Ley RE, et al：Nature, 444：1022-1023, 2006
13) Rivera CA, et al：J Hepatol, 47：571-579, 2007
14) Itoh M, et al：Int J Inflam, 2011：720926, 2011
15) Suganami T, et al：Arterioscler Thromb Vasc Biol, 27：84-91, 2007
16) Yamada H, et al：Arterioscler Thromb Vasc Biol, 28：2173-2179, 2008
17) Moschen AR, et al：Trends Endocrinol Metab, 24：537-545, 2013
18) Cinti S, et al：J Lipid Res, 46：2347-2355, 2005
19) Tanaka M, et al：Nat Commun, 5：4982, 2014
20) Itoh M, et al：Am J Pathol, 179：2454-2463, 2011
21) Itoh M, et al：PLoS One, 8：e82163, 2013

<筆頭著者プロフィール>

伊藤美智子：2000年，東北大学医学部卒業．小児科医として5年間臨床に従事し，'05年，東京医科歯科大学医歯学総合研究科（分子代謝医学分野・小川佳宏教授）入学．'09年，東京医科歯科大学難治疾患研究所分子代謝医学分野特任助教．'14年より現職．生活習慣病の病態形成における臓器間相互作用に注目し，NASH病態モデルを用いて発症メカニズムの解明および新規治療ターゲットの探索を行っている．

第3章 肥満がもたらす病態生理の発症メカニズム

4. 肥満と慢性腎臓病

江口 潤, 和田 淳

> 肥満症は慢性腎臓病（CKD）の危険因子である．肥満症に伴うCKDには，肥満そのものが原因となる腎障害と，肥満症に合併した高血圧症，脂質異常症，耐糖能異常などの代謝異常に伴う腎障害とに分類される．これらを総称して肥満関連腎症（obesity-related glomerulopathy：ORG）とよぶ．ORGの発症原因として，肥満に伴う糸球体過剰濾過と腎の脂肪毒性とが考えられる．現時点でORGの有効な治療はないため，減量や合併する代謝異常の集学的治療が必要である．

はじめに

肥満症は慢性腎臓病（CKD）の危険因子であることが明らかになっており，肥満症の患者数の増加に比例してCKDの患者数も増加の一途を辿っている．内臓蓄積型肥満を中心とし，高血圧症，脂質異常症，耐糖能異常を特徴とするメタボリックシンドロームでは，CKD発症のリスクが高くなる[1]．肥満症に伴うCKDには，肥満そのものが原因となる腎障害と，肥満症に合併した高血圧症，脂質異常症，耐糖能異常，高尿酸血症などの代謝異常に伴う腎障害とに分類される．これらを総称して肥満関連腎症（obesity-related glomerulopathy：ORG）とよぶ．ORGは，①高度肥満症（BMI＞40 kg/m^2），②浮腫を認めないタンパク尿，③血清アルブミン値正常を特徴とし，腎硬化症や糖尿病性腎症を除外したものと定義される．本稿では，ORGの疫学，病理組織像，発症の分子機構，治療について概説する．

[キーワード＆略語]
慢性腎臓病（CKD），肥満関連腎症（ORG），糸球体過剰濾過，脂肪毒性，アディポカイン

BMI：body mass index
CKD：chronic kidney disease（慢性腎臓病）
ERPF：estimated renal plasma flow
　　　（推定腎血漿流量）
FF：filtration fraction（糸球体濾過率）
GFR：glomerular filtration rate（糸球体濾過量）
MAO：metabolically abnormal obesity
MHO：metabolically healthy obesity
mTOR：mammalian target of rapamycin
ORG：obesity-related glomerulopathy
　　　（肥満関連腎症）
RA系：renin-angiotensin system

Obesity and chronic kidney disease (CKD)
Jun Eguchi/Jun Wada：Department of Nephrology, Rheumatology, Endocrinology and Metabolism, Okayama University Graduate School of Medicine, Dentistry and Pharmaceutical Sciences（岡山大学大学院医歯薬学総合研究科腎・免疫・内分泌代謝内科学）

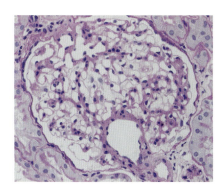
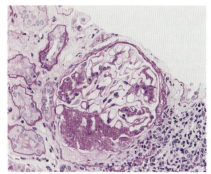

図1 肥満関連腎症に認められる糸球体肥大と巣状糸球体硬化（PAS染色）
左）肥満関連糸球体肥大．右）肥満関連巣状分節性糸球体硬化症．

1 ORGの疫学

　肥満症はCKDや末期腎不全の独立した危険因子であり，肥満度とCKDの進行速度が相関することが近年の疫学研究で明らかにされている．井関らは，BMIと末期腎不全への移行につき10万人を17年間観察し，男性においてBMIが増加するに伴い末期腎不全に移行するリスクが高くなることを報告し[2]，Hsuらは，800万人を対象とした長期観察研究において，BMIは年齢，性別，血圧，糖尿病，脂質異常症とは独立した末期腎不全の危険因子であると報告している[3]．Luらは，約300万人の米国軍人を約7年間追跡し，BMIと年齢と腎障害に関する観察研究を行った．その結果，BMI 30 kg/m² 以上で腎障害が進行しやすく，高齢であるほど顕著であった[4]．一方，橋本らは，代謝異常のない肥満者（metabolically healthy obesity：MHO）と代謝異常を合併した肥満者（metabolically abnormal obesity：MAO）で8年間の観察研究を行った．その結果，MHOのCKD発症率は2.6%と健常非肥満者のCKD発症率と同等であり，MAOのCKD発症率は10.9%と増加していた[5]．このことから，肥満症に伴う代謝異常がORG重症化の原因となっている可能性が示唆されている．

2 ORGの病理組織像

　Kambhamらは，1986年から2000年までの間に腎生検を行われた6,818例中でBMI > 30 kg/m² のORG 71例と原発性FSGS（巣状分節性糸球体硬化症）[※1]の臨床所見と腎生検組織を比較検討した．その結果，ORGは組織学的には糸球体肥大を主体とし，FSGSをあわせもつことを報告した[6]．また，Chenらは，2002年から2006年までの間に腎生検を行われた10,093例中でBMI > 28 kg/m² のORG 90例の臨床所見と腎生検組織を検討した．90例すべてに糸球体肥大を，70%に二次性FSGSを，36%に足突起の癒合を認めることを報告している[7]．

1）ORGの組織学

　ORGは，組織学的には糸球体肥大と二次性FSGSを特徴とする（図1）．糸球体硬化に加えて，肥大した糸球体には，メサンギウム基質の増加，ポドサイト（podocyte：糸球体上皮細胞）の消失，膨化，足突起の癒合も認める．このポドサイトの変化は，肥大した糸球体を覆うために足突起が拡張し，その後，脱落，消失していく．臨床的には，タンパク尿の増加，腎障害の進行が緩徐であること，ネフローゼ症候群の発症頻度が低いことにより原発性FSGSと鑑別される．また，尿細管の萎縮，間質の線維化，動脈硬化性変化を高頻度に認める[8]．

※1 FSGS（巣状分節性糸球体硬化症）
腎生検標本における糸球体障害の形態学的組織学的パターンを示す用語である．すなわち，光学顕微鏡観察下で50%未満の糸球体（巣状）において硬化所見を認め，単一糸球体内の50%未満の領域（分節状）で硬化所見を認める．FSGSの病因は，①特発性，②二次性（薬剤，感染症，肥満症，逆流性腎症など）③手術による腎容量の減少（片腎摘出，腎部分切除など）に分類される．

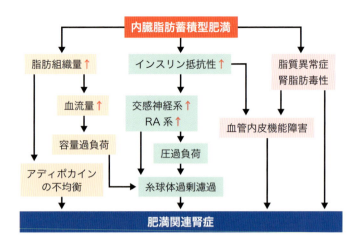

図2　肥満関連腎症の発症機構

2）血管周囲および細胞内脂肪沈着

肥満症に関連した腎病変では，腎洞の血管周囲に脂肪沈着を認める．この脂肪沈着は，腎臓での血行動態を変化させ，Framingham Heart Study[※2]ではCKDの危険因子であると報告されている[9]．また，メサンギウム細胞，ポドサイト，尿細管細胞に脂肪沈着を認める．メサンギウム領域と糸球体毛細血管の間には基底膜が存在しないため，メサンギウム細胞は直接リポタンパク質にさらされる．メサンギウム細胞はLDL受容体を介してコレステロールエステルを，スカベンジャー受容体を介して修飾LDLや長鎖脂肪酸を蓄積し，リポタンパク質リパーゼを介して中性脂肪も蓄積する．その結果，泡沫細胞となり生理的な収縮能が障害され，糸球体係蹄の構造の維持が困難になり過剰濾過をきたすと考えられる[10]．ポドサイトにもLDL受容体やスカベンジャー受容体が存在しており異所性脂肪蓄積が起こり，mTOR（mammalian target of rapamycin）の活性化によってポドサイトのインスリン抵抗性とアポトーシスの亢進，細胞の減少の原因となっていると考えられる．また，尿細管細胞の萎縮，間質の線維化もひき起こす可能性が示唆されている[11]．

> **※2　Framingham Heart Study**
> 1948年から米国マサチューセッツ州のフラミンガムで継続している虚血性心疾患の追跡疫学調査研究である．この調査研究により生活習慣病，喫煙などの生活習慣と虚血性心疾患との関連が明らかになっている．

3 ORGの発症機序

ORGは，高血圧，糖尿病，脂質異常症，インスリン抵抗性に伴う血行動態の異常，酸化ストレス，脂肪組織由来のアディポカインなどの内分泌的変化，炎症性サイトカインが，単独ではなくではなく相互に作用することにより発症していると考えられている（図2）[12]．

1）血行動態の変化

糸球体過剰濾過が，肥満症における腎機能障害の一因と考えられている．腎臓の血行動態は，GFR（糸球体濾過量），ERPF（推定腎血漿流量），FF（糸球体濾過率）によって間接的に評価される．内臓脂肪組織の蓄積は交感神経系の活性化[13]や，RA系（renin-angiotensin system）の活性化などを介して，体循環の増加，体液貯留により血圧を上昇させる．このため，糸球体輸入細動脈の拡張からRPFやGFRの上昇をきたし，FFの上昇，糸球体内圧の上昇をきたすと考えられている[14]．FFの上昇は，さらに近位尿細管でのNa再吸収を亢進させ，結果的に体液貯留や食塩感受性高血圧をひき起こす．いくつもの研究で，肥満症ではBMIに比例してFFが増加していることが報告されている．しばしば肥満症に合併している睡眠時無呼吸症候群や夜間の低酸素血症は，RS系を活性化し，腎障害をひき起こす[15]．肥満に伴うFFの増加は，減量，塩分制限，RA系の抑制によって低下することも示されている[16,17]．

2）インスリン抵抗性

ORGでは，肥満に伴う高インスリン血症やインスリン抵抗性が腎血行動態の変化，炎症性サイトカインの産生により腎障害をひき起こすことが指摘されている．インスリン抵抗性の腎障害では，近位尿細管でのNa再吸収の亢進，糸球体過剰濾過，血管内皮障害，糸球体内高血圧などが認められる．さらに，Welshらは，ポドサイト特異的インスリン受容体欠損マウスを作製し，ポドサイトにおけるインスリン作用不全が糖尿病性腎症の発症に関与していることを証明した[18]．ORGにおいてもポドサイトのインスリン作用不全が腎障害の発症，進行に関与している可能性が示唆される．

3）アディポカイン

メタボリックシンドロームの内臓脂肪組織では，脂肪細胞や浸潤したマクロファージに起因する慢性炎症が起こっている．脂肪組織から分泌されるアディポカインには，TNF-α，IL-6，MCP-1，PAI-1，レジスチン，アディポネクチン，レプチンなどがあり，それぞれORGの発症に関与している．例えば，レプチンは肥満症患者の血中で増加し，メサンギウム細胞のレプチン受容体に結合することにより，メサンギウム細胞でのTGF-βの発現を上昇させ，線維化をひき起こす．また，レプチンは視床下部のレプチン受容体に結合することにより全身血圧を上昇させ，腎障害をひき起こす[19)20]．一方，インスリン感受性を制御するアディポカインであるアディポネクチンは，肥満患者の血中で減少し，アディポネクチン欠損マウスではポドサイトの足突起癒合を認め，アルブミン尿が増加した[21]．その他のアディポカインでは，レジスチンはGFRが低下した患者の血清中で増加している[22]との報告や，肝臓と脂肪組織から産生されるFetuin-Aは，肥満患者の血中で増加し，腎臓での炎症や線維化に関与しているとの報告もある[23]．

4 ORGの治療

ORGの治療においては，腎障害が発症する病態の背後に存在する肥満症，およびその合併症（高血圧，耐糖能異常，脂質異常）の改善が重要である．肥満症の改善には，食事療法や運動療法といったライフスタイルによる減量が基本であり，わずかな減量でも微量アルブミン尿やタンパク尿を減少させるとの報告もある[24]．2014年より，わが国においても肥満症手術が条件つき保険適用となり，手術件数は徐々に増加している．肥満症手術による減量は，糸球体過剰濾過を改善することにより腎障害を改善する[25]．肥満症に高血圧症，微量アルブミン尿を合併している場合は，RS系阻害剤であるアンジオテンシン変換酵素阻害薬（ACEⅠ），アンジオテンシンⅡ受容体拮抗薬（ARB）が使用される．これらの薬剤は微量アルブミン尿を減少させ，GFRの低下を抑制する．また，最近臨床応用がはじまったGLP-1受容体作動薬やSGLT2阻害薬は，体重減少や糸球体内圧の低下によりORGの治療に有効である可能性がある．

おわりに

肥満人口が増加するにつれ，今後もORG患者数は増加していくことが予想される．しかしながら，現時点で早期発見のためのバイオマーカーは発見されておらず，また有効な治療薬も開発されていない．今後さらなる発症機序の解明，創薬ターゲットの発見が待たれる．

文献

1) Chen J, et al：Ann Intern Med, 140：167-174, 2004
2) Iseki K, et al：Kidney Int, 65：1870-1876, 2004
3) Hsu CY, et al：Ann Intern Med, 144：21-28, 2006
4) Lu JL, et al：J Am Soc Nephrol, 25：2088-2096, 2014
5) Hashimoto Y, et al：Clin J Am Soc Nephrol, 10：578-583, 2015
6) Kambham N, et al：Kidney Int, 59：1498-1509, 2001
7) Chen HM, et al：Am J Kidney Dis, 52：58-65, 2008
8) Alexander MP, et al：Am J Kidney Dis, 53：751-759, 2009
9) Foster MC, et al：Hypertension, 58：784-790, 2011
10) de Vries AP, et al：Lancet Diabetes Endocrinol, 2：417-426, 2014
11) Stefan N, et al：Nephrol Dial Transplant, Epub ahead of print（2014 Apr 20）
12) Prasad GV：World J Nephrol, 3：210-219, 2014
13) Alvarez GE, et al：Circulation, 106：2533-2536, 2002
14) Hall JE, et al：Ann N Y Acad Sci, 892：91-107, 1999
15) Hanly PJ & Ahmed SB：Chest, 146：1114-1122, 2014
16) Chagnac A, et al：J Am Soc Nephrol, 14：1480-1486, 2003
17) Ahmed SB, et al：Hypertension, 46：1316-1320, 2005
18) Welsh GI, et al：Cell Metab, 12：329-340, 2010
19) Wolf G, et al：Am J Kidney Dis, 39：1-11, 2002
20) Nasrallah MP & Ziyadeh FN：Semin Nephrol, 33：

54-65, 2013
21) Rutkowski JM, et al：J Am Soc Nephrol, 24：268-282, 2013
22) Axelsson J, et al：Kidney Int, 69：596-604, 2006
23) Ix JH & Sharma K：J Am Soc Nephrol, 21：406-412, 2010
24) Morales E, et al：Am J Kidney Dis, 41：319-327, 2003
25) Afshinnia F, et al：Nephrol Dial Transplant, 25：1173-1183, 2010

＜筆頭著者プロフィール＞
江口　潤：2005年，岡山大学大学院医学研究科博士課程修了．'05～'11年，米国Beth Israel Deaconess Medical Center糖尿病代謝部門博士研究員．現在，岡山大学病院腎臓・糖尿病・内分泌内科助教．専門は糖尿病，動脈硬化，肥満症．

第3章 肥満がもたらす病態生理の発症メカニズム

5. 肥満と動脈硬化疾患
―アディポネクチンの心血管組織集積のメカニズム

藤島裕也,前田法一,下村伊一郎

近年の分子生物学的研究により,脂肪組織は「アディポサイトカイン」(アディポカイン)とよばれるさまざまな生理活性物質を産生・分泌する内分泌臓器であることが明らかとなってきた.なかでも内臓脂肪蓄積を基盤とするメタボリックシンドロームの病態では,脂肪細胞の機能異常を背景に血中アディポネクチンは低下しており,低アディポネクチン血症と動脈硬化性疾患との関連が注目されている.本稿では特に最近明らかとなってきた,アディポネクチンの心血管組織への集積と動脈硬化抑制作用との関連について述べる.

はじめに

わが国では1980年代より欧米型の生活スタイルへの変化を背景に,肥満人口は増加の一途をたどっている.肥満,特に内臓脂肪型肥満は,冠動脈疾患や脳梗塞発症リスクの上昇や,死亡率増加とかかわっていることが近年明らかとなってきた.さらに内臓脂肪蓄積を基盤とし,耐糖能異常,高中性脂肪(TG)血症,低HDL-コレステロール血症,血圧上昇を伴うメタボリックシンドロームは粥状動脈硬化疾患をひき起こす病態として認識されている.その基盤として,脂肪細胞機能異常が誘因となるアディポサイトカインの調節・分泌異常が重要な役割を担っていると考えられる.脂肪細胞機能異常によりTNF-α (tumor necrosis factor-α) やIL-6 (interleukin-6), PAI-1 (plasminogen activator inhibitor-1) といった脂肪細胞由来の炎症性,血栓性生理活性物質の産生が増加する.一方で,脂肪細胞から特異的に分泌されるアディポネクチンは,抗動脈硬化作用をはじめ,インスリン感受性増強作用や抗炎症,抗線維化抑制作用など,多彩な臓器保護作用を有しているが,肥満および内臓脂肪蓄積に伴い血中濃度が低下する(第1章-7も参照).特に低アディポネクチン血症は2型糖尿病[1]や冠動脈疾患[2]の危険因子となりうることが示されており,このような内臓

[キーワード&略語]
アディポネクチン,T-cadherin,動脈硬化,メタボリックシンドローム

- **α-SMA**:α-smooth muscle actin
- **EF**:elastic fiber(弾性線維)
- **ICAM-1**:intercellular adhesion molecule-1
- **PI**:phosphatidylinositol
 (ホスファチジルイノシトール)
- **PIPLC**:PI-specific phospholipase C
 (PI特異的ホスホリパーゼC)
- **SMC**:smooth muscle cell(平滑筋細胞)
- **VCAM-1**:vascular cell adhesion molecule-1

Obesity and atherosclerosis
Yuya Fujishima/Norikazu Maeda/Iichiro Shimomura:Department of Metabolic Medicine, Graduate School of Medicine, Osaka University(大阪大学大学院医学系研究科内分泌・代謝内科学)

脂肪蓄積に伴うアディポサイトカインのバランス破綻が，動脈硬化疾患の進展に深くかかわっていると考えられる．

1 アディポネクチンの血管保護作用

当研究室では脂肪細胞特異的分泌タンパク質である，アディポネクチンの抗動脈硬化作用について検討を行ってきた．アディポネクチンは，通常ヒト血中に5〜15 µg/mLという高濃度で存在しているが，肥満，特に内臓脂肪の蓄積に伴い産生・分泌が抑制されることが明らかとなっている[3]．男性において血中アディポネクチン濃度が低値の群では，他の危険因子と独立して冠動脈疾患の罹患率が高いことが報告されている[4]．また，急性冠動脈症候群の患者では，血中アディポネクチン濃度が低値を示すことから[5]，低アディポネクチン血症が動脈硬化プラークの脆弱性に関与していることが示唆されている．

基礎研究では動脈硬化モデルマウスであるApoE欠損マウスを用いた動物実験において，アデノウイルスによるアディポネクチンの補充[6]や，血中アディポネクチン濃度を上昇させる作用をもつPPARγ (peroxisome proliferator-activated receptor γ) アゴニストの投与[7]により動脈硬化病変が改善することをわれわれは報告した．

アディポネクチンの抗動脈硬化作用機序として，血管内皮細胞においてAMPK (AMP-activated protein kinase) シグナルやPI3K (phosphatidylinositol 3-kinase)-AKT経路を介して内皮型NO合成酵素 (eNOS) を活性化しNO産生を亢進させることや[8][9]，cAMP/PKA (cyclic AMP/protein kinase A) を介してNF-κB活性を阻害しIL-8やVCAM-1 (vascular cell adhesion molecule-1)，ICAM-1 (intercellular adhesion molecule-1) といった接着分子の発現を抑制すること[10][11]が報告されている（図1）．また，アディポネクチン受容体であるAdipoR1/R2を介したAMPK活性化作用によりアポトーシスを抑制することも明らかとなっている[12]．

また，動脈硬化の進展過程においては血管平滑筋細胞の遊走・増殖が重要な役割を果たしているが，in vitroにおいてアディポネクチンは用量依存性にERK

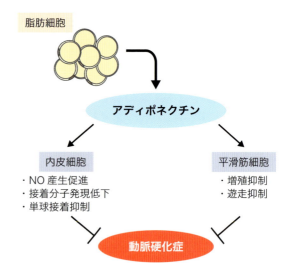

図1　アディポネクチンによる抗動脈硬化作用
アディポネクチンは内皮細胞に対しては，NO産生を亢進させ，接着分子の発現と単球接着を抑制する．また，平滑筋細胞においては増殖と遊走能を抑制する．アディポネクチンはこれらの動脈構成細胞に保護的に作用することで，動脈硬化を抑制すると考えられている．

(p42/44 extracellular signal-related kinase) シグナル経路を抑制することで，PDGF-BB (platelet-derived growth factor-BB) やHB-EGF (heparin-binding EGF-like growth factor) の刺激による平滑筋細胞の増殖を抑制することが報告されている（図1）[13]．しかしアディポネクチンの動脈硬化進展抑制における詳細な分子メカニズムについては十分に理解されていない点も多い．

2 アディポネクチンの組織への集積

アディポネクチンによる臓器保護作用を検討するなかで，われわれは擦過した傷害血管壁[14]やアンジオテンシンII負荷心筋[15]に流血中のアディポネクチンが集積する特徴をもつことを見出した．その機序にかかわる責任分子として，T-cadherinに注目している．T-cadherinは他のカドヘリン分子とは異なり，細胞内ドメインをもたないGPI (glycosylphosphatidylinositol) アンカー型タンパク質であり，細胞間接着には関与していないと考えられている．そしてT-cadherinは血管内皮細胞や平滑筋細胞を含む血管組織に高発現

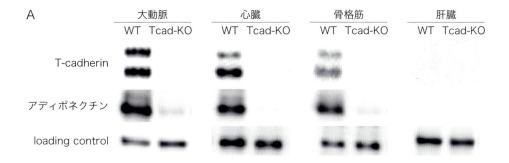
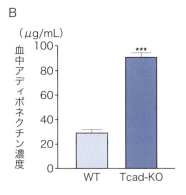

図2　流血中のアディポネクチンはT-cadherinを介して組織に集積する
A）野生型マウスではT-cadherinタンパク質発現の高い大動脈，心臓，骨格筋でアディポネクチンタンパク質が検出されたが，T-cadherin欠損マウスではこれら組織中のアディポネクチンタンパク質は顕著に減少していた．
B）T-cadherin欠損マウスでは組織にアディポネクチンが集積できないことにより，血中アディポネクチン濃度は野生型マウスの3〜4倍程度と高値であった．WT：野生型マウス，Tcad-KO：T-cadherin欠損マウス．（Aは文献19より転載，Bは同文献より引用）

しており[16]，特に生理活性作用が強いとされる高分子量体アディポネクチンとの結合性を有することが報告されている[17]．近年，アディポネクチンはT-cadherinと結合することで，圧負荷や虚血再灌流モデルによる心筋リモデリングを抑制することが明らかとなってきた[18]．

われわれはT-cadherinとアディポネクチンの組織集積とのかかわりについて最近検討を進めてきた．まず，野生型マウスにおいてT-cadherinタンパク質は肝臓や腎臓ではほとんど検出されなかったが，大動脈や心臓には豊富に存在していた．このようなT-cadherinが豊富に存在する組織においてはアディポネクチンがタンパク質レベルで検出され，さらにアディポネクチンタンパク質はT-cadherinと共局在することを免疫染色により明らかにした．続いて，T-cadherin欠損マウスでの解析を行ったところ，心血管組織中のアディポネクチンはT-cadherin欠損マウスでは顕著に減少していた．逆にT-cadherin欠損マウスの血中のアディポネクチン濃度は野生型マウスの4〜5倍程度と高値を示し，特に生理活性作用が強いとされる高分子量体アディポネクチンが上昇していた（図2）．

また，GPIアンカー切断酵素であるPIPLC（PI特異的ホスホリパーゼC）を野生型マウスに静脈注射したところ，数時間で血中アディポネクチンの上昇がひき起こされ，一方で心臓や血管におけるアディポネクチンはT-cadherinの切断に伴い有意に減少した[19]．これらの結果から，流血中のアディポネクチンはT-cadherinを介して心血管組織に集積することが示された．

一方，典型的な「リガンドとレセプター」の関係から，アディポネクチン欠損マウスでは，リガンドであるアディポネクチンが欠失していることにより，組織T-cadherinは上昇していることが予想された．しかしながら実際には驚くべきことに，心血管組織におけるT-cadherinタンパク質レベルは，野生型マウスと比較してアディポネクチン欠損マウスにおいて著明に低下していた．さらにアディポネクチン欠損マウスにアデノウイルスを用いてアディポネクチンを補充することで，組織へのアディポネクチンの集積が認められるようになるとともに，著明に低下していたT-cadherinタンパク質は野生型マウスレベルまで回復した[19]．このことから，アディポネクチンはT-cadherin依存性に組織集積するとともに，組織でのT-cadherinタン

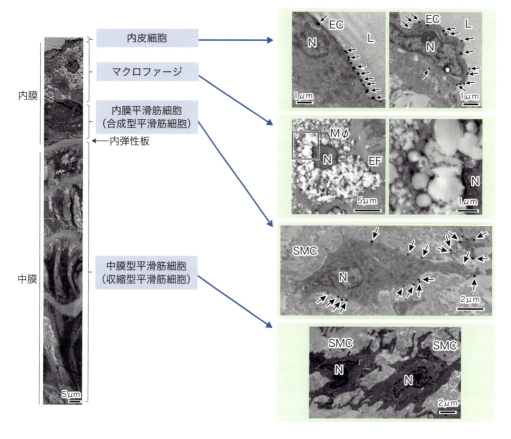

図3 ApoE欠損マウスの動脈硬化巣におけるアディポネクチンの局在（免疫電子顕微鏡）
内皮細胞や内膜に遊走した合成型平滑筋細胞では細胞膜上にアディポネクチンのシグナルが観察されたが（→），泡沫化マクロファージや中膜の収縮型平滑筋細胞にはアディポネクチンの集積はみられなかった．L：内腔，EC：内皮細胞，Mφ：マクロファージ，SMC：平滑筋細胞，EF：弾性線維，N：核．（文献23より転載）

パク質を正に制御するというきわめて特徴的な性質をもつことが明らかとなった．ヒトの研究においても，T-cadherin遺伝子の一塩基多型（single nucleotide polymorphism：SNP）が血中アディポネクチン濃度の独立した規定因子となることが報告されており[20)21)]，アディポネクチンとT-cadherinの関連は実験医学のみならず臨床的にも重要であるものと思われる．

3 動脈血管におけるアディポネクチンの局在とその機能

アディポネクチンはT-cadherinを介して心血管組織に集積することが確認されたため，次に動脈血管におけるアディポネクチンの局在を検討した．その結果，野生型マウスの大動脈ではアディポネクチンは内皮細胞マーカーであるCD31と共局在しており，定常状態においてアディポネクチンは血管内皮に限局して存在していると考えられた．さらに野生型マウスおよびアディポネクチン欠損マウスに対してLPS（lipopolysaccharide）を腹腔内投与したところ，胸部大動脈の内皮におけるVCAM-1やICAM-1といった接着因子の遺伝子発現の上昇は野生型マウスと比較してアディポネクチン欠損マウスにおいて有意に高値であった[22)]．

ヒト臍帯静脈内皮細胞（HUVEC）を用いた*in vitro*の実験では，アディポネクチンを豊富に含む野生型マウスの血清で培養すると，細胞へのアディポネクチンの集積が認められた．しかし，siRNAによるT-cadherinのノックダウンや，PIPLCによるT-cadherinの

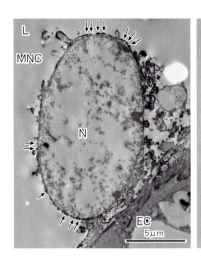
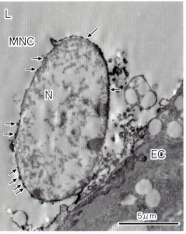

図4 単球へのアディポネクチンの集積（免疫電子顕微鏡）
アディポネクチンは内皮細胞に接着している単球の表面にも集積が認められた（→）．L：内腔，MNC：単球，EC：内皮細胞，N：核．（文献23より転載）

切断を行うと，内皮細胞へのアディポネクチンの集積は消失した．さらに，内皮細胞にリコンビナントアディポネクチンを添加しておくと，TNF-α刺激による接着因子の遺伝子発現の上昇が抑制されたが，T-cadherinをノックダウンさせた状態ではアディポネクチンの作用はほぼキャンセルされた[19]．

これらの結果から，アディポネクチンはT-cadherinを介して血管内皮細胞に集積していることで，炎症刺激などの外的因子に対して保護的に作用することが示唆される．

4 動脈硬化巣におけるアディポネクチンの局在

次にウエスタンダイエットを負荷したApoE欠損マウスを用い，動脈硬化モデルの大動脈におけるアディポネクチンの局在について検討した．その結果，胸部大動脈の動脈硬化巣では，アディポネクチンは血管内皮細胞のみならず，動脈硬化プラーク内部の特にショルダーの部位において強い集積が認められた．さらに同部のアディポネクチンは平滑筋細胞マーカーであるα-SMA（α-smooth muscle actin）と部分的にマージしたが，単球/マクロファージのマーカーであるMOMA-2とはマージしなかった[23]．

さらに免疫電子顕微鏡により動脈硬化巣におけるアディポネクチンの局在について詳細に検討した．血管内皮細胞では内腔側の細胞膜表面，一部は基底膜側においてもアディポネクチンのシグナルが観察された．また，動脈硬化進展過程においては，静止状態にある中膜の"収縮型平滑筋細胞"が，PDGFやFGF（fibroblast growth factor）といった外的因子や局所の炎症により脱分化することで，細胞型マトリクスなどを多量に分泌する"合成型平滑筋細胞"へと形質転換し，内膜に増殖・遊走することが広く知られている[24]．そして，中膜の収縮型平滑筋細胞にはアディポネクチンは検出されなかったが，内弾性板を超えて内膜側へ遊走した合成型平滑筋細胞では細胞表面にアディポネクチンの集積が認められた（図3）[23]．以上より動脈硬化巣においては血管内皮細胞だけではなく，平滑筋細胞が収縮型から合成型に形質転換すると，アディポネクチンが特異的に集積する可能性が考えられる．

免疫電顕における他の興味深い所見として，血管内皮細胞に接着した単球の表面にもアディポネクチンが多量に検出された一方（図4），プラーク内の泡沫化マクロファージにはアディポネクチンの集積は認められなかった（図3）．このことは単球が内皮下に侵入しマクロファージ化すると，何らかの機序によりアディポネクチンの集積が消失することを示唆しており，アディポネクチンの作用は単球が内皮に接着する過程で発揮されるのかもしれない．

最後にこれまでの検討により明らかとなってきた，定常状態の大動脈および動脈硬化プラークにおけるアディポネクチンの局在の変化を示す（図5）．

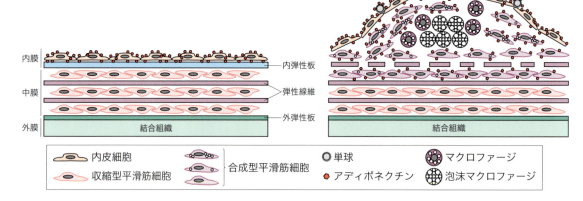

図5 定常状態の大動脈およびアテローム性動脈硬化プラークにおけるアディポネクチン局在の模式図
A) アディポネクチンは野生型マウスの大動脈では,内皮細胞の内腔側および基底膜側に局在している.B) 一方で,ApoE 欠損マウスの動脈硬化プラークでは,内皮細胞,合成型平滑筋細胞および単球にアディポネクチンが存在する.

おわりに

以上の結果から,アディポネクチンがT-cadherinを介して血管内皮細胞や合成型平滑筋細胞に直接集積することで,動脈硬化抑制作用を発揮するという全く新しいメカニズムの存在が推測される.しかし,細胞内ドメインをもたないT-cadherinがアディポネクチンと結合後どのような機序で作用発現に至るか,また循環血中のアディポネクチンがいかにして内膜平滑筋層にたどりつくかなど依然不明な点も多く残されている.さらにin vivoでT-cadherinを介したアディポネクチンの血管保護作用を証明するためには,T-cadherin欠損マウスを用いた動脈硬化モデルなどでのさらなる研究が必要であり,今後の研究成果が期待される.

文献

1) Spranger J, et al：Lancet, 361：226-228, 2003
2) Pischon T, et al：JAMA, 291：1730-1737, 2004
3) Kishida K, et al：J Atheroscler Thromb, 18：592-595, 2011
4) Kumada M, et al：Arterioscler Thromb Vasc Biol, 23：85-89, 2003
5) Kojima S, et al：Heart, 89：667, 2003
6) Okamoto Y, et al：Circulation, 106：2767-2770, 2002
7) Hiuge-Shimizu A, et al：Arterioscler Thromb Vasc Biol, 31：792-799, 2011
8) Ouchi N, et al：J Biol Chem, 279：1304-1309, 2004
9) Chen H, et al：J Biol Chem, 278：45021-45026, 2003
10) Ouchi N, et al：Circulation, 102：1296-1301, 2000
11) Kobashi C, et al：Circ Res, 97：1245-1252, 2005
12) Yamauchi T, et al：Nature, 423：762-769, 2003
13) Arita Y, et al：Circulation, 105：2893-2898, 2002
14) Okamoto Y, et al：Horm Metab Res, 32：47-50, 2000
15) Fujita K, et al：Arterioscler Thromb Vasc Biol, 28：863-870, 2008
16) Ivanov D, et al：Histochem Cell Biol, 115：231-242, 2001
17) Hug C, et al：Proc Natl Acad Sci USA, 101：10308-10313, 2004
18) Denzel MS, et al：J Clin Invest, 120：4342-4352, 2010
19) Matsuda K, et al：Endocrinology, 156：934-946, 2015
20) Chung CM, et al：Diabetes, 60：2417-2423, 2011
21) Gao H, et al：Diabetes, 62：4277-4283, 2013
22) Komura N, et al：PLoS One, 8：e71271, 2013
23) Mori T, et al：Sci Rep, 4：4895, 2014
24) Gomez D & Owens GK：Cardiovasc Res, 95：156-164, 2012

＜筆頭著者プロフィール＞
藤島裕也：2006年,大阪大学医学部卒業.'15年,大阪大学大学院医学系研究科博士課程卒業.'15年,同医学系研究科内分泌・代謝内科学医員,現在に至る.アディポネクチンの組織への集積のメカニズムおよびその意義の解明をテーマとして,研究に取り組んでいる.

第3章 肥満がもたらす病態生理の発症メカニズム

6. 肥満と骨代謝異常

越智広樹，竹田　秀

　高齢化社会を迎えた現代において，肥満と骨粗鬆症はともに患者数が急増している．多くの疫学的検討から，肥満および肥満併発症は，骨粗鬆症や骨折の発症リスクを高めることが報告されている．また，肥満は糖尿病などの生活習慣病を併発し，これら併発疾患も骨代謝にさまざまな影響を与える．加えて，分子生物学ならびに遺伝子工学的手法の進歩により，酸化ストレスに代表されるような，肥満と骨粗鬆症の病態に共通するメカニズムが分子レベルで明らかとなってきた．さらに，骨代謝とエネルギー代謝は互いに影響を及ぼすことが明らかとされている．エネルギー代謝調節で重要なレプチンやアディポネクチンは骨代謝の調節にもかかわる．一方，骨芽細胞が産生するオステオカルシンが糖，脂質代謝を制御していることが報告されており，こうした骨と代謝の間の関連は，臓器連関の観点からも注目されている．また，肥満ならびに骨粗鬆症の発症にはさまざまな要因が複雑に関与していることから，さまざまな臓器の異常が個体全体に与える影響を包括的に捉えることが重要である．この観点からも，臓器連関に着目した研究が今後発展することで，新たな分子やシグナルをターゲットとし，肥満と骨粗鬆症の両疾患に効果を示すような新規治療薬・治療法の開発が進む可能性も期待される．

はじめに

　肥満と骨粗鬆症は，超高齢化社会を迎え，さらなる患者数の増加が見込まれる重要な疾患である．加えて，肥満は，糖尿病，高血圧症，脂質異常などの生活習慣病のリスクとなることから，肥満と骨代謝を理解するためには，併発疾患の骨代謝への影響についても考慮することが重要である．本稿では，まず肥満および骨

[キーワード&略語]
骨粗鬆症，骨密度，アディポカイン，酸化ストレス，オステオカルシン

AGE：advanced glycation end products（終末糖化産物）
LDL：low density lipoprotein（低比重リポタンパク質）
LRP：low density lipoprotein receptor-related protein（低比重リポタンパク質受容体関連タンパク質）
OC：osteocalcin（オステオカルシン）
OPG：osteoprotegerin（オステオプロテゲリン）
pQCT：peripheral quantitative computed tomography（末梢骨用定量的CT）
RANKL：receptor activator of NF-κB ligand
ROS：reactive oxygen species（活性酸素種）
ucOC：uncarboxylated osteocalcin（低カルボキシル化オステオカルシン）

Effects of obesity on bone metabolism
Hiroki Ochi/Shu Takeda：Physiology and Cell Biology, Graduate School of Medical and Dental Sciences, Tokyo Medical and Dental University（東京医科歯科大学大学院医歯学総合研究科細胞生理学分野）

粗鬆症に共通する病態として注目されている酸化ストレスと骨代謝について概説する．加えて，肥満および肥満に併発して生じる疾患と骨代謝の関連に関して疫学的な観点も含め解説する．あわせて，近年徐々に明らかになりつつある骨による糖，エネルギー代謝に関しても説明する．

1 肥満および肥満併発症と骨代謝

1）肥満，脂肪組織と骨代謝

これまでの疫学的検討から，体重あるいはBMI（body mass index）と骨密度には正の相関があるとする報告は多い．つまり，やせは骨量低下をきたし，骨折リスクが上昇する一方，肥満による体重増加は骨量増加に働き，骨粗鬆症の保護因子であると考えられてきた．骨量維持および増加において，力学的負荷は重要な要因であることから，肥満による体重増加は骨への力学的負荷を増大することで骨量増加に関与していると考えられる．しかし，肥満患者においては，非荷重部位においても骨量の増加が認められることから，力学的負荷以外の要因も肥満に伴う骨量の増加に関与していると考えられる．

近年，脂肪組織が，脂肪やエネルギーの貯蔵庫として機能しているのみならず，多くのアディポカインとよばれる生理活性物質を分泌していることが明らかとなってから，アディポカインによる骨代謝調節機構が注目されている．

ⅰ）レプチン

レプチンは，脂肪細胞から分泌され，主に視床下部のレプチン受容体を介して，食欲抑制作用を示すアディポカインである．レプチン欠損マウス（ob/obマウス）やレプチン受容体欠損マウス（db/dbマウス）では，顕著な肥満を示すことに加え，高グルココルチコイド血症ならびに性腺機能低下など骨量減少を惹起する因子を有しているにもかかわらず，骨量の増加を示す[1]．また，極度のやせを呈する脂肪萎縮症モデルマウスにおいても，血中レプチン濃度が低下し，骨量は増加する．すなわち，レプチンの作用が低下すると，体重の増減にかかわらず，骨量が増加すると考えられる．レプチンをob/obマウスや野生型マウスの脳室内に投与すると，骨形成ならびに骨量が増加すること[1]，さらには，神経特異的にレプチン受容体を欠損したマウスの骨量は増加することから[2]，レプチンは，視床下部を介して神経経由で骨量を調節していると示唆される．また，視床下部に作用したレプチンが，交感神経系を活性化し，骨芽細胞の増殖を抑制するとともに，RANKL（receptor activator of NF-κB ligand）の発現を誘導する結果，骨吸収が亢進すると報告されている（図1）[3]．

ⅱ）アディポネクチン

また，同じく脂肪細胞特異的に分泌されるアディポネクチンも骨芽細胞にその受容体が発現しており，in vitroで骨芽細胞をアディポネクチンで処理すると，骨芽細胞の分化・増殖が促進する一方，RANKL発現が増加し，破骨細胞分化が亢進する[4,5]．つまり，アディポネクチンは骨芽細胞の分化を促進し，また，間接的に破骨細胞分化を促進することで骨代謝回転を促進すると考えられる．

一方で，in vivoにおけるアディポネクチンの骨代謝に及ぼす影響に関しては，統一された見解は得られていない．アデノウイルスにより，一過性に肝臓にアディポネクチンを過剰発現させたマウスや，血清アミロイドP成分プロモーターを用いた肝臓でのアディポネクチン過剰発現マウスでは，骨量の有意な増加が報告されている[6,7]．一方，アディポネクチン欠損マウスの解析では，骨形成の増加による骨量の有意な増加が認められており，アディポネクチンは骨代謝に対して抑制的に作用している可能性が示されている[8,9]．

アディポネクチンの受容体は全身の臓器に発現しているため，これまでに報告された遺伝子改変マウスの骨の表現型の違いは，骨以外の臓器を介した間接的な作用である可能性も考えられる．興味深いことに梶村らは，アディポネクチン欠損マウスの若齢マウス（6週齢および12週齢）では骨量の増加が認められるものの，老齢マウス（36週齢）では逆に骨量の有意な低下が認められることを報告した[8]．アディポネクチン欠損マウスでは交感神経系の活性が上昇しており，ドパミンβ-水酸化酵素欠損マウスとの交配で老齢マウスにおける骨量が野生型と同程度まで回復したことから，アディポネクチン欠損マウスでみられた老齢時の骨量減少は交感神経系の活性化が要因であると考えられる．したがって，アディポネクチンには，骨芽細胞に対す

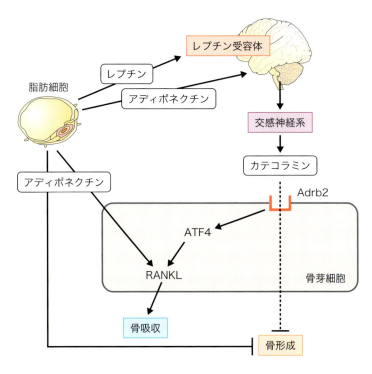

図1　アディポカインによる骨代謝調節機構

る直接的な作用に加え，交感神経系を介した骨代謝調節作用があることが示された（図1）．また，これらの結果から，アディポネクチンによる骨代謝調節作用は，健常時と加齢や肥満などの病態発生時とでは異なる可能性が考えられる[8]．

2）酸化ストレスと骨代謝

肥満による体重増加は，骨粗鬆症の発症抑制因子であると考えられるが，一方で，肥満による全身性の炎症はさまざまな炎症性サイトカインを放出することで破骨細胞分化を促進する可能性も示されている．実際，肥満では，骨の部位によっては骨量が増加しているにもかかわらず，骨折の発生率がむしろ増加するという報告もあり，肥満は必ずしも骨粗鬆症の保護因子でない可能性も示唆されている．

肥満ならびに肥満に併発して生じる種々の生活習慣病は活性酸素種（ROS）の産生亢進による酸化ストレスの増加を伴う．また，骨粗鬆症の発生原因となる閉経や加齢もまた酸化ストレスの増大をもたらすことが知られており，酸化ストレスは肥満（および肥満関連疾患）と骨代謝を結ぶ因子として注目されている．

ROSは，骨細胞や骨芽細胞のアポトーシスを誘導する．加えて，酸化ストレスの増大は組織における終末糖化産物（AGE）の形成を促進することが知られている．AGEはグルコースが非酵素的化学反応でタンパク質や脂質に結合したものであり，長期間にわたり組織に蓄積することで，組織障害的に作用する．骨芽細胞にもAGEと結合する受容体であるRAGEが存在しており，骨芽細胞培養系にAGEを作用させるとオステオカルシン（後述）の発現低下などを介して骨芽細胞分化が抑制される[10]．また，IL-6などの破骨細胞形成を促進するサイトカインの分泌が促進されることも報告されている．このように，酸化ストレスは骨組織におけるAGE蓄積により骨形成を抑制し，骨吸収を促進することで骨代謝を負に調節していることが考えられる．

一方，酸化ストレスの増加により，コラーゲンタンパク質にAGE化が生じ，コラーゲン細線維の物理的構造の劣化と強度低下がもたらされる．実験的に，骨コラーゲン内のAGE含量と骨強度低下との間には相関が認められることが報告されている．また，ヒトにおいて，高齢者の骨組織ではAGE含量が多いことや，骨粗

鬆症性骨折骨では非骨折骨と比較してAGE含量が多いことが知られている[11]．これらの結果から，酸化ストレスによる骨におけるAGEの増加は，骨質の劣化を誘導し，骨折リスクを上昇させる可能性が考えられる．

3）脂質代謝異常と骨代謝

脂質異常症は，しばしば肥満に合併する．また，加齢に伴い，血清の低比重リポタンパク質（LDL）コレステロール値は上昇し，また，LDLコレステロールの酸化が進行することが知られている．酸化LDLは，未分化間葉系細胞から脂肪細胞への分化を促進する一方，骨芽細胞分化を抑制する．また，酸化脂質の増加は，破骨細胞分化を促進することも知られている．しかしながら，LDLコレステロールと骨密度の関係に関する横断研究では，骨密度の増減との間に一定の見解は得られておらず，今後の大規模調査が期待される．

また，Wntシグナル経路は骨形成に重要であるが，Wnt受容体複合体を形成する低比重リポタンパク質受容体関連タンパク質（LRP）5/6の遺伝子欠損マウスでは，骨量低下と同様に脂質代謝異常を示す．ヒトにおいてもLRP6遺伝子に不活性型変異を有する家系では，LDLコレステロール高値，高血圧，耐糖能障害に加え骨粗鬆症を認める．このように，Wntシグナル経路は，脂質異常症と骨粗鬆症を結ぶ経路である可能性が考えられている．

4）糖尿病と骨代謝

肥満によるインスリン抵抗性の増加は，2型糖尿病発生の原因となり，わが国においても生活習慣の欧米化に伴い増加の一途をたどっている．過去の疫学的検討において，インスリン抵抗性を示す患者，あるいは2型糖尿病患者の骨密度は非糖尿病対照群と比較して，有意に高値を示す結果が多く報告されている．一方，2型糖尿病と骨折リスクとの関連性を検討した疫学的検討では，報告により差は認められるものの，2型糖尿病患者では非糖尿病患者と比較して，骨折のリスクがおおむね2倍程度まで増加することが報告されている．つまり，2型糖尿病患者では，骨密度は増加するにもかかわらず，骨折リスクは上昇することから，骨密度とは独立した要因が原因と考えられる．その1つの原因として，骨質の劣化が考えられている．糖尿病ラットモデルにおいて，高血糖に起因する酸化ストレスの増加は，骨組織中におけるAGEの一種である非生理的ペントシジン架橋を増加し，コラーゲン架橋の劣化により骨質低下を誘導することが報告されている[12]．また，2型糖尿病患者においても同様に，血中ペントシジン濃度の高値が認められ，さらに末梢骨用定量的CT（pQCT）による長管骨の構造解析では皮質骨の多孔性が増加し，構造劣化が生じている可能性が報告されている[13]．このように，糖尿病における骨折リスク上昇には，AGEに起因した材質特性の劣化，骨芽細胞機能の抑制，そして皮質骨多孔性増大といった構造性低下による骨質劣化などが複合的に関与していると考えられる．

一方，近年マウスにおいて，骨組織におけるインスリン作用の低下が骨粗鬆症の原因となる可能性が示された．骨芽細胞にはインスリン受容体が存在し，増殖因子であるインスリンの添加は骨芽細胞の増殖やコラーゲン分泌を促進する．また，ストレプトゾトシン投与によるインスリン分泌低下マウスや，インスリン受容体下流シグナルであるIRS1やIRS2の欠損マウスでは，骨量の減少を示すことが知られており，インスリンシグナルは骨代謝において重要な役割を担っていると考えられる．骨芽細胞特異的インスリン受容体欠損マウスは，骨形成の低下ならびに骨吸収の低下により，低回転型骨粗鬆症を示すが，これは糖尿病患者の骨病変と類似した表現型と考えられる[14)15]．詳細な解析の結果，インスリンは骨芽細胞においてTwist，Runx2経路を介して骨芽細胞分化を調節していること[15]，ならびに骨芽細胞でのオステオプロテゲリン（OPG）の発現を抑制することで破骨細胞分化を促進していることが明らかとなった（**図2**）[14]．

5）高血圧と骨代謝

肥満者の高血圧発症率は非肥満者と比較して著明に増加し，特に若年期からの体重増加はその後の高血圧発症の重要な危険因子となっている．疫学的検討において，収縮期血圧高値群では大腿骨近位部骨密度が有意に低いこと，また，高血圧自身が骨折のリスクを上昇する可能性も報告されているが，いまだ統一された見解は得られていない．一方，骨粗鬆症を含むカルシウム代謝異常と高血圧との関連は古くから指摘されており，原発性副甲状腺機能亢進症では高血圧罹患率が上昇することは広く知られていることからも，高血圧の病態と骨，カルシウム代謝異常には共通の分子機構

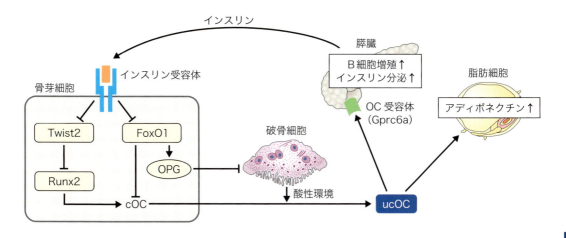

図2 骨芽細胞インスリンシグナルによる糖・エネルギー代謝調節機構
cOC：カルボキシル化オステオカルシン，ucOC：低カルボキシル化オステオカルシン．

の存在が想定されていた．高血圧による交感神経系の活性化は，前述のように骨形成を抑制し骨吸収を促進することで骨量の減少を導く[3]．

一方，アンジオテンシンIIを骨芽細胞，破骨細胞共存培養系に添加すると，骨芽細胞におけるRANKL発現が増加し，二次的に破骨細胞分化が促進された．また，in vivoにおいても同様に，ラットにアンジオテンシンIIを持続投与したところ，破骨細胞が活性化され，卵巣摘出モデルにおける骨量減少が助長されることが明らかとなった[16)17)]．さらに，アンギオテンシンI型受容体欠損マウスでは，卵巣摘出による骨量減少の軽減が認められた[16)]．以上の結果は，高血圧で上昇するアンジオテンシンIIは骨芽細胞に直接的に作用し破骨細胞の活性化を介して，骨量を減少させる可能性が示唆された．

2 骨による糖・エネルギー代謝調節機構

オステオカルシン（OC）は，骨芽細胞で産生・分泌される骨基質タンパク質であり，ビタミンK依存的にγ-カルボキシル化を受け，骨に沈着する．ビタミンK不足状態では，γ-カルボキシル化が障害され，骨基質に沈着せず，低カルボキシル化オステオカルシン（ucOC）として血中に分泌される．オステオカルシン欠損マウスでは明らかな骨の異常は認められないものの，膵臓β細胞の増殖およびインスリン分泌の低下，アディポネクチンの血中濃度の低下によるインスリン抵抗性の増加などにより，肥満と血糖値の上昇を示すことが報告され，骨から分泌されるオステオカルシン（特にucOC）が全身の糖・エネルギー代謝を調節している可能性が示された（**図2**）[18)]．マウスを用いた検討において，オステオカルシンの持続的投与は，野生型マウスの糖・エネルギー代謝を改善することが明らかとなり[19)]，さらに，オステオカルシンを1日1回投与した場合でも同様の効果を示すことが報告された[20)]．また，興味深いことに，高脂肪食によって誘発された肥満，高血糖，インスリン抵抗性，そして脂肪肝がオステオカルシンの投与によって改善されることも報告されており，このことは，オステオカルシンの1日1回投与が，肥満に関連する2型糖尿病の新たな治療方法として期待できる可能性を示唆している[20)]．

ヒトにおいてもオステオカルシンとエネルギー代謝の関連性について，最近いくつかの臨床的な報告がされている．これらの報告では，2型糖尿病患者の血中オステオカルシン濃度は，血糖，脂肪量，インスリン抵抗性指標などと負の相関が，血中アディポネクチン濃度とは正の相関が示されており，また，オステオカルシンが高値であるほうが糖脂質代謝は良好であることが報告されている．さらにConfavreuxらの報告では，オステオカルシン分泌類骨腫の切除後に，ucOCの低下とともに血糖値の上昇が認められた[21)]．これらの結果から，ヒトにおいても血中オステオカルシンが

糖・エネルギー代謝において重要な役割を担っている可能性が示唆される．

おわりに

　肥満ならびに骨粗鬆症の発生にはさまざまな要因が複雑に関与しており，これら互いの関連性を解明するためには，各臓器レベルの解析ではなく，個体全体の現象として捉えることが重要であると考えられる．近年，さまざまな臓器が互いに他の臓器の機能を調節する臓器連関が注目されている．骨代謝においても，本稿で解説したように神経系による骨代謝調節機構など，これまでの概念では想像できない調節機構が存在することが明らかとなっている．加えて，従来は静的な臓器であると考えられてきた骨が，オステオカルシンを分泌し，糖・エネルギー代謝を調節する新たなメカニズムも明らかになってきた．今後，臓器連関に着目した研究がますます発展することで，新たな分子やシグナル系をターゲットとし，肥満と骨粗鬆症の両疾患に効果を示すような新たな治療薬・治療法の開発につながる可能性が期待される．

文献

1) Ducy P, et al：Cell, 100：197-207, 2000
2) Shi Y, et al：Proc Natl Acad Sci USA, 105：20529-20533, 2008
3) Takeda S, et al：Cell, 111：305-317, 2002
4) Luo XH, et al：J Bone Miner Res, 21：1648-1656, 2006
5) Luo XH, et al：Exp Cell Res, 309：99-109, 2005
6) Mitsui Y, et al：BMC Musculoskelet Disord, 12：18, 2011
7) Oshima K, et al：Biochem Biophys Res Commun, 331：520-526, 2005
8) Kajimura D, et al：Cell Metab, 17：901-915, 2013
9) Williams GA, et al：Endocrinology, 150：3603-3610, 2009
10) Katayama Y, et al：J Bone Miner Res, 11：931-937, 1996
11) Saito M, et al：Calcif Tissue Int, 79：160-168, 2006
12) Saito M, et al：Osteoporos Int, 17：1514-1523, 2006
13) Petit MA, et al：J Bone Miner Res, 25：285-291, 2010
14) Ferron M, et al：Cell, 142：296-308, 2010
15) Fulzele K, et al：Cell, 142：309-319, 2010
16) Shimizu H, et al：FASEB J, 22：2465-2475, 2008
17) Shimizu H, et al：Hypertens Res, 32：786-790, 2009
18) Lee NK, et al：Cell, 130：456-469, 2007
19) Ferron M, et al：Proc Natl Acad Sci USA, 105：5266-5270, 2008
20) Ferron M, et al：Bone, 50：568-575, 2012
21) Confavreux CB, et al：Osteoporos Int, 23：1645-1650, 2012

<筆頭著者プロフィール>

越智広樹：東京医科歯科大学医学部細胞生理学分野助教．2010年，日本獣医生命科学大学大学院博士課程修了（獣医学博士）．同年4月から慶應義塾大学医学部腎臓内分泌代謝内科特任助教．'12年10月より，日本獣医生命科学大学獣医学部獣医微生物学教室助教．'14年4月より現職．

第3章 肥満がもたらす病態生理の発症メカニズム

7. 肥満関連遺伝子：同定の現状と展望

安田和基

> ヒトの肥満は，遺伝因子の立場からは，単一遺伝子病タイプと多因子遺伝病タイプに分けられる．前者は*MC4R*，*LEP*，*LEPR*異常などが知られているが，次世代シークエンサー（NGS）の登場により，遺伝子診断も，新規変異遺伝子の発見も加速している．後者は，ゲノムワイド関連解析（GWAS）により，*FTO*をはじめ多くの遺伝因子が報告されているが，いずれも単独では効果が弱く，診断的意義はまだ大きくない．今後は，「missing heritability」とよばれる未知の遺伝因子の同定や，生活習慣など環境因子との関係（遺伝環境相互作用），エピゲノム機構の関与の解明などが期待される．

はじめに

肥満は，生活習慣の変化により急増しているが，遺伝の関与も知られている．本稿では，ヒト遺伝学の進歩により明らかになってきた，肥満関連遺伝子の現状を概説する．

1 肥満と遺伝

1）ヒト肥満への遺伝の関与

ヒト肥満への遺伝の関与を示唆する事実はいくつかあげられる（**表1**）．ただし，多くは環境，あるいは胎内環境の影響を排除し切れない．人種による肥満の差も，特に多民族社会では社会的地位や経済的生活レベルの違いも反映する可能性がある．最も確実な疫学的事実として，一卵性双生児（MZ）での一致率が二卵性双生児（DZ）での一致率より高いことがあげられ，それぞれ70〜90％，35〜45％との報告がある[1]．また18歳までの若年肥満の方が一般の肥満より遺伝的背景が強く関与するといわれている[2]．

2）遺伝形式

肥満に限らず，多くの生活習慣病は，遺伝因子の点

[キーワード＆略語]
単一遺伝子病，多因子遺伝病，GWAS，SNP，NGS

BMI：body mass index
FTO：fat mass and obesity associated
GWAS：genome-wide association study
　（ゲノムワイド関連解析）
LEP：leptin（レプチン）
LEPR：leptin receptor（レプチン受容体）
MC4R：melanocortin 4 receptor
　（4型メラノコルチン受容体）
NGS：next generation sequencer
　（次世代シークエンサー）
SNP：single nucleotide polymorphism
　（一塩基多型）
W/H比：waist-hip ratio（ウエスト／ヒップ比）

Human obesity-related genes: present and future
Kazuki Yasuda：Department of Metabolic Disorder, Diabetes Research Center, Research Institute, National Center for Global Health and Medicine（国立国際医療研究センター研究所糖尿病研究センター代謝疾患研究部）

から「単一遺伝子病タイプ」「多因子遺伝病タイプ」に分けられる．前者は，効果の強い遺伝子異常により生じるもので，環境因子の寄与なしでも生じうる．肥満の多くは後者のタイプであり，その遺伝因子の本体は，多くの人が共有する，いわゆる一塩基多型（SNP）と考えられていた．

表1　肥満への遺伝因子の関与を示唆する疫学的事実

①同じ環境下でも肥満者と非肥満者がいる
②家族集積性が認められる
③特定の集団・地域で発症率が高い
④特定の遺伝子変異で肥満の表現型が生じる（ヒト，マウスなど）
⑤双生児研究：一卵性で一致率がより高い
　・一卵性双生児：遺伝＝同一，環境＝かなり共有
　・二卵性双生児：遺伝＝「きょうだい」程度の共有，環境＝かなり共有

ただし，一卵性でも100％一致でないことは，環境因子やエピゲノムの影響も表す．

2 単一遺伝子病タイプの肥満（monogenic obesity）

1）臨床像の特徴

単一遺伝子異常による肥満は，一般に若年発症，きわめて高度な肥満，特異な表現型（肥満以外の随伴症状）などが特徴的であり，遺伝子異常の存在が疑われる．劣性遺伝や de novo 変異（両親にないゲノム変異が出生前に生じる）の場合は，肥満の家族歴はしばしば明らかでない．肥満を主徴とする症例の原因遺伝子は，表2のように脳内の，特に摂食中枢系に関係する遺伝子が多く，これらで若年性の高度肥満の約10％が説明されるという．一方，知的発達異常，奇形や臓器障害など特異な随伴症状が全面にでるような「症候性（syndromic）肥満」もあり，このなかにはゲノムのある領域の欠損・重複など，厳密には1つの遺伝子だけの異常ではないものも含まれる．

2）レプチン（*LEP*），レプチン受容体（*LEPR*）

レプチンは脂肪組織から分泌され，さまざまな生理作用をもつホルモンだが，視床下部では受容体を介して摂食抑制作用を惹起する．レプチン遺伝子，レプチン受容体遺伝子の異常は，動物でも *ob/ob* マウス，*db/db* マウスとして高度肥満モデルを生じるが，ヒトでも頻度はきわめて稀だが高度肥満を生じる症例が報告されている．

3）4型メラノコルチン受容体（*MC4R*）

MC4Rは，Gタンパク質共役型受容体で，主に中枢神経系で発現し，特にMSHなどの摂食抑制ペプチドが結合して，摂食やエネルギー消費を制御し抗肥満効果をもつ．この遺伝子のヒトでの異常は，若年発症の高度肥満を生じる．現在までに150以上の変異が報告されており，高度肥満の1～6％を占め，原因遺伝子として最も頻度が高いと考えられている[3]．

表2　単一遺伝子異常による肥満

LEP	（レプチン）
LEPR	（レプチン受容体）
POMC	（pro-opiomelanocortin）
MC4R	（4型メラノコルチン受容体）
PCSK1	（proconvertase1）
BDNF	（脳由来神経栄養因子）
NTRK2	（neutrophic tyrosine kinase receptor type 2）
SIM1	（single-minded homolog1）

「症候性肥満」としては，Bardet-Biedl症候群（*BBS1*～*BBS12*），Prader-willi症候群，Alstom症候群（*ALMS1*）などがある．

3 多因子遺伝病タイプの肥満

1）候補遺伝子から

遺伝因子の候補として，脂肪組織やエネルギー消費，摂食に関するさまざまな分子が検討されてきた．結果が再現され確立しているものは，PPARγ2（*PPARG*）Pro12Arg（抗肥満）[4]，β3アドレナリン受容体（*ADRB3*）Trp64Arg[5] などごく限定的である．

2）GWAS（ゲノムワイド関連解析）

多因子遺伝病の遺伝因子研究は，「GWAS」（genome-wide association study：ゲノムワイド関連解析）とよばれる手法により，飛躍的に進歩した．これは既知の遺伝子機能に依存せず，ゲノム全体にわたり，約10万～100万のSNPを「マーカー」として，集団としての頻度の差を統計的に検定するもので，肥満についてもこの方法により，2014年までに少なくとも50以上の遺伝因子が同定されていた．

3）*FTO*（fat mass and obesity associated）

*FTO*はGWASにより肥満との関連が最初に認められた新規遺伝子であった．第1イントロンに存在するSNP

（rs9939609；「rs…」は国際的に標準化されたSNPの表記法である）について，リスクアレル（肥満を生じやすい塩基）をホモでもつと，リスクアレルをもたない人に比べ体重が約3 kg増加する[6]というもので，多くの人種で結果が再現され確立した．FTOは，9つのエクソンからなり，全長400 kb（キロベース）に及ぶ巨大な遺伝子だが，この領域の多くのSNPで肥満との関連が報告されている．

FTOは，タンパク質の構造から2-オキソグルタル酸依存性の酵素であること，バクテリアでDNA修飾に寄与する酵素とも類似点があることが知られていたが，その後RNAのメチル化アデノシンの脱メチル化酵素であることが示された[7]．FTOを欠失，あるいは機能低下させたマウスはやせることが示されており，中枢神経系において，おそらく何らかのエピジェネティックな機構により，摂食やエネルギー制御に重要な遺伝子発現調節にかかわると考えられている．

一方，肥満感受性に関連するSNPは，FTOタンパク質の構造を直接変えない．FTOのSNP領域は，同じ染色体上の*IRX3*遺伝子のプロモーターと相互作用しておそらくエンハンサーとして働くこと，*Irx3*欠損マウスはやせを示すことから，ヒト*FTO* SNPが*IRX3*の発現変化を介して肥満しやすさを生じる可能性が考えられている[8]．いずれにしても*FTO*は，GWASにより，肥満の病態生理や遺伝因子に全く新しい考え方を導入するような遺伝因子が得られた代表例である．

4）GWASで得られた遺伝因子の特徴

GWASで得られた遺伝因子には**表3**のような特徴がある．GWASの結果は，同一民族内できわめて再現性が高いのみならず，異なる民族においても疾患と関連することが多く，遺伝因子として普遍性があり信頼性が高い．ただし同じSNPであっても，人種によりそれぞれのアレル頻度は大きく異なることがあり，また人種特異的な肥満遺伝因子の存在も報告されつつある．またGWASにより多くの遺伝因子が得られるが（**表4**），個別の因子の効果が弱いことが一般的な特徴である．

GWASは既知の遺伝子機能に依存しない解析法なので，それまで疾患への寄与が知られていなかった全く新たな遺伝因子が得られ，新規の病態解明や創薬標的同定に至る可能性がある一方で，得られた遺伝子が，なぜその病気を生じるかわからないこともある．さら

表3　GWASで得られた遺伝因子の特徴

- 集団における頻度の高いSNPが多い（GWASの原理より）
- 結果の再現性が高い
- これまで機能的にその疾患との関連が知られていなかった分子が多い
- イントロンや遺伝子間領域のことが多い
- 単独の効果は弱い（オッズ比は，1.4〜1.5以下，ほとんどが1.1〜1.2程度）
- 人種を超えた遺伝因子も多いが，人種特異的な遺伝因子もある

に古典的な遺伝子異常のようにアミノ酸置換を伴うのではなく，イントロンや遺伝子間領域の多型のことも多く，どのような機能的な変化を介して疾患に寄与するのか，手がかりも不明のことが少なくない．

5）なぜ多くの人が肥満関連遺伝子をもつのか

多くの人が肥満関連遺伝子をもつ事実の説明として，最も広く知られているのは「倹約遺伝子」（thrifty genotype）説である（**図**）[9]．ある環境因子に有利なゲノム多様性は集団において選択的に保存され，不利な場合は淘汰されてゆく可能性がある．人類の長い飢餓の時代には，エネルギーを倹約して蓄えるゲノム多様性が生存に有利だったため，淘汰をされず蓄積された可能性がある．しかし環境が大きく変化し飽食の時代になっても，集団のなかのゲノム多様性は急には変化できないので，こうした遺伝子型は，生活習慣病の「疾患感受性遺伝子」となりうる．例えば前述した*PPARG*のPro12Ala多型は，日本人でも米国へ移住したグループ，つまりより高脂肪食の環境でのみ抗肥満，抗糖尿病効果がみられるという報告がある[10]．

これに対して，ゲノム多様性は集団のなかで単に「浮遊」しているだけで，環境による淘汰はないという「中立説」も有力である（倹約遺伝子と対比させて「drifty genotype」とよばれることもある）．また，気温に対する適応に注目した説もある．すなわち，人類は褐色脂肪組織（BAT）における熱産生機構を亢進させる必要がなかったアフリカから世界中へ移動したため，エネルギー消費が不十分であるという考え方である．いずれにしても，肥満遺伝子のすべてを説明しうる説はなく，さまざまなメカニズムが関与しているのであろう．

6）GWAS関連の遺伝子探索の現状

初期のGWASは白人を対象にしたものが多かったが，

表4　主にGWASで報告されたヒト肥満関連遺伝子

染色体	BMIとの関連	脂肪分布（W/H比など）との関連
1	GNAT2, NEGR1, PTBP2, SEC16B, TNN13K, AGBL4, NAV1, ELAVL4	DNM3/PIGC, LYPLAL1, TBX15/WARS2
2	FANCL, LRP1B, RBJ, POMC/ADCY3, **TMEM18**, IRS1（脂肪率）, ERBB4, KCNK3, UBE2E3, EHBP1	GRB14, LCT
3	CADM2, ETV5, MRPS22, FHIT, RASA2, RARB, GBE1, ITIH4	ADAMTS9, NISCH/STAD1
4	CNPDA2, SLC39A8, NUP54, HHIP	
5	FLJ35779, PCSK1, ZNF608	CPEB4
6	NUDT3, **TFAP2B**, PARK2, TDRG1, FOXO3, CDKAL1	LY86, VEGFA, RSPO3
7	PMS2L11, HIP1	NFE2L3
8	HNF4G, **MSRA**, RALYL	
9	LRRN6C, PAX5（脂肪量）, KLF9, EPB41L4B, LMX1B, C9orf93, TLR4	
10	**KCNMA1**, **PTER**, TCF7L2, HIF1AN, NT5C2, GRID1	
11	**BDNF**, MTCH2, RPL27A, HSD17B12, CADM1, KCNQ1	
12	**FAIM2**, CLIP1, ALDH2/MYL2	C12orf51, HOXC13, ITPR2/SSPN
13	MTIF3, OLFM4, HS6ST3, SRRY2（脂肪量）	
14	**NRXN3**, PRKD1, STXBP6	
15	MAP2K5, SCG3	
16	**FTO**, SH2B1, ADCY9, GP2, GPRC5B, MAF, NLRC3, KAT8, SBK1	
17	HOXB5, RPTOR, RABEP1	
18	**MC4R**, NPC1, GRP	MRPS22（waist）
19	KCTD15, KLF9, QPCTL/GIPR, TMEMI60, GDF15	
20	MRPS33P4	
21		
22		ZNRF3-KREMEN1

太字は，高度肥満でも関連．

その後アジア人のデータも報告されている[11)12)]．2015年になり，GWASの1つの到達点といえる，339,224人のデータを用いた解析結果が報告された[13)]．新規のものも含め，肥満に関連する97の遺伝因子（遺伝子座）が同定され，民族を超えた遺伝因子，人種特異的な因子も整理された．これによりBMIの個人差の2.7％が説明されるという．得られた遺伝子について機能的なネットワーク解析を行うと，中枢神経系（シナプス伝達やグルタミン酸シグナル），エネルギー代謝，インスリン分泌や抵抗性，脂肪組織分化・発達などに関連するパスウェイに属することが多く，肥満の病態生理に重要な新たな分子群が得られている可能性が高い．

また，BMIに関連した遺伝因子の他，脂肪分布〔W/H（waist-hip）比など〕[14)]，小児肥満，高度肥満などについても遺伝因子が調べられている．ここでは詳細には触れないが，脂肪分布については，BMIとは異なる遺伝因子がかなり報告されているものの，小児肥満（単一遺伝子病タイプを除く），高度肥満などでは，BMIで報告された遺伝因子とのオーバーラップが多い（**表4**）．

4 臨床との関係

1）遺伝子診断

単一遺伝子病タイプの場合は，異常な遺伝子を特定

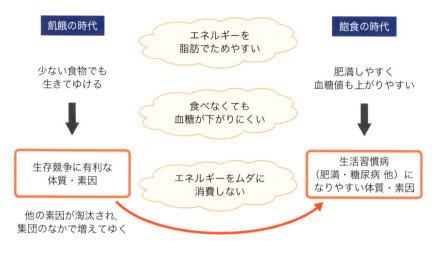

図　倹約遺伝子説

するためには想定される遺伝子のエクソン領域の遺伝子変異や構造異常（欠失など）を検討する．表現型だけからは異常な遺伝子が特定できないことが多いが，最近，次世代シークエンサー（NGS）の登場により，ごく短時間に多くの遺伝子領域を検討することができるようになった．さらに，ゲノム全体にわたってすべてのエクソンを調べる全エクソーム解析も，主に研究目的で行われつつある．

2）遺伝子によるリスク診断

多因子遺伝病タイプでは，個々の遺伝因子の効果は弱い．臨床的な意義づけを検証する試みとして，肥満の遺伝因子（SNP）により，「遺伝的リスクスコア」を計算して，肥満発症を予測するモデルの構築が試みられたが，予測力は乏しく，有用性は大きくないことが，各民族で示されている．この状況はGWASが盛んに行われてきた現在，他の生活習慣病でも同様である．GWASは，集団において重要な遺伝因子を同定する方法であり，集団において共有される頻度の高いSNPが対象になる（「common disease-common variant 仮説」）．これに対して，現在のGWASの成果で説明できない遺伝的背景は「missing heritability」[15]とよばれており，おそらく比較的頻度が低くかつ効果の強い，「rare variant」ではないかと考えられている．ごく最近発表された「1,000人ゲノム」プロジェクトの成果[16]からも，ヒトゲノムは，従来の予想をはるかに超えて多様性があり，個人同士でも少なくとも300万カ所以上で配列が異なることが示された．おそらくその膨大な多様性のなかに，GWASで同定できない遺伝因子が潜んでいると考えられ，肥満に限らず多因子疾患の最大の研究テーマとなっている．

3）遺伝-環境相互作用

いわゆるcommon obesity（単純性肥満）の遺伝因子については，生活習慣など環境因子との相互作用が明らかになりつつある．食事との関係では，遺伝的多型と栄養素とにより肥満や糖尿病など健康に影響する，いわゆる栄養ゲノム学（nutrigeneticsあるいはnutrigenomicsとよばれる）という分野が注目されている．IL6多型と食事量，PPARGやFTO多型と脂肪摂取などで肥満に関する「相互作用」が知られている他，炭水化物摂取とBMIとの関連がいくつかの肥満関連遺伝子（FAIM2, FTO, LRRN6C, RBJ, ADRB2, MC4Rなど）で知られている[17]．先の倹約遺伝子説も，ゲノム多様性が環境により淘汰され，あるいは疾患の遺伝因子になるかどうかが環境に依存しているという点で，遺伝-環境相互作用といえる．一方，前項で述べたような遺伝的なハイリスク者でも，生活習慣への介入により，肥満の発症・進展が効果的に抑制されることが知られており[18]，遺伝因子の効果が環境因子の影響を受けることを示す．

またここでは詳細は触れないが，環境因子の効果メカニズムとして，DNAメチル化やヒストン修飾の変化を介して遺伝子発現を制御する「エピジェネティクス」

(第1章-8も参照) が注目されており，例えば遺伝子配列の多様性がDNAメチル化に影響する例（*FTO*[19]など）との関係についても，研究が進みつつある．

4）治療との関係

一般に薬剤の反応性や，副作用の出現についても，遺伝的背景の存在が知られている．現在，臨床的に利用できる抗肥満薬はまだ多くないが，中枢神経系に作用する薬などが多いため，治療効果が期待できて副作用の少ない症例の選択が，今後特に重要になるであろう．また減量手術（bariatric surgery；第4章-3も参照）は，高度肥満患者の体重減少効果，代謝改善効果が非常に強力だが，効果不十分症例については遺伝的な背景が関与しているのではないかという報告[20]も発表されている．

おわりに

肥満に関する遺伝子の同定は，単一遺伝子病タイプでは，NGSを用いた全エクソンあるいは全ゲノムシークエンスにより，新たな遺伝子が得られるであろう．一方common obesityでは，有力な遺伝子の周辺をリシークエンスする方法，あるいはやはり比較的症状の強い症例を集めた全エクソンシークエンスなどが期待される．

遺伝因子の同定は，肥満の病態生理を明らかにする基礎的な面でも，個別化医療を推進する臨床的な面でも，大きな進展をもたらすと期待される．

文献

1) Stunkard AJ, et al：JAMA, 256：51-54, 1986
2) Silventoinen K, et al：Int J Obes (Lond), 34：29-40, 2010
3) Hinney A, et al：Prog Mol Biol Transl Sci, 114：147-191, 2013
4) Lohmueller KE, et al：Nat Genet, 33：177-182, 2003
5) Clément K, et al：N Engl J Med, 333：352-354, 1995
6) Xia Q & Grant SF：Ann N Y Acad Sci, 1281：178-190, 2013
7) Jia G, et al：Nat Chem Biol, 7：885-887, 2011
8) Smemo S, et al：Nature, 507：371-375, 2014
9) Neel JV：Nutr Rev, 57：S2-S9, 1999
10) Nemoto M, et al：Diabetes Res Clin Pract, 57：131-137, 2002
11) Wen W, et al：Nat Genet, 44：307-311, 2012
12) Okada Y, et al：Nat Genet, 44：302-306, 2012
13) Locke AE, et al：Nature, 518：197-206, 2015
14) Shungin D, et al：Nature, 518：187-196, 2015
15) Eichler EE, et al：Nat Rev Genet, 11：446-450, 2010
16) Auton A, et al：Nature, 526：68-74, 2015
17) Qi Q, et al：N Engl J Med, 367：1387-1396, 2012
18) Ahmad S, et al：PLoS Genet, 9：e1003607, 2013
19) Almén MS, et al：Genomics, 99：132-137, 2012
20) Rinella ES, et al：J Clin Endocrinol Metab, 98：E1131-E1136, 2013

<著者プロフィール>
安田和基：1987年，東京大学医学部卒業，東京女子医科大学糖尿病センター，米国シカゴ大学，朝日生命糖尿病研究所，千葉大学医学部遺伝子病態学講座を経て，2000年より国立国際医療センター研究所代謝疾患研究部長，'10年より組織改変により現職．

第3章 肥満がもたらす病態生理の発症メカニズム

8. 肥満とDOHaD仮説

橋本貢士,小川佳宏

> DOHaD（developmental origins of health and disease）仮説は，胎児期や新生児期の栄養環境によって代謝関連遺伝子のDNAメチル化，ヒストン修飾およびマイクロRNA発現などのエピジェネティックな変化が生じ，その後，長期にそのエピゲノム変化の状態が維持されることで，将来の健康に影響を与えるというものである．最近，疫学的調査や動物実験の結果から，このDOHaD仮説が成人期の肥満症の発症に大きくかかわっていることが明らかになってきている．

はじめに

疫学調査や動物モデルを用いた研究により，胎児期（および新生児期）の栄養環境が何らかの形で細胞内に記憶され，将来の肥満症や2型糖尿病などの生活習慣病の発症に影響を与えるというDOHaD（developmental origins of health and disease）仮説が提唱されている（図1）．

この概念の分子機構として，塩基配列の変化を伴わずに遺伝子発現を調節するエピジェネティックな遺伝子発現制御の関与が想定されている．すなわち，胎児期および新生児期の栄養環境により，代謝関連遺伝子のDNAメチル化，ヒストン修飾などのエピゲノム変化が生じ，その後その状態が長期に維持されることで，遺伝子発現量に個体差が生じた結果，成人期の代謝性疾患への罹患性に影響を与えると考えられる．このため最近このDOHaD仮説が成人期の肥満症の発症に深く関与しているとして注目を集めている．

[キーワード&略語]
エピジェネティクス，DOHaD仮説，DNAメチル化，ヒストン修飾，マイクロRNA

DOHaD: developmental origins of health and disease
IUGR: intrauterine growth retardation（子宮内発育遅延）
SAM: S-adenosylmethionine（S-アデノシルメチオニン）

1 母体の低栄養および低体重出生と肥満症

DOHaD仮説のもととなるBarker説は，出生時体重が成人期の疾患発症リスクを規定するという概念である．Barkerらは疫学的調査から，低出生体重児は成人期に心血管障害で死亡する危険が高くなることを見出した[1]．

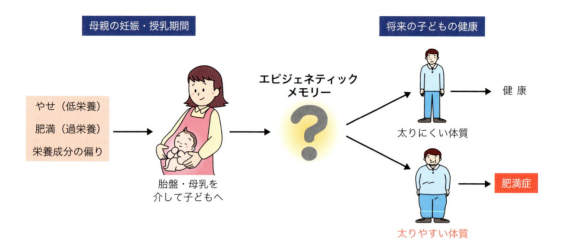

図1 DOHaD（developmental origins of health and disease）仮説

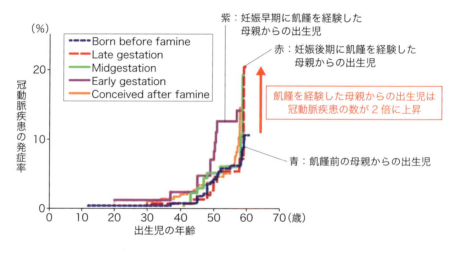

図2 Dutch Famine Study
オランダ飢饉（1944〜1945年）を経験した妊婦からの出生児は成人後に肥満や耐糖能障害を発症しやすい．（グラフは文献2より引用）

　Dutch Famine（オランダ飢餓）は，母体の低栄養が児の将来の生活習慣病の発症リスクを高めることを証明した疫学的史実である（図2）．第二次世界大戦末期のオランダにおいて，食糧遮断のため，住民に多くの餓死者が出た．そのときに妊娠中もしくは妊娠し，低栄養状態に曝露された母親から生まれた子どもには，メタボリックシンドローム，糖尿病，虚血性心疾患，精神疾患などの疾患が多く発症している[1]．また胎児期にこの飢饉を経験した子どもでは，そうでない子どもと比較して，インスリン様成長因子2（*IGF2*）遺伝子プロモーターのDNAメチル化が有意に低下しており，またその状態が60歳に至るまで維持されていた[3]．これは胎内環境がエピジェネティックな変化を惹起し，しかもその状態が長期に維持される「エピジェネティックメモリー」の存在を示唆している．

　胎児期の低栄養を再現する動物モデルとして，子宮内発育遅延（intrauterine growth retardation：IUGR）モデルがある．IUGRマウスは出生直後には低体重を呈するが，その後急激な体重増加により対照群と体重差がみられなくなる（catch-up growth）．この

マウスの成獣期に高脂肪食を負荷すると対照群と比較して明らかな体重と体脂肪量の増加を示す[4]．また妊娠中に母親が炭水化物の摂取を制限すると，児の臍帯血中でのレチノイドX受容体α（*RXRA*）遺伝子プロモーターのDNAメチル化が増加し，そのDNAメチル化亢進は児の9歳時における肥満と有意に相関していることが報告されている[5]．母体の低栄養はこれらDNAメチル化やヒストン修飾の変化に加え，児のマイクロRNAにもさまざまな変化をもたらす．

2 母体の過栄養（肥満）と肥満症

一方，母体の過栄養もまた，低栄養と同様に出生児の将来の肥満リスクを増加させることが知られている．マウスやサルなどの動物実験においても，高脂肪食を与え過栄養にした母獣からの産仔が肥満や糖尿病，非アルコール性脂肪性肝炎（NASH）などを呈することが知られている[6][7]．この分子機構にもエピジェネティクスの関与が想定されている．妊娠前に肥満（BMIが30 kg/m²以上）であった母親から生まれた新生児の解析では，臍帯血中の白血球からのゲノムにおいて，*PLGL1*（pleiomorphic adenoma gene-like 1）遺伝子のDNAメチル化の増加と*MEG3*（maternally expressed gene 3）遺伝子および*LEP*（leptin）遺伝子のDNAメチル化の減少が認められており，母親の肥満が児の遺伝子のDNAメチル化に影響を及ぼすことが明らかとなった[8]．

妊娠前から授乳期にかけて高脂肪食をラット母獣に与えると仔の雌ラットの*Pomc*（proopiomelanocortin）遺伝子プロモーターのDNAメチル化が促進され，その遺伝子発現が低下する．このため肥満を惹起し，離乳後に普通食を摂餌してもそのエピゲノム変化は復旧しないことがわかった[9]．またマウス母獣の妊娠中から授乳期に高脂肪食を与えると，その仔ではショ糖や脂肪への嗜好性が増加する．そのメカニズムとして，仔の脳内でのドパミンおよびオピオイド関連遺伝子のDNAメチル化と発現が変化するためと考えられている[9]．妊娠中の母体の高脂肪食の摂取は，仔のDNAメチル化のみならず，ヒストン修飾にも影響を与える．ニホンザル母体の妊娠中に高脂肪食を与えると，胎仔のヒストンH3K14（14番目のリジン残基）のアセチル化を増加させ，ヒストンおよびタンパク質の脱アセチル化をもつSIRT1の発現が減少することがわかっている[10]．

3 父親の栄養環境と肥満症

父親の栄養環境が，継世代的に子どもの健康に影響を与えうることは疫学的に知られている．例えば1890～1920年にスウェーデンで生まれた300人について，作物の収穫記録から思春期に摂取した食物量を推定し，父方の祖父の食事量が多いと孫が糖尿病に罹患しやすく，父親が飢饉を経験していると子どもが心臓病に罹患しやすいとの調査結果が報告されている[11]．

動物実験では，交配前の雄ラットに高脂肪食を負荷すると，その雌性の仔において膵β細胞のIL-13受容体α2（*Il13ra2*）遺伝子のDNAメチル化が低下し，その発現の増加が観察され，同時にインスリン分泌が低下し耐糖能が悪化することが報告されている[12]．また父親の肥満は精子のマイクロRNAの量とDNAメチル化の状態を変化させ，子孫の肥満に影響することがマウスで報告されている[13]．ショウジョウバエでは雄ハエに2日間糖質を与えるだけで，子（F1）の肥満を誘導することが報告されている[14]．これは短期間の父親への栄養介入が精子のエピゲノム変化を惹起し，子に影響を及ぼすことを示唆している．これらの知見は，父親の栄養状態が，子どもの胎生期のエピゲノム変化を規定し，さらにその変化が世代を超えて受け継がれる可能性を示唆している．

母親の場合は，胎児あるいは新生児の遺伝子に対して，母体の栄養環境が直接影響を及ぼすと考えられるが，父親の場合は生殖系列，特に精子に生じたエピゲノム変化が子孫に受け継がれる可能性が示唆される（図3）．しかし継世代的にエピゲノム変化が維持される分子メカニズムはいまだ解明されていない．

4 食品成分によるDNAメチル化制御と肥満症

DNAやヒストンのメチル化は，メチオニン・葉酸代謝経路においてメチル基転移酵素によりS-アデノシルメチオニン（SAM）からメチル基が供与されることに

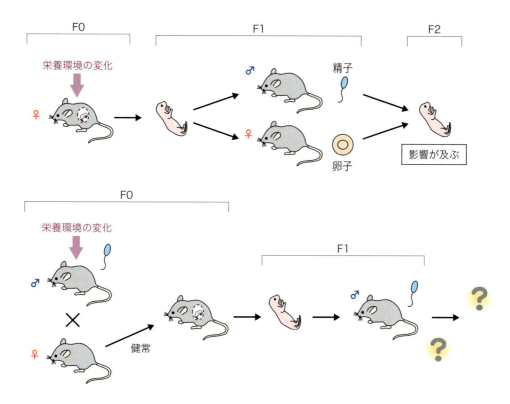

図3 母親（上段）および父親（下段）に対する栄養環境の変化とその継世代的影響
母親（F0）の妊娠期に栄養状態の変化が生じると直接的に子宮内の胎仔にその影響が及ぶ．その際に胎仔（F1）の生殖細胞系にも影響が及ぶため，F0に対する影響はF2まで及ぶと考えられる．父親（F0）への栄養状態の変化は，精子のエピゲノム変化（DNAメチル化，マイクロRNAなどの変化）を惹起し，健常な母親と交配した場合，間接的に精子を介して胎仔（F1）に影響を及ぼす．しかしそれ以降の世代への影響（精子におけるエピゲノム変化は維持されるのかなど）は不明である．

生じるが，このSAMの合成にはメチオニン，葉酸，ビタミンB12，コリンなどの食事由来の栄養素がメチル基ドナー（MD）として必要である．したがって妊娠期にこれらの栄養因子の摂取に過不足が生じると，胎児の糖脂質代謝関連遺伝子プロモーター領域のDNAやヒストンのメチル化状態が変化し，成人期の肥満や生活習慣病の発症に影響を及ぼす可能性がある．

例えばA^{vy}マウスの体毛色に関する研究では，MDを十分に妊娠期に母マウスに投与すると，産仔において，体毛色の決定にかかわるagouti遺伝子プロモーター領域のDNAメチル化と体毛色が変化することが知られている[15]．またA^{vy}マウスは視床下部のメラノコルチン4受容体（MC4R）の食欲抑制シグナル経路が阻害されているため過食から肥満になるが，A^{vy}マウスの母獣にMDを豊富に含む食餌を与えると，仔の継世代的な肥満の助長を防ぐ効果がある[16]．一方で妊娠期母体のMDの摂取不足は仔マウスの全身的なDNAメチル化低下をひき起こす．成獣マウスにおいてもMDの摂取不足は，DNAメチル化低下やヒストン修飾変化をひき起こし，脂肪肝の発症を助長する[17]．さらに成獣肥満マウスの脂肪組織では，DNAメチル化酵素（メチルトランスフェラーゼ）であるDnmt3aの発現量が著明に増加しており，成獣期においても栄養環境によるDNAメチル化制御が行われている可能性がある[18]．

5 DOHaD仮説を応用したエピゲノム医療の可能性

われわれは出生前から離乳後のマウス肝臓における遺伝子DNAメチル化を網羅的に解析した．その結果，胎仔期と比較して乳仔期のマウス肝臓では*Cpt1a*（carnitine palmitoyltransferase 1A），*Acox1*（acyl-CoA

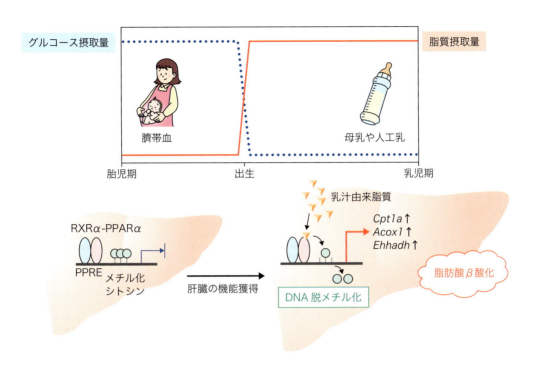

図4 PPARαの活性化を介したDNA脱メチル化によって脂肪酸β酸化関連遺伝子発現は制御されている[19]
RXRα：レチノイドX受容体α，PPRE：PPAR response element.

oxidase 1）および*Ehhadh*（enoyl-CoA, hydratase/3-hydroxyacyl CoA dehydrogenase）などの脂肪酸β酸化関連酵素遺伝子のDNA脱メチル化が誘導され，遺伝子発現が亢進していた．さらにこの時期のDNA脱メチル化は核内受容体PPAR（peroxisome proliferator-activated receptor）αノックアウトマウスからの産仔では認められないことから，PPARα依存的であることが明らかになった．また妊娠期から授乳期にかけて，母獣にPPARαの人工リガンドを投与すると，その産仔の肝臓では対照群からの産仔と比較して，脂肪酸β酸化関連酵素遺伝子のDNA脱メチル化の有意な増加を認めた．ヒトでも成人の肝臓では胎児と比較して脂肪酸β酸化関連酵素遺伝子のDNA脱メチル化の亢進とともに遺伝子発現の増加が認められた．

以上により，乳児期の肝臓ではPPARα依存的なDNA脱メチル化により脂肪酸β酸化が制御されることが明らかとなった．これは妊娠期から授乳期にPPARαを活性化することで，児の脂質代謝をエピジェネティックに制御しうることを示唆している（**図4**）[19]．

おわりに

DOHaD仮説の見地から，母親および父親の栄養状態と児の肥満症発症の分子機構を，主にDNAメチル化による遺伝子発現制御について注目して，最新の知見を概説した．さらにDOHaD仮説を応用したエピゲノム医療の可能性として，最近のわれわれの研究を紹介した．DOHaD仮説の分子機構のさらなる解明は，肥満症発症と進行を防ぐ「先制医療」の開発につながることが期待される．

文献

1) Barker DJ：Obes Rev, 8 Suppl 1：45-49, 2007
2) Painter RV, et al：J Am Clin Nutr, 84：322-327, 2006
3) Heijmans BT, et al：Proc Natl Acad Sci USA, 105：17046-17049, 2008
4) Yura S, et al：Cell Metab, 1：371-378, 2005
5) Godfrey KM, et al：Diabetes, 60：1528-1534, 2011
6) 橋本貢士 他：日本臨牀，1059：287-291, 2014
7) 橋本貢士，小川佳宏：医学のあゆみ，250：859-862, 2014
8) Soubry A, et al：Int J Obes (Lond), 39：650-657, 2015
9) Vickers MH：Nutrients, 6：2165-2178, 2014
10) Suter MA, et al：FASEB J, 26：5106-5114, 2012

11) Kaati G, et al：Eur J Hum Genet, 10：682-688, 2002
12) Ng SF, et al：Nature, 467：963-966, 2010
13) Fullston T, et al：FASEB J, 27：4226-4243, 2013
14) Öst A, et al：Cell, 159：1352-1364, 2014
15) Waterland RA & Jirtle RL：Mol Cell Biol, 23：5293-5300, 2003
16) Cooney CA, et al：J Nutr, 132：2393S-2400S, 2002
17) Youngson NA & Morris MJ：Philos Trans R Soc Lond B Biol Sci, 368：20110337, 2013
18) Kamei Y, et al：Obesity (Silver Spring), 18：314-321, 2010
19) Ehara T, et al：Diabetes, 64：775-784, 2015

<筆頭著者プロフィール>

橋本貢士：1993年，群馬大学医学部卒業．2002年，同大大学院医学系研究科博士課程（内科学第一・森 昌朋教授）修了．1997〜2000年，Harvard大学Beth Israel Deaconess Medical Center（Wondisford FE教授）留学，甲状腺ホルモン不応症モデルマウスの樹立など甲状腺ホルモン受容体研究に従事．群馬大学病態制御内科学助教を経て，'13年4月より，現所属特任准教授．DOHaD仮説の分子機構，特に核内受容体によるDNA脱メチル化のメカニズムを解明したいと思っています．

第4章
新たな肥満治療への アプローチ

第4章　新たな肥満治療へのアプローチ

1. 肥満症治療薬の現状と展望

横手幸太郎

> 肥満症に対し，食事・運動療法，行動療法で減量効果が不十分な場合，薬物療法や外科療法の併用を考慮する．肥満症治療薬は，その作用機序から中枢性食欲抑制薬，吸収阻害薬，代謝促進薬に大別される．肥満は，食欲という動物の生存にかかわる本能と密接にかかわることから，治療の有効性と安全性をあわせもつ薬剤の開発が難しく，これまで有望視された多くの薬剤が開発中止となった．一方，作用機序の異なる薬剤の併用による合剤化は，近年，米国における新薬承認を促進しつつある．さらに，新たな機序に基づく薬剤の研究は今後の創薬に期待を抱かせる．

はじめに

近年，肥満は増加の一途をたどり，今やBMI（body mass index：体格指数）25 kg/m² 以上の人口が世界の成人の3分の1を占める[1]．肥満は，糖尿病や脂質異常症，高血圧など代謝性疾患の発症を通じて動脈硬化性疾患をもたらし，患者の生命や生活予後を脅かす．わが国では，特に健康障害を合併した肥満を"肥満症[※1]"と定義し，治療の対象としている[2]．肥満は，エネルギー摂取がその消費を凌駕することによって生じる．このため，その治療では，過剰なエネルギー摂取を抑えるための食事療法とエネルギー消費を高める運動療法，それらをサポートする行動療法を併用して減量をもたらし，健康障害を軽減または予防することが基本となる．ところが，これら内科治療だけで減量を実現，維持することは現代人のライフスタイルのなかにおいて難しく，特に35 kg/m² 以上の"高度肥満症[※2]"においては困難をきわめる．そのような背景から，肥満症治療における新たな手段として，薬物療法や外科療法の

[キーワード&略語]
肥満症治療薬，中枢性食欲抑制薬，吸収阻害薬，代謝促進薬

BMI：body mass index（体格指数）
FDA：Food and Drug Administration（米国食品医薬品局）

> ※1　肥満と肥満症
> 肥満は脂肪組織の過剰蓄積と定義され，わが国ではBMI 25 kg/m² 以上をもって判定する．肥満に健康障害を伴うかその合併が予測される場合に"肥満症"と診断，疾患単位として扱い，治療の対象とする．

> ※2　高度肥満症
> 肥満症のなかでもBMI 35 kg/m² 以上の場合を高度肥満症とよぶ．日本人における頻度は1％未満とされるが，肺胞低換気や心不全など呼吸循環器系をはじめとする重篤な合併症を生じやすく，心理的な問題を抱えるなどしばしば治療抵抗性である．

Current status and future perspectives of pharmacotherapy for obesity disease
Koutaro Yokote：Department of Diabetes, Metabolism and Endocrinology, Chiba University Graduate School of Medicine（千葉大学大学院医学研究院細胞治療内科学講座）

表 肥満症治療薬の作用別分類

肥満症治療の作用点	作用機序	薬剤の種類	薬剤の例
過食	中枢性食欲抑制薬	カテコラミン作動薬	マジンドール,アンフェタミン,フェンテルミン,ブプロピオンなど
		セロトニン作動薬	ロルカセリン,フェンフルラミンなど
		カテコラミン・セロトニン作動薬	シブトラミンなど
		カンナビノイド受容体拮抗薬	リモナバンなど
		神経ペプチド系作動薬・拮抗薬	GLP-1アナログ,レプチンアナログ,NPY受容体アゴニスト,MC4受容体アゴニスト,トピラマート,ナルトレキソン,アミリンアナログ,オキシントモデュリンなど
消化管吸収	吸収阻害薬	リパーゼ阻害薬	オルリスタット,セチリスタットなど
		糖吸収阻害薬	αグルコシダーゼ阻害薬
エネルギー消費低下	代謝促進薬	β_3アドレナリン受容体作動薬	未開発

候補薬およびすでに臨床開発中止となった薬剤や本邦では保険適応のない薬剤を含む.

併用が期待されている.本稿では,肥満症治療薬の研究・開発の動向と今後の展望について述べる.

1 肥満症治療薬と作用機序

肥満の形成は,食事摂取や吸収の増加とエネルギー消費低下のバランスに依存することから,これらの各ステップを標的として減量をもたらす肥満症治療薬が研究・開発されてきた(**表**).第一のカテゴリーは,中枢性食欲抑制薬とよばれ,カテコラミン作動薬,セロトニン作動薬,カテコラミン・セロトニン作動薬,カンナビノイド受容体拮抗薬,神経ペプチドあるいはその作用を修飾する薬剤などが含まれる.第二のカテゴリーは吸収阻害薬であり,その代表格として脂肪吸収を抑制するリパーゼ阻害薬があげられる.そして,これらエネルギー摂取の抑制を目的とした薬剤に対し,エネルギー消費を高めて脂肪組織の減量を図る第三のカテゴリーに代謝促進薬があり,β_3アドレナリン受容体作動薬(以下,β_3作動薬)が分類される.

2 肥満症治療薬開発の歴史

生活習慣病の最上流要因として,肥満に対する治療薬への期待は大きかったにもかかわらず,その開発の道のりは平坦ではなかった.かつてはチロキシンやミトコンドリア呼吸鎖脱共役剤である2,4-ジニトロフェノールが"やせ薬"として用いられ,甲状腺中毒症や致死的な高体温症をそれぞれひき起こし,1900年代の前半に米国で社会問題となった[3].次いで,デソキシエフレジンやジエチルプロピオンなどの脳内カテコラミン作動薬が中枢性食欲抑制薬として用いられるようになったが,習慣性が問題となり,短期間にのみ使用が限定された.そこで,副作用を軽減しながら最大の食欲抑制効果を発揮すべく,カテコラミン作動薬フェンテルミンとセロトニン作動薬フェンフルラミンの併用が行われたが,弁膜症を生じることが報告され,使用中止となった[4].

その後,ノルアドレナリン・セロトニン再取り込み阻害薬シブトラミンが強力な食欲抑制効果を示すことが明らかとなり,米国FDAによる承認を得て,世界80カ国で臨床使用された.プラセボに対して有意な体重・内臓脂肪減少効果を示し,脂質異常症を改善するなど,その有用性が大いに期待されたが,糖尿病患者や心血管病既往者を対象とした市販後の大規模臨床試験において脈拍や血圧の上昇と非致死性心血管イベントの発生増加が認められ,発売中止を余儀なくされた[5].さらに,カンナビノイド受容体拮抗薬リモナバンも2006年に欧州で承認,臨床使用が開始されたが,使用者の約10%にうつ,1%に自殺が認められるなど著しい精神神経系副作用のため,市場より撤退した[6].食欲という動物の生存と密接にかかわる本能への介入の難しさを実感させられる結果といえよう.

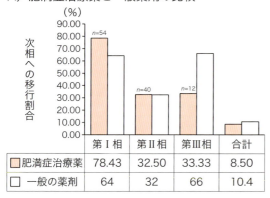
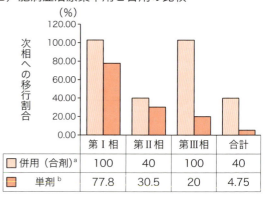

図1　肥満症治療薬と臨床試験・承認の動向（1998〜2014年）
a：n＝7，b：n＝47．（文献7より引用）

3 臨床開発における工夫：合剤化の流れ

　このように，安全性の確保は，肥満症治療薬の臨床応用においてきわめて重要である．一方，開発の途上で，十分な有効性を得ることができずに消えていく肥満症治療薬の候補化合物も多い．1998年から2014年に実施された臨床試験について，第Ⅰ相からⅡ相，第Ⅱ相からⅢ相と，次の相への移行率を解析した報告によると，一般の化合物の移行率が10.40％であるのに対し，肥満症治療薬は8.50％と低かった（**図1A**）[7]．これは，安全性に加え，有効性に対してもFDAの承認基準が厳しいことに関連すると考えられる．すなわち，①その薬剤がプラセボと比較して5％以上の体重減少をもたらすこと，②5％以上体重減少した被験者の割合が35％かつプラセボの倍以上である，という著しい効果が米国での承認には求められている．

　そこで，異なる作用機序の薬剤を少量ずつ併用することで，副作用の可能性を低く保ちながら最大の有効性を得るべく，合剤化による肥満症治療薬の開発がトレンドとなりつつある．後述するフェンテルミン／トピラマートやブプロピオン／ナルトレキソンはその例である．単剤では4.75％にとどまっていた肥満症治療薬の次相移行率は，合剤化によって40％へと上昇していることが，先述の研究によっても明らかにされている（**図1B**）[7]．

4 臨床使用される肥満症治療薬

1）海外で使用できる薬剤

ⅰ）オルリスタット

　欧米では1997年よりリパーゼ阻害剤であるオルリスタット〔商品名：ゼニカル（Xenical）〕が承認され，米国を含む一部の国では低用量製剤は処方箋なしでも購入可能となっている．オルリスタットは小腸内で作用するリパーゼ阻害薬であり，脂肪の吸収を約30％減少させる．プラセボに対して2.9％の体重減少効果を示すことが長期成績により示され，糖尿病の発症予防や糖尿病患者における血糖改善効果が報告されている[8]．主な副作用は脂肪便や便失禁だが，食事中の脂肪量を減らすことで軽減できることが知られ，食習慣の改善をもたらす効果があるとされる．

ⅱ）ロルカセリン

　ロルカセリン〔商品名：ベルヴィーク（Belviq）〕は，シブトラミンやリモナバンの発売中止以降，米国ではじめて2012年に承認された肥満症治療薬である．本薬剤は食欲抑制性POMCニューロンのセロトニン（5-HT）受容体に作用する．弁膜症の合併より開発中止されたフェンフラミンが5-HT_{2B}受容体に働くのに対し，ロルカセリンは5-HT_{2C}受容体特異的な化合物として開発された．プラセボに対して3.0〜3.6％の体重減少効果を示し，5％以上減量できた被験者の割合もプラセボ群の2.3倍にのぼるなど，顕著な有効性が認められた[9]．糖尿病患者における血糖低下効果も

報告されている．そして，5,000名以上の被験者を対象とした心臓超音波検査の結果では，弁膜症の増加は認められなかった．一方，欧州では，精神神経系副作用や弁膜症，発がん性の懸念を完全に否定できるデータが十分でないとして，申請が取り下げられている．

iii）フェンテルミン/トピラマート

ロルカセリンに次いでFDAで承認された食欲抑制薬であり，より高用量で体重減少効果が示されているフェンテルミンと，てんかんや偏頭痛の治療薬として用いられているトピラマートの合剤〔商品名：キューシミア（Qsymia）〕である．単剤で十分な体重減少効果をもたらす高用量では，フェンテルミンには習慣性が，トピラマートには精神神経症状の出現が懸念されていた．食欲は複数のシグナル経路によって担われるため，単一メカニズムによる食欲抑制薬を用いても，他の経路の賦活化などを通じた代償反応を生じ，効果の持続が妨げられると考えられてきた[10]．カテコラミン作動薬であるフェンテルミンと食欲促進系GABA経路の抑制作用を有するトピラマートを併用し，食欲にかかわる複数の経路へ働くことにより，確実な減量効果をもたらすことが期待されている．さらに，各薬剤の低用量化を果たすことで，副作用の発現を減少させることができた．合剤による肥満症治療薬開発の可能性を明らかにした薬剤といえる．フェンテルミン7.5 mg/トピラマート46 mgの併用は，プラセボに対して6.6％の体重減少と血圧低下作用を示すことが報告されている[11]．一方，欧州では，催奇形性，精神神経系や心血管系への悪影響が払拭できないとして，未承認である．

iv）ブプロピオン/ナルトレキソン

2014年に米国〔商品名：コントレイブ（Contrave）〕，2015年に欧州で〔商品名：ミシンバ（Mysimba）〕それぞれ承認された合剤である．カテコラミン作動薬であるブプロピオンは抗うつ薬ならびに禁煙治療薬として，オピオイド受容体拮抗薬であるナルトレキソンはアルコール依存症に対してそれぞれ臨床使用される薬剤である．プラセボに対して3.2〜5.2％の減量効果をもたらし，2型糖尿病患者に対して有意な血糖改善作用を示すが，血圧に対してはむしろ上昇させる可能性が指摘されている[12]．

v）リラグルチド

GLP-1アナログとしてはじめて肥満症治療薬の適応を得た薬剤〔商品名：サキセンダ（Saxenda）〕である．GLP-1は，栄養素の消化吸収に反応して小腸L細胞から分泌される内因性インクレチンであり，膵β細胞においてグルコース依存性のインスリン分泌を高めるとともに視床下部のPOMCニューロンを含む経路を介して食欲抑制性に働くことが知られている．わが国でも，リラグルチドは0.9 mgの用量において2型糖尿病の治療適応を有するが，欧米ではより高用量の1.8 mgまで使用が認められ，さらに3 mgが肥満症治療薬として用いられるようになった．3 mgのリラグルチドはプラセボに対して4〜6％の体重減少効果と2型糖尿病患者においては0.9％のHbA1c低下効果を示した[13]．一方，他のGLP-1アナログと同様，心拍数を増加させることが知られ，膵炎や甲状腺髄様がんの合併を否定しきれないことが注意書きされている．

2）日本国内で使用できる薬剤

現在，日本で使用できる肥満症治療薬は，1992年に承認・発売されたマジンドール（商品名：サノレックス）という中枢性食欲抑制薬のみである（表）．中枢神経系におけるシナプスでノルアドレナリンの再吸収を阻害し，食欲中枢の抑制と満腹中枢の刺激をもたらし，食欲を抑制すると考えられている．わが国における多施設二重盲検試験の結果では，3カ月間の使用により平均4.2 kgと，食事・運動療法のみによる1.2 kgに比べて有意に大きい減量効果が得られている[14]．一方，長期間の使用により無効となる症例があるほか，その構造がアンフェタミンと類似していることから依存性をもたらすことが懸念されている．このため，本薬剤の適応はBMI 35 kg/m^{2}以上の症例に限られ，1回の処方期間は14日，投与期間も3カ月が限度となっている．すなわち，高度肥満症患者に対して，食事療法および運動療法の導入ならびにそれらを習慣として維持・継続するための動機づけとして短期間用いる薬剤といえる．

5 新たな肥満症治療薬の開発

1）日本国内における開発の現状

わが国では，リパーゼ阻害薬セチリスタット（商品名：オブリーン）が2013年9月に製造承認を受けているが，本稿執筆時の2015年11月時点では販売開始日

程が未定である．本剤の適応は，2型糖尿病および脂質異常症をともに有する肥満症であり，食事療法・運動療法を行ってもBMIが25 kg/m²以上の場合とされている．セチリスタットは，第Ⅲ相臨床試験において12〜52週間の使用によりプラセボに比して体重を1〜1.5 kg有意に減少させ，内臓脂肪面積やHbA1c，収縮期血圧，総コレステロール，LDLコレステロールがセチリスタット群で有意に改善した．リパーゼ阻害薬に共通する副作用として脂肪便や下痢が認められるが，米国で使用されているオルリスタットに比べ，セチリスタットの消化管の副作用は少ないとされている[15]．

このほか，視床下部弓状核のNPY（ニューロペプチドY）ニューロンを標的とするNPY Y5受容体拮抗薬S-237648が第Ⅱ相，ロルカセリンが第Ⅰ相臨床試験をそれぞれ実施中である．

2）注目される候補薬

これまでに述べてきた以外の中枢性食欲抑制薬候補としては，レプチンのアナログやその作用を増強させる薬剤，MC（メラノコルチン）4受容体アゴニストなどの研究が進められている．消化管や膵臓に由来するペプチドも有力な治療薬候補と考えられ，PYY（ペプチドYY）やオキシントモジュリン，CKK（コレシストキニン）およびその受容体アゴニスト，グレリン阻害薬などが注目されている[16]．PYYはY2受容体の高親和性リガンドであり，視床下部におけるNPY/AgRPニューロンの活動抑制を通じて食欲を低下させる．オキシントモジュリンは，グルカゴンやGLP-1と同じ前駆体に由来するペプチドであり，両受容体に作用するデュアルアゴニストの性質をもち，食欲抑制のほか，エネルギー消費を上昇させる可能性が示唆されている．これらのホルモン分泌は，肥満外科療法（特にバイパス手術；第4章-3も参照）における顕著な体重減少にも関連することが注目され，今後，外科療法の効果発現機序の解明が新たな肥満症治療薬開発に結びつく可能性もある．なお，動物実験レベルでは，GLP-1，GIP，グルカゴン各受容体のアゴニストとしての性質を有する合成ペプチドが体重減少と糖尿病改善効果を示すことが報告されている[17]．

エネルギー消費を標的とした創薬では，β_3作動薬の研究が古くから行われている．かつては，白色脂肪組織における脂肪分解が主たる作用点と考えられてきたが，近年では褐色脂肪細胞の活性化に注目が移っている．最近，β_3作動薬ミラベグロンが200 mgという高用量において，ヒトのエネルギー消費を高めることが示された[18]．しかし，同時に心拍数や血圧の上昇を認めたため，より選択性を高めることがさらなる開発には必須と考えられる．

おわりに

近年の脂肪細胞研究の進歩を受け，食欲・吸収・代謝を標的とした既存カテゴリーの薬物のほかに，脂肪の"量"ではなく"質"，すなわち肥満に付随するインスリン抵抗性や炎症を標的とした開発の可能性がある．白色脂肪細胞や脂肪組織に直接作用し，その増大や機能修飾を促す薬剤，例えば11βHSD1（ヒドロキシステロイド デヒドロゲナーゼ1型）阻害薬や血管新生阻害薬，MMP（マトリクスメタロプロテイナーゼ）阻害薬，サーチュイン活性化薬についても基礎検討が進められている．また，最近われわれは，高脂肪餌による肥満が，マウスのヘルパーT細胞において脂肪酸合成の律速段階酵素であるACC1（アセチルCoAカルボキシラーゼ1）の発現を上昇させ，転写因子RORγtの機能修飾を通じてTh17細胞分化を特異的に促進することを見出した（図2）[19]．この現象は，ヒト肥満者においても確認されたことから肥満症の病態形成にも関与する可能性がある．この場合のACC1など，肥満が合併症をもたらすメカニズムを標的とすることができるとしたら，「減量に依らない肥満症治療」も将来の薬剤開発の対象となろう．

肥満症治療というと，一般に高度な肥満に対する大幅な減量がイメージされやすい．事実，海外で開発された肥満症治療薬の多くは，BMI 30〜35 kg/m²以上の高度な肥満者を対象としている．一方，日本人を含むアジア人では，BMI 23〜25 kg/m²を超えると2型糖尿病の発症リスクが高まることが報告され[20]，3%以上の体重減少の実現により，さまざまな代謝障害を改善しうる．このため，生活習慣病の補助あるいは根本治療薬として優れた肥満症治療薬の登場が期待される．

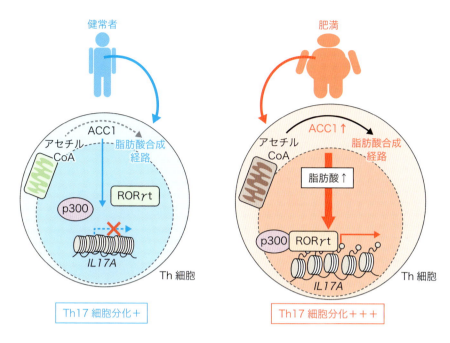

図2 肥満はACC1の誘導を介してTh17細胞分化を促進する
文献19より引用.

謝辞

原稿執筆にあたり，貴重なご意見を頂戴した竹本 稔博士，徳山宏丈博士ならびに共同研究者の中山俊憲博士，遠藤裕介博士に，御礼申し上げます．

文献

1) Ng M, et al：Lancet, 384：766-781, 2014
2) 日本肥満学会：肥満研究, 17（臨時増刊号）：2011
3) Colman E：Regul Toxicol Pharmacol, 48：115-117, 2007
4) Connolly HM, et al：N Engl J Med, 337：581-588, 1997
5) James WP, et al：N Engl J Med, 363：905-917, 2010
6) Topol EJ, et al：Lancet, 376：517-523, 2010
7) Hussain HT, et al：Obes Rev, 16：707-714, 2015
8) Rucker D, et al：BMJ, 335：1194-1199, 2007
9) Smith SR, et al：N Engl J Med, 363：245-256, 2010
10) Jones BJ & Bloom SR：Drugs, 75：935-945, 2015
11) Gadde KM, et al：Lancet, 377：1341-1352, 2011
12) Greenway FL, et al：Lancet, 376：595-605, 2010
13) Wadden TA, et al：Int J Obes (Lond), 37：1443-1451, 2013
14) 熊原雄一，他：臨床評価, 13：461-515, 1985
15) Kopelman P, et al：Obesity (Silver Spring), 18：108-115, 2010
16) Konstantinos L, et al：New molecular target for the pharmacotherapy of obesity. 「Endotext」(De Groot LJ, et al eds.), MDText.com, Inc, 2000-
17) Finan B, et al：Nat Med, 21：27-36, 2015
18) Cypess AM, et al：Cell Metab, 21：33-38, 2015
19) Endo Y, et al：Cell Rep, 12：1042-1055, 2015
20) Hsu WC, et al：Diabetes Care, 38：150-158, 2015

＜著者プロフィール＞

横手幸太郎：1988年，千葉大学医学部卒業，同第二内科入局．'92年，ルードウィック癌研究所ウプサラ支部留学，'96年，スウェーデン国立ウプサラ大学大学院博士課程修了（Carl-Henrik Heldin教授）．'98年，千葉大学大学院博士課程修了（齋藤 康教授）．2009年，千葉大学大学院医学研究院細胞治療内科学（旧第二内科）教授．'11年より千葉大学医学部附属病院副病院長，'14年より同大学院医学研究院副研究院長をそれぞれ併任．生活習慣病と早老症に対する治療法の開発に臨床と基礎の両面から取り組む．

第4章 新たな肥満治療へのアプローチ

2. 肥満と糖尿病治療薬・抗精神病薬

手丸理恵,薄井 勲,戸邉一之

糖尿病の薬物治療はインスリン分泌不全とインスリン抵抗性の改善および糖の吸収・排泄を調節するものである.このなかでもインスリン分泌不全を補うSU薬などのインスリン分泌促進薬およびインスリン注射では,血糖の低下から過食を促し,またインスリン作用増強により脂肪蓄積が進む.また,インスリン抵抗性改善薬であるチアゾリジン薬は,小型脂肪細胞の分化促進および抗利尿作用によって体重を増加させる.一方,第二世代の抗精神病薬の多くは,その作用機序から肥満を誘導しやすい.これらの薬剤を使用する際には,肥満の合併に十分な配慮が必要である.

はじめに

社会の進歩に伴い生活のすべての場面において便利になった.しかしその反面,過食や偏った食事バランス,運動不足など不適切な生活習慣に容易に陥りやすくなったといえる.その代償として,肥満だけでなく,それを背景とする耐糖能異常,脂質異常症,高尿酸血症などさまざまな代謝疾患の発症が増加している[1].生活習慣の改善が肥満治療の基本であるが,それに伴う代謝疾患の治療には薬物療法が避けられないことも多い.

糖尿病治療薬を体重への影響からみると,①投与により体重を増加させるもの,②減少させるもの,③影響を与えないもの,の3群に分けることができる.体重を増加させる薬剤を選択する場合には,血糖値の改善と同時に体重管理への配慮が必要になる.

糖尿病をはじめとする代謝疾患と同様に,精神疾患で治療中の患者数も近年大幅に増加している[2].それに伴い,精神疾患で治療中の患者に肥満をみることも日常的になった.うつ病,不安神経症,統合失調症など,引きこもりがちな精神病患者は,日頃の身体活動量の低下から肥満になりやすい.それに加え,近年頻用されるようになった新しい抗精神病薬により肥満が

[キーワード&略語]
抗糖尿病薬,SU薬,チアゾリジン薬,インスリン治療,肥満,抗精神病薬,第二世代抗精神病薬

αGI：α-glucosidase inhibitor
　　（αグルコシダーゼ阻害薬）
DPP-4：dipeptidyl peptidase-4
GIP：gastric inhibitory polypeptide
GLP-1：glucagon-like peptide-1
SGLT2：sodium-glucose cotransporter 2
SU：sulfonylurea（スルホニルウレア）
SUR：sulfonylurea receptor（SU受容体）
UKPDS：UK Prospective Diabetes Study

Obesity and antidiabetic or antipsychotic drugs
Rie Temaru[1] /Isao Usui[2] /Kazuyuki Tobe[2]：Nanto Municipal Hospital[1] /First Department of Internal Medicine, University of Toyama[2]（南砺市民病院内科[1] /富山大学大学院医学薬学研究部内科学第一講座[2]）

表　糖尿病治療薬

経口血糖降下薬	種類	主な血糖低下作用の機序	体重への影響
インスリン分泌促進系	スルホニルウレア（SU）薬	膵β細胞のSU受容体に結合し，インスリン分泌を促す．	増加
	グリニド薬		増加
	DPP-4阻害薬	インクレチンの分解を抑制し，インクレチンによるインスリンの分泌促進とグルカゴンの分泌抑制作用を増強する．	不変
インスリン抵抗性改善系	チアゾリジン薬	小型脂肪細胞の分化を促進する．	増加
	ビグアナイド薬	肝臓からの糖新生を抑制する．	不変
糖吸収・排泄調節系	αグルコシダーゼ阻害薬	小腸からの糖の吸収を穏やかにする．	不変
	SGLT2阻害薬	尿細管からの糖の再吸収を抑制し，尿へ糖を排泄する．	減少

注射薬	—	主な血糖低下作用の機序	体重への影響
インスリン	—	糖取り込み促進と糖新生抑制	増加
GLP-1受容体作動薬	—	GLP-1シグナルによるインスリンの分泌促進とグルカゴンの分泌抑制．食欲と消化管運動の抑制．	減少

惹起されることが指摘され，問題視されている．

本稿では，糖尿病治療薬と肥満，抗精神病薬と肥満の関係について解説する．

1 糖尿病治療薬と肥満

糖尿病治療は血糖値の正常化により，糖尿病に伴う合併症の進展を予防し，非糖尿病者と変わらぬ健康寿命を得ることを目的とする．糖尿病外来では受診ごとに体重測定を行い肥満の予防を試みるが必ずしも容易ではなく，不十分な体重コントロールが血糖コントロール不良の原因となることも多い．

このような体重管理に難渋する原因として，糖尿病診療に携わる臨床医は経験的に次のような要因をあげる．すなわち，①糖質あるいは脂質に偏った食材の過剰摂取，②食物繊維をはじめとした副菜の不足，③早食いや食事時間が遅いなど食事時間の問題，④肥満を誘導しやすい糖尿病治療薬の選択，などである．①～③は患者指導や患者自身の努力に負うのに対し，④の薬剤選択は患者一人ひとりの糖尿病の病態や合併症の状態などを参考に，医師の決定に委ねられる．

糖尿病の経口治療薬はその作用機序からインスリン分泌不全促進系，インスリン抵抗性改善系，および糖吸収・排泄調節系の3つの系に分類される（**表**）[3]．インスリン分泌促進系には，スルホニルウレア（SU）薬と速効型インスリン分泌促進薬（いわゆるグリニド薬）

およびDPP-4阻害薬が含まれる．SU薬とグリニド薬はいずれも膵β細胞に発現するSU受容体（SUR）に結合することによってインスリン分泌を促す．DPP-4阻害薬はGLP-1，GIPなどのインクレチンを分解するDPP-4の活性を抑制し，インクレチンによるインスリン分泌促進とグルカゴンの分泌抑制作用を増強する．インスリン抵抗性改善系にはチアゾリジン薬とビグアナイド薬が含まれる．チアゾリジン薬が小型脂肪細胞の分化促進を機序とするのに対し，ビグアナイド薬は主に肝臓からの糖新生を抑制することによって血糖値を低下させる．糖吸収・排泄調節系にはαグルコシダーゼ阻害薬（αGI）とSGLT2阻害薬が含まれる．αGIは小腸からの糖の吸収を穏やかにすることにより血糖の急激な上昇を抑える．一方SGLT2阻害薬は尿細管からの糖の再吸収を抑制し，尿中へグルコースを排泄することにより血糖値を低下させる．さらに注射剤としては，インスリン注射とGLP-1受容体作動薬がある．GLP-1受容体作動薬は主に膵α細胞β細胞のGLP-1受容体に結合し，グルカゴン分泌抑制とインスリン分泌促進を介して血糖を低下させる．

このうち，SU薬，グリニド薬，チアゾリジン薬およびインスリン注射は投与により体重を増加させる．一方，SGLT2阻害薬とGLP-1受容体作動薬は投与により体重を減少させる．また，DPP-4阻害薬，ビグアナイド薬，αGIは体重に影響を与えない（後二者はわずかに体重減少作用があるとの報告もある）．しかし，こ

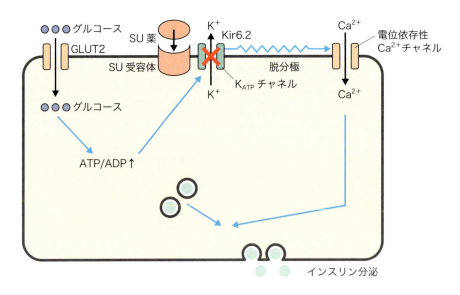

図1　SU薬の作用機序

れらの薬剤はあくまで血糖コントロールに対する治療薬であり，SGLT2阻害薬やGLP-1受容体作動薬も減量を目的に処方することはできない．

以下に，インスリン分泌を促進させるSU薬，グリニド薬，チアゾリジン系薬剤，そしてインスリン注射による肥満誘導作用について述べる．

1）SU薬による体重増加

SU薬は膵β細胞から持続的にインスリン分泌を増加させる作用時間の長い薬剤である．K_{ATP}チャネルを構成しているSU受容体（SUR1）に直接作用し，血糖値の大きな上昇がなくても恒常的にインスリン分泌を促進させる（図1）[4]．空腹時に限らず，終日血糖値は下がる傾向にあり，無意識の過食を惹起させることが多い．また過剰に分泌されたインスリンは，その標的臓器の1つである脂肪細胞へのグルコースの取り込みを増大させ，脂肪細胞へのエネルギー蓄積を増加させる．脂肪組織を肥大化させることで体重を増加させる．

2）グリニド剤による体重増加

速効型インスリン分泌薬であるグリニド薬は，SU基を有さないが，SUR1と結合しインスリン分泌を促進する．SU薬と異なり，内服後の吸収が速く，早期のインスリン分泌を促進させた後は，速やかに血中から消失するため，SU薬に比べ体重増加は軽度である．

3）チアゾリジン薬による体重増加

チアゾリジン薬はインスリンの標的臓器である脂肪細胞，肝臓，骨格筋のインスリン抵抗性を改善させ，インスリン感受性を高める．チアゾリジン薬は核内受容体PPARγ（peroxisome proliferator-activated receptor γ）のリガンドであり，PPARγの活性化による遺伝子発現を介してインスリン抵抗性を改善させる．PPARγは脂肪細胞に多く発現している．チアゾリジン薬により大型脂肪細胞のアポトーシスが進むが，同時に小型脂肪細胞の増加が進み，体重増加の原因となる（図2）．皮下脂肪組織量は増加するが，内臓脂肪組織量は減少する．

4）インスリン治療による体重増加

インスリン治療に伴う高インスリン血症は潜在的に肥満を誘導することが知られる．UKPDS（UK Prospective Diabetes Study）では，目標血糖値を低く設定したインスリン強化療法群では従来療法群に比べ4.0 kg有意に体重が増加した．

インスリン治療に伴う肥満の機序はSU薬による高インスリン血症と共通するところが多く，以下のように考えられている．すなわち，インスリン注射による高インスリン血症は，血糖低下に伴う空腹感とそれによる無意識の過食や肥満を惹起する．インスリンによる糖の取り込みを主に行うのが肝臓の骨格筋であるの

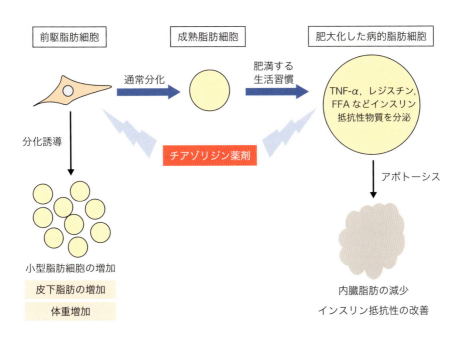

図2　チアゾリジン薬の効果と体重増加機序

に対し，インスリンが最も低濃度で効果があるのが脂肪細胞であることに起因する．

インスリンはGLUT4を介してグルコースを脂肪細胞に取り込み，中性脂肪に変換した形で脂肪細胞内にエネルギーを蓄える．またインスリンは，血漿中でリポタンパク質リパーゼ（LPL）の活性上昇を介してリポタンパク質中の中性脂肪の分解を促進し，遊離脂肪酸を脂肪細胞内に取り込ませる．またインスリンは，脂肪細胞内にあるホルモン感受性リパーゼ（HSL）を抑制することで脂肪細胞内の中性脂肪分解を抑制する．脂肪細胞内の中性脂肪蓄積を増加させ，肥満を増強させる．

2 神経系に作用する薬剤と肥満

精神疾患を有する患者の多くは，引きこもりによる身体活動性の低下，間食の習慣，偏食，アルコールの乱用などにより，もともと易肥満であることが多い．これに加え，治療薬剤の薬理作用による肥満がしばしば問題となる．薬剤による肥満は，患者の治療意欲を低下させ，身体的不快感の原因となり，精神症状に対する治療がうまくいったとしても，同薬剤による治療中断の原因となりうる．また肥満は，高脂血症，高血圧，2型糖尿病，高尿酸血症などさまざまな代謝疾患の危険因子となり，精神病患者の平均余命を10年以上短くするとの報告もある[5]．抗精神病薬を服用している患者では代謝の監視が日常的に適切に行われていないことが問題点としてあげられる．

抗精神病薬は広義の向精神薬の一種で，主に統合失調症や躁状態の治療に用いられる．抗精神病薬は以前より治療に用いられていた定型と新世代の非定型に分けられる．近年，錐体外路症状の発現率が低いなどの理由から非定型抗精神病薬が第一選択とされることが多い．抗精神病薬の副作用には錐体外路症状のほか，高プロラクチン血症，肥満とそれに伴う代謝の異常などあり，しばしば併存する．このうち肥満や代謝異常は非定型抗精神病薬のなかでも第二世代抗精神病薬に特に頻度が高い特徴がある．第二世代抗精神病薬による肥満およびそれに関連した代謝異常の誘導機序については，以下に示すように複数の報告がある[6]〜[8]．

①鎮静作用によりエネルギー消費量が低下する．
②脳内報酬系を阻害するオピオイド活性を増強する．
③セロトニンやヒスタミンにより調整されている外側視床下部機能を変化させる．
④体重減少にかかわるドパミン機能が抑制される．
⑤膵β細胞M3（ムスカリン）受容体に直接作用し，イ

ンスリン分泌を低下させる．また，インスリン抵抗性を惹起する．
⑥交感神経受容体であるα1受容体に結合し受容体活性を抑制することにより，脂肪細胞における脂肪燃焼を低下させる．
⑦11β-HSD-1（11β-hydroxysteroid dehydrogenase type 1）の発現を増加させ，コルチゾンからコルチゾールへの変換が進むことにより，グルココルチコイド作用による肥満が誘導される．
⑧前駆脂肪細胞内のSREBP-1に作用して，成熟脂肪細胞のレプチン合成を促進し，レプチン抵抗性を誘導する．

このように第二世代抗精神病薬による肥満の合併は単一の機序によるものではなく，また薬剤の種類によっても異なる機序を介すると考えられる．

おわりに

糖尿病も統合失調症をはじめとした精神疾患も近年増加傾向にある．両疾患は互いに治療を困難にさせる悪循環を形成し，健康寿命を障害する．悪循環の形成にはそれぞれの治療に用いられる薬剤による肥満の合併が一定の役割を担う．悪循環をつくらない，あるいは悪循環の形成後もそれを断ち切る工夫が必要である．そのためには，肥満の副作用の少ない糖尿病治療薬，抗精神病薬の選択が望ましい．

文献

1) 『平成24年度国民健康・栄養調査』（厚生労働省）
2) 『平成23年度精神疾患患者調査』（厚生労働省）
3) 『糖尿病治療ガイド2014-2015』（日本糖尿病学会/編・著），文光堂，2014
4) 三木隆司：BIO Clinica, 21：22-27, 2006
5) Hennekens CH, et al：Am Heart J, 150：1115-1121, 2005
6) Britvic D, et al：Psychiatr Danub, 25：410-415, 2013
7) 神出 計：日本臨床，72：389-393, 2014
8) Rojo LE, et al：Pharmacol Res, 101：74-85, 2015

<筆頭著者プロフィール>
手丸理恵：1989年，富山医科薬科大学医学部卒業．'98年，富山医科薬科大学大学院医学薬学研究科修了（小林 正教授）．富山県内の公的病院で地域医療，糖尿病診療に従事する傍ら，肥満糖尿病患者の食事療法などに関する講演を多数行っている．

第4章 新たな肥満治療へのアプローチ

3. 肥満症外科治療 Update

清水英治

肥満症に対する外科治療（消化管手術）は2014年に日本でもその一術式が保険収載され，徐々に広がりを見せている．世界では主要な消化管手術であり，肥満症に対する最も効果的な治療法として多くのエビデンスが蓄積されている．消化管手術により食事の消化吸収速度や経路が変化することで，リバウンドを起こしづらく，代謝改善効果の高い肥満症治療が可能となる．その一方で手術メカニズムについてはまだ不明な点も多い．本稿では，最新の知見をふまえた肥満症外科治療のupdateを行いたい．

はじめに

世界中で問題となっている過体重，肥満は世界人口の1/3に及んでいる．これまで減量に成功した国は1つもなく，教育，予防，治療と早急な対策が求められている[1]．現在最も効果的な肥満治療法は外科手術（bariatric surgery；減量手術，肥満手術）であるといえる（図1）[2)3)]．効果的な体重減少，長期にわたる減量維持，肥満合併疾患の著明な改善により患者のQOL，そして生命予後を改善させることが可能である[4]．とりわけ2型糖尿病に対する効果が著しく高く，代謝手術（metabolic surgery）ともよばれる．

世界中で年間46万件以上行われており，欧米では主要な消化管手術の1つである．日本でも2014年に一術式であるスリーブ状胃切除（図1）が保険収載され，手術適応は「6カ月以上の内科的治療によっても，十分な効果が得られずBMIが35 kg/m²以上，かつ，糖尿病，高血圧症または脂質異常症のうち1つ以上を合併していること」とされている．欧米，アジア諸国ではBMI 30 kg/m²以上の肥満症に対する手術も積極的に行われており，さらに外科治療が広まることが予想される[6]．

食事・運動・行動・薬物療法といった内科的治療単独では，一時的な減量効果（10％以下の体重減少）はあるものの，長期的な維持は難しく，リバウンドが起きやすい[7]．外科治療では術式により差異はあるが，

[キーワード＆略語]
Bariatric Surgery（肥満手術，減量手術），Metabolic Surgery（代謝手術），肥満症

EWL：excess weight loss（超過体重減少率）
FGF19：fibroblast growth factor 19
　（線維芽細胞増殖因子19）
FXR：farnesoid X receptor
GLP-1：glucagon-like peptide-1
　（グルカゴン様ペプチド-1）
PYY：peptide YY（ペプチドYY）

Updates in bariatric surgery
Hideharu Shimizu：Derpartment of Surgery, Tokyo Metropolitan Tama Medical Center（東京都立多摩総合医療センター外科）

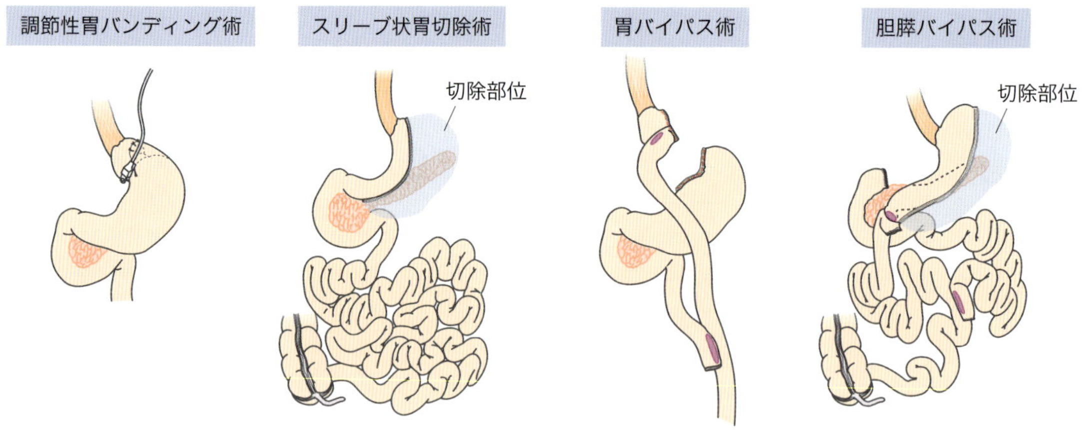

図1 Bariatric Surgeryの術式
詳細は本文参照.

20〜30％の体重減少効果が長期的に持続し，リバウンドが起きにくい[2)8)]．手術後は胃縮小による食事制限だけでなく，食欲の低下，味覚嗜好性の変化，エネルギー消費の増加，糖代謝の著明な改善など，胃縮小だけでは説明のつかない臨床効果がみられている（**図2**）．肥満が進行するにつれ崩れていった生体のバランスを修正しリセットするかのようである．本稿では，肥満症に対する外科治療のoverviewとupdateをしていきたい．

1 減量外科の術式（図1，図2）

肥満手術（減量手術）のほとんどが腹腔鏡下で行われる手術であり，解剖学的な変化により大きく2つのグループに分けることができる．①食事摂取量を制限することを主目的とした胃縮小手術と②腸管バイパスを加えた胃縮小＋小腸バイパス術である．体重減少効果は超過体重減少率（excess weight loss：EWL）※で表される．世界の動向としては胃バイパス術に続くスリーブ状胃切除が急速に増加し，胃バンディング術が大きく減少している（**図3**）[9)]．

> ※ **超過体重減少率（excess weight loss）**
> 術前の体重から理想体重（BMI 25 kg/m²を基準としている）を差し引いた超過体重の減少率を計算したものである．（術前体重－術後体重）/（術前体重－BMI 25の体重）×100 として計算できる．

1）胃縮小手術

調節性胃バンディングとスリーブ状胃切除術があげられる．胃バンディング術は，調節可能なシリコンバンドを胃上部に巻きつけ，15 mLの胃パウチをつくり，食事摂取量を低下させる手術である（**図1左端**）．EWLは，術後15年で47％と報告されている[10)]．スリーブ状胃切除は胃の大彎側を切り取ることで，管状の胃を形成する手術である（**図1中央左**）．単純に食物摂取量を減少させるだけでなく，生理的にも体内環境を改善させうる手術で調節性バンディング術よりも減量効果，糖尿病改善効果に優れている．EWLは術後5年以上で53〜75％と報告されている[8)11)12)]．

2）胃縮小＋小腸バイパス術

代表的な術式として胃バイパス術と胆膵バイパス・十二指腸スイッチ術があげられる．胃バイパス術は，胃を上部で分離して小パウチ（15〜30 mL）をつくり，空腸を挙上してルーワイの形で吻合する手術である（**図1中央右**）．最もスタンダードな術式であるが，日本では通常の胃カメラで観察のできない空置胃（残存する胃下部）に発生する胃がんの懸念からあまり行われていない．欧米の胆膵バイパス（**図1右端**）の小腸バイパス距離を短くしたものが，スリーブバイパス術であり，日本での手術件数が増加傾向である[13)]．一般的にバイパスを含む術式は胃縮小のみの手術よりも減量効果，糖尿病改善効果に優れており，EWLは術後1〜5年で68〜80％である[14)]．

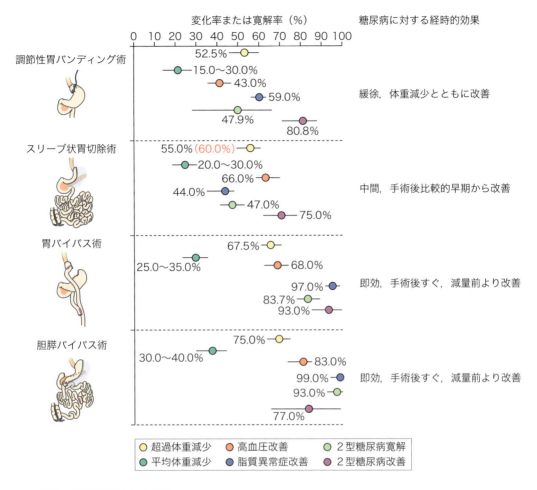

図2　手術術式とその効果
文献5より引用．術式イラスト部分および赤字部分は筆者追加（後者は最新の情報に基づく値）．

2 手術のメカニズム

　手術により数カ月で急速に体重が減少，その後漸減し，1年から1年半でプラトーに到達するのが典型的である．通常極端なリバウンドは起こらず，長期間にわたり減量効果を維持可能である．スリーブ状胃切除後早期は，摂取カロリーが極端に少なく（300〜500 kcal/day），術後半年頃から1,200〜1,500 kcal/day近くの食事摂取が可能となっていく．多職種介入（栄養士，臨床心理士，看護師など）によりもたらされるものも含まれるが，臨床的には早期の満腹感，食欲減少，食行動の変化，食嗜好の変化などがみられ，減量効果持続にとって重要である．手術による劇的な糖代謝の改善も手術による代謝改善メカニズムの一部分である．

　手術のメカニズムとして，①手術による解剖学的変化：胃縮小による摂取カロリーの制限，小腸バイパスによる消化吸収不良，②生理学的変化：消化管・脂肪組織からの信号伝達，があげられる．①の解剖学的変化，特に胃縮小による摂取カロリーの制限が術後早期の体重減少に主に関与しており，リバウンドの少ない減量効果維持，代謝改善は主に②の生理学的変化により起こると考えられる．前述の調節性胃バンディング術は主に①の作用により減量が進むため，代謝改善効果には乏しい．一方スリーブ状胃切除とバイパスを含む手術では②の生理学的変化が加わるため，より効果的な手術となる．術後の生理学的変化，代謝改善は，消化管からの信号（消化管ホルモン，胆汁酸）と脂肪組織からの信号（アディポカイン）により媒介される．

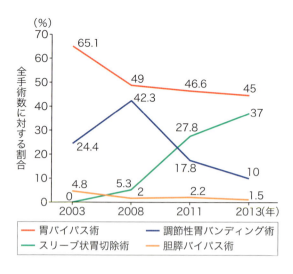

図3 手術トレンド
文献9より引用.

3 消化管からの信号伝達

　手術は消化管と代謝・エネルギー調節にかかわる臓器のコミュニケーションを変化させるが，消化管ホルモンであるグレリン（ghrelin），GLP-1（glucagon-like peptide-1），PYY（peptide YY），そして胆汁酸が重要な役割を果たしており，摂食による脳，肝臓，膵臓を介したエネルギー恒常性維持機構の一翼を担っていると考えられている．

　グレリンは成長ホルモン放出，摂食促進，脂肪蓄積，インスリン分泌抑制作用をもつ．スリーブ状胃切除後ではグレリン分泌を担う胃の大部分が切除されるため，血中グレリン濃度が低下し，食欲減退，糖代謝改善をひき起こすと考えられた[15]．またスリーブ状胃切除やバイパス系の手術では未消化な食事が小腸，大腸にまで速やかに到達することにより，小腸下部や大腸に存在するL細胞からGLP-1，GLP-2，PYYが大量に分泌される[16]．GLP-1は主要なグルコース依存性インスリン分泌刺激ホルモンであり，膵β細胞増殖作用をもつ．またグルカゴン分泌抑制，胃排泄能抑制，腸管運動抑制作用により血糖を改善する効果をもち，抗糖尿病作用をもつホルモンである．またPYYとともに消化管運動抑制（ileal brake）作用をもち，満腹感を助長することで食欲抑制につながり[17]，中枢神経系に働きかけ食欲を抑制する作用も報告された[18]．これら消化管ホルモンを介するメカニズムは手術の代謝改善メカニズムの一部であるが，その役割はそれほど大きくないと考えられている．現在注目されているのは胆汁酸とその代謝に手術が与える影響である（**図4**）[19]．

　胆汁酸は肝臓でコレステロールから生成される胆汁の主成分であり，脂質摂取などの食事刺激により十二指腸に分泌され，その消化吸収を助ける生理的作用をもつ．回腸で大部分の胆汁酸は再吸収され，門脈を通って肝臓へと戻される（腸肝循環）．また胆汁酸は，核内受容体FXR（farnesoid X receptor），細胞表面のGタンパク質共役型受容体TGR5の内因性リガンドとして代謝調節因子となる．FXRは肝臓，小腸，腎臓および副腎に高い発現が認められるが，胆汁酸生合成，腸管循環を調整しているだけでなく，その活性化により脂肪肝，インスリン抵抗性，高中性脂肪血症を改善させる．また消化管ホルモンであるFGF19（fibroblast growth factor 19）の回腸からの分泌を促し，糖・脂質代謝を改善させる．TGR5は全身に偏在しており，胆汁酸の刺激によりエネルギー代謝亢進，サイトカイン産生抑制，GLP-1分泌亢進，糖代謝改善を仲介する[20]．胃バイパス術やスリーブ状胃切除後は血清胆汁酸濃度が上昇し，胆汁酸代謝に影響を与えている[21)22]．実際に，動物実験レベルではあるが，スリーブ状胃切除の体重減少，糖代謝改善効果はFXRノックアウトマウスではキャンセルされるという結果が示された[23]．また同実験で示された重要な知見は手術が腸内細菌叢に及ぼす影響である．腸内細菌叢の変化はFXRノックアウトマウスより野生型マウスで顕著に観察され，スリーブ状胃切除の手術効果に関与していると考えられた．すなわちFXRシグナル伝達および腸内細菌叢の変化が手術の効果発現に必須である可能性が示唆されたといえる．手術により変化する胆汁酸代謝がどれほどの役割を果たし，また腸内細菌叢の変化が代謝に与える影響などさらなるリサーチが求められる．

4 脂肪組織からの信号伝達

　脂肪組織は種々の内分泌因子，アディポカインを産生・分泌し，体内臓器に働きかけることで生体の恒常性を保っているが，内臓脂肪が過剰に蓄積することによりそのバランスが崩れ，結果として治療抵抗性肥満，

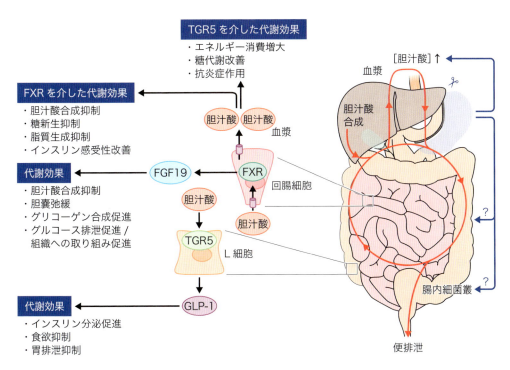

図4　胆汁酸の代謝調節因子としての機能
文献19より引用．

メタボリックシンドロームの発症・進展に深くかかわる．実際に肥満進行による高レプチン，低アディポネクチン，高TNF-αはインスリンシグナリングやインスリン分泌を障害することが知られており，アディポカイン分泌改善は術後の体重減少や糖尿病改善に寄与していることが知られている[24]．なかでも脂肪組織特異的に生産，分泌されるアディポネクチンは手術後の肥満糖尿病寛解（血液データが正常値化し，薬剤投与が不要となる状態）のバイオマーカーとなるアディポカインであり，血漿アディポネクチン濃度を上昇させることで，より効果的な体重減少と抗糖尿病作用を期待できる．また脂肪蓄積は慢性炎症状態をひき起こしており，高血圧症，悪性腫瘍発生にかかわる．手術後の体重減少によりRBP-4，resistin，IL-6，MCP-1，PAI-1など多くの炎症性サイトカインの分泌低下とともに慢性炎症状態改善がみられる（自験未発表データ）．手術後長期にわたり体重減少を維持できることで悪性腫瘍，心血管合併症発生の低下がみられる[4,25]が，この炎症改善メカニズムが関与している可能性が高い．

おわりに

外科手術が肥満症に対する最も効果的な治療法であるというエビデンスが蓄積され，日本でも徐々に広がりをみせている．消化管からはじまる臓器間コミュニケーションの変化がひき起こす代謝改善作用がその高い臨床的効果の背景にあるが，その全貌はまだ明らかではない．さらなるリサーチが進み，肥満症改善メカニズムの解明，そして新しい治療法の開発につながることが期待される．

文献

1) Ng M, et al：Lancet, 384：766-781, 2014
2) Mingrone G, et al：Lancet, 386：964-973, 2015
3) Schauer PR, et al：N Engl J Med, 370：2002-2013, 2014
4) Sjöström L, et al：N Engl J Med, 357：741-752, 2007
5) Frühbeck G：Nat Rev Endoclinol, 11：465-477, 2015
6) Courcoulas AP, et al：JAMA Surg, 150：931-940, 2015
7) Wing RR, et al：N Engl J Med, 369：145-154, 2013
8) Seki Y, et al：Obes Surg, Epub ahead of print（2015 May 19）
9) Angrisani L, et al：Obes Surg, 25：1822-1832, 2015

10) O'Brien PE, et al：Ann Surg, 257：87-94, 2013
11) Himpens J, et al：Ann Surg, 252：319-324, 2010
12) Diamantis T, et al：Surg Obes Relat Dis, 10：177-183, 2014
13) Kasama K, et al：Obes Surg, 19：1341-1345, 2009
14) Brethauer SA, et al：Cleve Clin J Med, 73：993-1007, 2006
15) Peterli R, et al：Ann Surg, 250：234-241, 2009
16) Kashyap SR, et al：Diabetes Care, 36：2175-2182, 2013
17) Holst JJ, et al：Mol Cell Endocrinol, 297：127-136, 2009
18) Burcelin R, et al：Curr Opin Pharmacol, 9：744-752, 2009
19) Kuipers F & Groen AK：Nat Med, 20：337-338, 2014
20) Lefebvre P, et al：Physiol Rev, 89：147-191, 2009
21) Haluzíková D, et al：Obesity (Silver Spring), 21：1335-1342, 2013
22) Kohli R, et al：J Clin Endocrinol Metab, 98：E708-E712, 2013
23) Ryan KK, et al：Nature, 509：183-188, 2014
24) Malin SK, et al：Diabetes Obes Metab, 16：1230-1238, 2014
25) Adams TD, et al：N Engl J Med, 357：753-761, 2007

＜著者プロフィール＞

清水英治：2003年，千葉大学医学部医学科卒業．'10年より四谷メディカルキューブ，'11年より米国クリーブランドクリニックのbariatric research and clinical fellowとして手術が肥満・糖尿病に与える影響について基礎・臨床研究および臨床トレーニングに従事する．'13年，千葉大学大学院医学薬学府博士課程修了，アメリカ肥満外科学会認定トレーニング修了証を得る．'14年より東京都立多摩総合医療センターにて肥満・減量・代謝外科を行っている．

第4章 新たな肥満治療へのアプローチ

4. 運動による抗肥満効果

眞鍋康子, 藤井宣晴

運動が肥満を予防・改善するメカニズムとして, これまでは脂肪細胞で脂質が酸化されるメカニズムの研究に関心が寄せられていた. これらに加え最近では, 運動の中心的役割を果たす骨格筋の脂質酸化が全身の脂質酸化に大きく影響することが明らかになってきた. 本稿では, 骨格筋に注目して運動により脂質酸化が促進されるメカニズムを概説する. さらに, 骨格筋から分泌されるホルモン"マイオカイン"が全身の脂質代謝に関与することが明らかになりつつあるため, マイオカインについての最近の知見も紹介する.

はじめに

肥満は脂肪細胞が過剰に蓄積された状態であり, その予防や改善のためには, 食事を減らしてエネルギー摂取量を低下させるか, 運動することでエネルギー消費量を増加させるかのいずれかによって, エネルギー収支を負にすることが基本的な戦略となる. 肥満患者, あるいは予備軍は食事制限と運動の両方で, 重大な疾病になる前に適正体重に近づけることが推奨されている. エネルギー収支のみを考えるならば, 食事制限だけでも十分な体重減少効果が得られるかもしれない. しかし, 食事制限と運動を組み合わせたほうが食事制

[キーワード&略語]
運動, 脂肪酸酸化, PGC-1α, マイオカイン

βAR: β adrenergic receptor
（βアドレナリン受容体）
ACC: acetyl-CoA carboxylase
（アセチルCoAカルボキシラーゼ）
AMPK: AMP kinase（AMPキナーゼ）
ATGL: adipose triglyceride lipase
BAIBA: β-aminoisobutyric acid
（βアミノイソ酪酸）
CPT1: carnitine palmitoyltransferase type 1
（カルニチンパルミトイルトランスフェラーゼ1）
FABPpm: plasma membrane fatty acid binding protein
FATP1/4: fatty acid transport protein 1/4

FFA: free fatty acid（遊離脂肪酸）
FNDC5: fibronectin type III domain-containing 5
HSL: hormone sensitive lipase
（ホルモン感受性リパーゼ）
Metrnl: meteorin-like
PGC-1α: PPARγ coactivator-1α
PKA: protein kinase A（プロテインキナーゼA/cAMP依存性プロテインキナーゼ）
PPARγ: peroxisome proliferator-activated receptor γ
（ペルオキシソーム増殖剤応答性受容体γ）

Antiobestic effects of physical exercise
Yasuko Manabe/Nobuharu L. Fujii: Department of Health Promotion Sciences, Graduate School of Human Health Sciences, Tokyo Metropolitan University（首都大学東京人間健康科学研究科ヘルスプロモーションサイエンス学域）

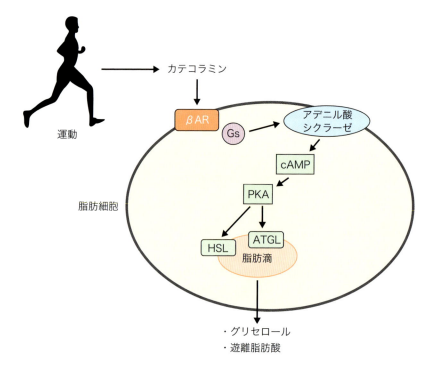

図1　脂肪細胞における脂質の分解
運動により上昇した血中カテコラミンは脂肪細胞のβアドレナリン受容体に結合してGsタンパク質→アデニル酸シクラーゼ→cAMP→PKAのシグナル伝達を経て，脂肪滴表面のHSLやATGLを活性化し，脂肪分解を促進する．

限単独よりも有意なコレステロール量の減少，インスリン感受性の改善，あるいは内臓脂肪量の減少が観察される[1]．また脂肪除去手術により体重を減少させただけでは，インスリンの感受性や心疾患のリスク因子を有意に減少させることができないとの報告もあり[2]，運動は肥満に関連したさまざまな代謝疾患のリスク因子を積極的に低減させる効果があると考えられる．

本稿では，運動が，どのような機序で全身性に脂肪を減少させるのかについて，脂肪の分解や筋の適応の分子メカニズム，そして骨格筋から分泌されるマイオカインと脂肪酸化の関連性について概説する．

1　運動による脂質酸化

骨格筋は全身の40％近い重量を占める大きな臓器である．しかし，安静状態における骨格筋のエネルギー消費量は全エネルギー消費量の20％ほどであり，筋量が多いからといって安静時に大量なエネルギーを消費するわけではない．その一方，運動時には骨格筋におけるエネルギー消費量は飛躍的に増大する．運動（筋収縮）時にエネルギーとして使用されるのがATPである．ATPは運動時のすべてのエネルギーをまかなえるほど多くは貯蔵されていないため，糖と脂肪を供給源として必要に応じて産生される．運動時に糖と脂肪のどちらが優先的に使われるかは運動強度により異なる．一般に，高強度の運動では糖（グリコーゲン）をエネルギー供給源として優先して使用し，低強度から最大酸素摂取量（VO_2 max）65％強度までは，脂肪を優先して使用する[3]．使用される貯蔵脂肪は，骨格筋細胞の中に蓄えられた中性脂肪と脂肪細胞から血液中に放出された遊離脂肪酸（free fatty acids：FFA）である．脂肪細胞による脂肪酸の放出は以下のようなメカニズムで生じる（図1）．

運動により交感神経系が活性化されると，血中のカテコラミン濃度が上昇する．カテコラミンは脂肪細胞のβアドレナリン受容体に結合してGsタンパク質を介しcAMPを上昇させ，その下流のcAMP依存性プロテインキナーゼ（protein kinase A：PKA）の活性化を

促し，ホルモン感受性リパーゼ（hormone sensitive lipase：HSL）およびATGL（adipose triglyceride lipase）を活性化し脂肪分解を促進する．継続的な運動トレーニングでは，これらの脂肪分解に関与するタンパク質の発現が有意に増加する[4)5)]．また，細胞内のエネルギーセンサーであるAMPキナーゼ（AMP kinase：AMPK）も脂肪の分解に深く関与している．AMPKは細胞内のエネルギー状態が良好な（ATPが多い）場合は不活性型であるが，ATPが使用されAMPやADPが増加すると活性型に変換される．

われわれの研究では，ラットにトレッドミルで15分間の走行運動させることにより脂肪細胞のAMPK活性の上昇，ならびにその下流分子であり，脂肪酸の合成抑制・分解促進の指標となる酵素であるアセチルCoAカルボキシラーゼ（acetyl-CoA carboxylase：ACC）のリン酸化上昇を認めた．運動による脂肪細胞のAMPK活性の上昇は，βアドレナリン受容体阻害薬を運動前に投与することで抑制されたことから，アドレナリンは脂肪細胞に作用しAMPKの活性化を介して脂肪の酸化を促すと考えられる[6)]．さらに，6週間の走行運動を課したラットでは，全身の脂肪量の減少と単離した脂肪細胞におけるAMPK活性の上昇が観察されたことから，継続的な運動による脂肪細胞の燃焼にもAMPKの関与が示唆される[6)]．

骨格筋は脂肪細胞から動員された脂肪酸を取り込みエネルギー源として使用する．骨格筋では少なくとも4つの脂肪酸輸送体〔CD36（fatty acid translocase），FABPpm（plasma membrane fatty acid binding protein），FATP1/4（fatty acid transport protein 1/4）〕が知られている．それぞれの輸送体がどのように脂肪酸を骨格筋内へ取り込むかについての詳細はまだ明確ではないものの，CD36は筋収縮によって膜へ移行し，脂質酸化に関与することが報告されている[7)8)]．CD36とFATP4は脂肪酸の細胞内への輸送に，CD36とFABPpmは脂肪酸酸化にそれぞれ関与すること[9)]，またFABPpmを過剰発現させた骨格筋細胞は脂肪酸酸化関連遺伝群も発現が増加するがFATP1過剰発現細胞ではその効果がないこと[10)]などから，脂肪酸輸送体ごとに特有の性質があると考えられる．

細胞内に取り込まれた脂肪酸はCoAが付加され脂肪酸アシルCoAが生成されるが，このままではβ酸化が行われるミトコンドリアの内膜を越えて中に入ることはできない．そのためカルニチンパルミトイルトランスフェラーゼ1（carnitine palmitoyltransferase type 1：CPT1）によりアシルカルニチンに変換され膜を通過する．アシルカルニチンはミトコンドリア内でアシルCoAに再変換された後にβ酸化でアセチルCoAを生じて，TCA回路に入り筋収縮のエネルギーとなるATPを供給する（図2）．骨格筋細胞内で脂肪酸をエネルギー源として使用する際にも，エネルギーセンサーであるAMPKの関与が示唆されている．骨格筋の収縮は，筋細胞内のAMPKを活性化させ，下流分子ACCのリン酸化を促進させる[11)]．ACCはリン酸化されることで不活性になり，マロニルCoAレベルを減少させる．マロニルCoAはCPT1の活性を抑制する性質を有するため，マロニルCoAレベルの減少はCPT1の活性を増加させ，脂質代謝を促進させる．当初は運動によるAMPK活性化とACCの不活性化が骨格筋における脂質代謝の主要メカニズムであると考えられていた．しかし，ヒトを用いた研究では運動による骨格筋のAMPKのリン酸化とACCのリン酸化の割合は一致しないこと[12)]，また，骨格筋特異的なAMPKα2のドミナントネガティブマウスでは，安静時，運動時いずれにおいても，骨格筋における脂質酸化が野生型マウスと同程度起きること[13)]から，運動時における骨格筋の脂質酸化の増加メカニズムは，AMPK-ACC経路に依存しない未同定の経路が優位に働くことが示唆されている．

2 持続性運動による骨格筋の脂質酸化能力の亢進メカニズム

継続的な運動は骨格筋で，ミトコンドリア量の増加，筋線維タイプの変化，インスリン感受性の増加などの変化をひき起こす．筋線維はその性質の違いにより，ミトコンドリア量が多く脂肪酸酸化能や持久能力が高い遅筋線維と，解糖能が高く発揮張力が大きい速筋線維に大別される．持久運動は特に遅筋線維を増加させ，脂質の酸化を増加させる．運動を普段からしている者としていない者を比べると，同じ運動強度に対する脂肪酸酸化能力は，前者で有意に高い[14)]．これは持久運動により，脂質酸化能力が高い骨格筋へと適応現象が起きたためと考えられる．

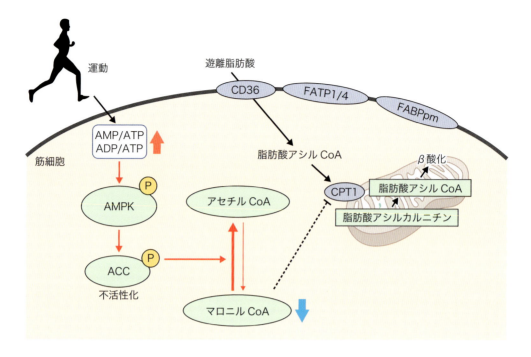

図2　骨格筋細胞における脂肪酸代謝機構
筋収縮によりATPが減少しAMPやADPの比率が上昇するとAMPK（AMPキナーゼ）が活性化されACC（アセチルCoAカルボキシラーゼ）はリン酸化（不活性化）される．その結果，マロニルCoAレベルが減少し，ミトコンドリアCPT1活性は増加し，脂肪酸の酸化が促進される．骨格筋における脂肪の分解にはAMPK-ACC以外の別の経路の存在が示唆されている．

　これらに重要な役割を果たすのが，ペルオキシソーム増殖剤応答性受容体γ（peroxisome proliferator-activated receptor γ：PPARγ）の転写コアクチベーターであるPGC-1α（PPARγ coactivator-1α）である．PGC-1αは代謝調節に関与する多様な遺伝子発現の転写調を制御している．骨格筋特異的にPGC-1αを欠損したマウスではミトコンドリア機能の低下，および持久能力の高い遅筋線維から速筋線維への筋線維タイプの変化が認められ，マウスの走持久力も低下することから[15)16)]，PGC-1αは骨格筋の適応現象に重要な制御因子の1つと考えられる．

　PGC-1αには4種類のアイソフォーム〔PGC-1αa，αb，αc，αd(4)〕が知られている[17)18)]．これまで，持久運動とPGC-1αの関係を示した研究の多くは，PGC-1αaを対象にされている（多くの研究ではPGC-1αとしか表記されていない）．例えば，持久的運動は骨格筋におけるPGC-1αaの遺伝子発現量やタンパク質を増加させる[19)]．骨格筋特異的なPGC-1αa

過剰発現マウスでは，持久運動能力が向上し，骨格筋のミトコンドリア量の増加およびインスリン感受性の上昇などの，持久運動で生じる筋の適応現象と同様な表現型が報告されている[20)21)]．しかし最近になって，運動強度の違いによりPGC-1αのアイソフォームの遺伝子発現パターンに違いがあることが明らかとなった[22)]．高強度の運動ではPGC-1αaの発現がより強く発現誘導され，脂質酸化が優先的に起こる低強度運動ではPGC-1αbが強く発現誘導される[22)]．実際にPGC-1αbの過剰発現マウスでは，持久的運動に伴い生じる変化，すなわち持久運動能力，酸素消費量，および脂質の酸化能力の増加が顕著にみられる[20)]．

　このように持続的な運動では，PGC-1α（特にPGC-1αb）の発現誘導を介した骨格筋のミトコンドリア量の増加や筋線維タイプの移行などが起こり，脂質酸化能力が向上すると考えられる．

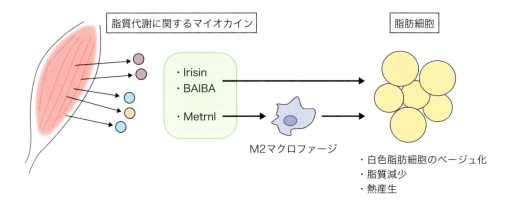

図3 マイオカインによる脂質代謝への影響
骨格筋から分泌され脂肪細胞に影響するマイオカインとしては，Irisin，BAIBA，Metrnlが報告されている．Irisin，BAIBAは直接的な脂肪細胞への効果が報告されているがMetrnlはマクロファージを介して間接的に脂肪細胞へ作用する．

3 マイオカインによる脂肪細胞への影響

運動による脂質代謝亢進に最近，新たな概念「マイオカイン」（myokine）が加わった．「マイオカイン」とは骨格筋から分泌される種々のホルモン様生理活性物質の総称である．マイオカインの存在は骨格筋が内分泌器官としても生体の恒常性維持にかかわることを示唆している．脂質代謝に関係するマイオカインもいくつか報告されており，そのなかで最も注目されているものがIrisin（イリシン/アイリシン）である（**図3**）．

Irisinは，膜貫通タンパク質FNDC5（fibronectin type Ⅲ domain-containing 5）の細胞外ドメインの一部が切り出され，放出・分泌される12 kDaのタンパク質であり，PGC-1αaを骨格筋特異的に過剰発現させたマウスの解析過程でマイオカインとして発見された[23]．その役割として，白色脂肪細胞の褐色脂肪細胞様への変化（ベージュ化）の促進，体重の減少，およびグルコース代謝改善への関与が示唆されている．初期の報告では長期的な運動によりヒトやマウスの血中Irisinレベルが上昇し，代謝の改善が観察されたことから[23]，骨格筋から分泌されたIrisinが内分泌的に脂肪細胞に作用するとされてきた．しかし，その後の報告では，運動の種類や用いる動物の種類によって結果が異なることやIrisinを測定するための抗体の信頼性に疑問が生じていることなどから[24]，マイオカインとしてのIrisin分泌には懐疑的な意見も出はじめている．まだいくつか検証項目が残されているため，今後の研究の展開に期待したい．

PGC-1αaの過剰発現マウスの骨格筋からマイオカインとして発見されたものには，BAIBA（β-aminoisobutyric acid）もある[25]．BAIBAはタンパク質性のものではなくアミノ酸のバリンの代謝産物であり，質量が103 Daと非常に小さい．BAIBAの効果として，白色脂肪細胞に作用しベージュ化を促進することや肝臓のPPARα発現を促進して脂質酸化を増加させ全身性に脂肪量を減少させることがあげられている．またマウスやヒトを継続的に運動させるとBAIBAの血液中レベルが上昇することから，運動によるPGC-1αa増加がBAIBAの分泌増加に寄与している可能性が示唆されている[25]．

PGC-1α4もマイオカインと関係している．持久トレーニングやレジスタンストレーニングを組み合わせると骨格筋におけるPGC-1α4の発現量が3倍近くまで増加する[26]．PGC-1α4の骨格筋特異的な過剰発現マウスではミトコンドリア機能や酸化能力には関係しないが，筋量や筋力の増強，脂肪細胞減少や白色細胞のベージュ化，および全身性エネルギー消費量の増加が観察された[26]．最近になって，これらの変化をひき起こすメカニズムとして骨格筋や脂肪細胞で産生されるMetrnl（meteorin-like）が関与していることが明らかになった[27]．Metrnlの効果はIrisinやBAIBAとは異なり直接的に脂肪細胞に作用するのではなく，脂

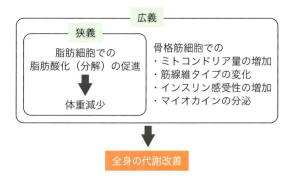

図4　運動の抗肥満効果

肪組織の好酸球を増加させてM2マクロファージを増加させることにより，脂肪細胞の熱産生を促している[27]．

マイオカインの研究は歴史が浅く，まだ詳細なメカニズムが明らかになっていないものも多いが，マイオカインは運動時に各臓器と相互に連関しながら，脂肪細胞に作用し抗肥満効果を発揮しているのかもしれない．

おわりに

運動の効果は脂肪細胞における脂肪酸化の促進にとどまらない．長期的な運動による筋の適応現象，および骨格筋からのマイオカインの分泌は，食事制限のみでは得られない運動の効果を説明するものの1つであろう．「運動による抗肥満効果」は，狭義には脂肪組織における脂肪の酸化促進，それによる体重減少を意味するが，広義には筋の適応やマイオカインの分泌を含めた全身性の代謝改善を含むと考えられる（図4）．運動が全身性に多様な効果を生み出す詳細なメカニズムは現在積極的に研究が進められており，今後の展開を楽しみにしたい．

文献

1) Larson-Meyer DE, et al：Med Sci Sports Exerc, 42：152-159, 2010
2) Klein S, et al：N Engl J Med, 350：2549-2557, 2004
3) Horowitz JF：Trends Endocrinol Metab, 14：386-392, 2003
4) Louche K, et al：J Clin Endocrinol Metab, 98：4863-4871, 2013
5) Hashimoto T, et al：J Appl Physiol, 115：260-267, 2013
6) Koh HJ, et al：Biochem J, 403：473-481, 2007
7) Bonen A, et al：J Biol Chem, 275：14501-14508, 2000
8) Ibrahimi A, et al：J Biol Chem, 274：26761-26766, 1999
9) Nickerson JG, et al：J Biol Chem, 284：16522-16530, 2009
10) Kawaguchi M, et al：J Clin Endocrinol Metab, 99：3343-3352, 2014
11) Winder WW & Hardie DG：Am J Physiol, 270：E299-E304, 1996
12) Wojtaszewski JF, et al：Biochem Biophys Res Commun, 298：309-316, 2002
13) Miura S, et al：Am J Physiol Endocrinol Metab, 296：E47-E55, 2009
14) Turcotte LP, et al：Am J Physiol, 262：E791-E799, 1992
15) Handschin C, et al：J Clin Invest, 117：3463-3474, 2007
16) Handschin C, et al：J Biol Chem, 282：30014-30021, 2007
17) Correia JC, et al：Trends Endocrinol Metab, 26：305-314, 2015
18) Miura S, et al：Endocrinology, 149：4527-4533, 2008
19) Lira VA, et al：Am J Physiol Endocrinol Metab, 299：E145-E161, 2010
20) Tadaishi M, et al：PLoS One, 6：e28290, 2011
21) Calvo JA, et al：J Appl Physiol, 104：1304-1312, 2008
22) Tadaishi M, et al：Am J Physiol Endocrinol Metab, 300：E341-E349, 2011
23) Boström P, et al：Nature, 481：463-468, 2012
24) Albrecht E, et al：Sci Rep, 5：8889, 2015
25) Roberts LD, et al：Cell Metab, 19：96-108, 2014
26) Ruas JL, et al：Cell, 151：1319-1331, 2012
27) Rao RR, et al：Cell, 157：1279-1291, 2014

＜筆頭著者プロフィール＞
眞鍋康子：京都大学大学院農学研究科応用生命科学修了．博士（農学）．酒類総合研究所，ハーバード大学医学部ジョスリン糖尿病センター，京都大学大学院農学研究科のポスドクなどを経て，2008年4月より首都大学東京人間健康科学研究科助教，'13年4月より准教授．マイオカインの研究を通して運動が健康に寄与するメカニズムを明らかにしたい．

第4章 新たな肥満治療へのアプローチ

5. 低炭水化物ダイエットによる体重減少メカニズム

植木浩二郎

近年，従来のエネルギー制限ダイエットに比して体重減少効果が大きい可能性のある方法として，低炭水化物ダイエットに注目が集まり，無作為割り付け試験など臨床研究のデータも蓄積されつつある．その体重減少のメカニズムとして，低インスリン血症による脂肪分解の促進，糖新生亢進によるエネルギー消費，増加するケトン体や長鎖脂肪酸を介した食欲抑制効果などが言われているが，まだ十分には解明されていない．低炭水化物食に対する反応は，齧歯類とヒトでは異なるため，今後ヒトにおける研究の進展が期待される．

はじめに

肥満の予防あるいは解消には，エネルギー供給と消費のバランスが均衡ないしは負に傾いていることが必要である．また，肥満は過剰なエネルギーが脂肪細胞に蓄積された状態であることから，従来は脂肪制限によるエネルギー制限（カロリー制限）食が，肥満治療の食事療法の主流であった．一方，Atkinsダイエットをはじめとして，エネルギー制限に重点を置かず，炭水化物を制限することによって脂肪をエネルギー源として燃焼させることによって体重減少をはかる低炭水化物ダイエット（糖質制限食）も，近年一般的にも流行しているのみならず，さまざまな臨床研究・基礎研究も行われるようになってきている．本稿では，低炭水化物ダイエットによる体重減少のメカニズムや考えうる問題点などについて概説する．

[キーワード＆略語]
低炭水化物ダイエット，低インスリン血症，脂肪分解，糖新生，ケトン体

AC：adenylate cyclase（アデニル酸シクラーゼ）
BMI：body mass index（体格指数）
cAMP：cyclic AMP（サイクリックAMP）
CCK：cholecystokinin（コレシストキニン）
DIRECT：Dietary Intervention Randomized Controlled Trial
GLP-1：glucagon-like peptide-1
HSL：hormone sensitive lipase（ホルモン感受性リパーゼ）
NPY：neuropeptide Y（ニューロペプチドY）
PDE3B：phosphodiesterase 3B
PI3K：phosphoinositide 3-kinase（PI3キナーゼ）
PKA：protein kinase A（タンパク質キナーゼA）
SREBP-1c：sterol regulatory element binding protein-1c

Mechanisms of body weight reduction by low carbohydrate diets
Kohjiro Ueki：Department of Molecular Sciences on Diabetes, Graduate School of Medicine, the University of Tokyo
（東京大学大学院医学系研究科分子糖尿病科学講座）

1 低炭水化物ダイエットとは

　最近の国民健康栄養調査によると，日本人は総エネルギーの59.3％を炭水化物から（総エネルギー摂取量が2,000 kcalであれば300 g程度にあたる），25.9％を脂質から，14.8％をタンパク質から摂取している．欧米では，脂質からの摂取エネルギーが40％程度にのぼり，炭水化物の割合が45％程度になっている．では，一体どのくらいの炭水化物摂取量から低炭水化物ダイエット（低糖質食・糖質制限食）とよぶのであろうか．実際には，その定義は人により，また研究によってさまざまである．低炭水化物ダイエットの効果や安全性を考えるうえで，この定義の曖昧さが常に問題になる．

　最も有名なAtkinsダイエットでは，最初の2週間は炭水化物の摂取量を5 g/日以下にし，その後1日5 gずつ増量していき，それでも体重が減少する炭水化物摂取量を決めてこれを維持し，体重維持期にはさらに炭水化物摂取量を増加させ固定する（120 g/日程度に設定している研究が多い）[1]．このように初期に炭水化物摂取量を非常に減らす導入期を設けるものが多いが，そのような時期を設けないものも含めて総じてエネルギー摂取量の40％以下に炭水化物摂取量を制限するものを低炭水化物ダイエットとよんでいる場合が多いようである．

　以下に述べるように，炭水化物の摂取量によって体内で起きている代謝変化や神経制御などは相当異なる可能性があり，体重減少の効果やメカニズムについては一概には論じられないことを念頭に置かなければならない．

2 低炭水化物ダイエットによる体重減少効果のエビデンス

　薬物療法と異なり，食事療法では嗜好の問題もあってアドヒアランス（尊守）を維持することが難しく，長期の大規模な無作為割り付けの前向き試験などは多くはない．比較的小規模で短期的な研究では，低炭水化物ダイエットは最初の数カ月は低カロリーダイエットに比べて体重減少効果に優れているが，1年程度でその差は消失するという報告が多かった[2)3)]．一方，イスラエルで行われたDIRECT（Dietary Intervention Randomized Controlled Trial）試験は，大規模な無作為割り付け試験で長期観察しており，最も信頼性が高い研究の1つと言われている[4]．

　DIRECT試験では，322名の肥満者〔平均BMI（body mass index）31〕を3つの食事法（低脂肪低カロリーダイエット，地中海式ダイエット，低炭水化物ダイエット）を遵守するグループに無作為に割り付け2年間観察した．低脂肪低カロリーダイエット群は，男性では1,800 kcal，女性は1,500 kcalのエネルギー制限食で総カロリーの30％を脂質から摂取することになっていた（前述のようにわが国の基準では低脂肪食ではない）．地中海式ダイエットは，同じく男性では1,800 kcal，女性は1,500 kcalのエネルギー制限をし，野菜を豊富に摂り肉は家禽や魚から摂取し，総エネルギーの35％を脂質から摂ることとして，添加する脂質はオリーブオイルから摂取することとなっていた．一方，低炭水化物ダイエット群では，最初の2カ月間は炭水化物の摂取を20 g/日とし，その後120 g/日まで徐々に増量していき維持量とした．総エネルギー量や脂質・タンパク質の摂取量については制限しなかった．2年後のエネルギー摂取量は，低脂肪低カロリーダイエット群と低炭水化物ダイエット群では変わりなく，地中海式ダイエット群で200 kcal程度多かった．2年後の体重は，3群ともにベースラインに比して有意に低下をしており，その低下度は，低脂肪低カロリーダイエット群で−2.9 kg，低炭水化物ダイエット群で−4.7 kg，地中海式ダイエット群で−4.4 kgであり，低脂肪低カロリーダイエット群と他の2群の間には有意な差が認められた（図1）．この試験では，介入終了後も4年間観察を続行したが，わずかではあるが地中海式ダイエット群と，低炭水化物ダイエット群ではベースラインに比して体重減少が持続していた（図1）[5)]．

　また，Fosterらは米国の肥満者（平均BMI 36.1）307名を対象に，低炭水化物ダイエット群と低脂肪低カロリーダイエット群に無作為に割り付け，2年間観察を行った[6)]．この研究も，規模も大きく長期間にわたって観察を行っている比較的科学的信頼性が高い試験である．介入法として，低炭水化物ダイエット群では，最初の3カ月間は炭水化物の摂取を20 g/日とし，その後徐々に増量していき体重変化をきたさない量を維持量とした．総エネルギー量や脂質・タンパク質の

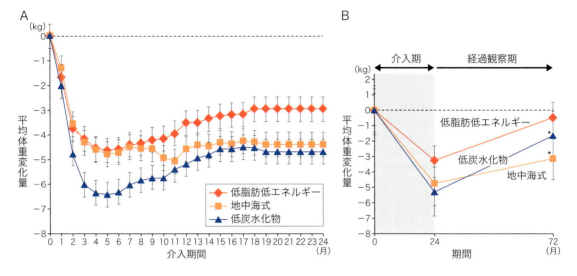

図1　DIRECT 試験における各ダイエットの体重減少効果
A）介入期間内の体重変化，B）観察期も含めた体重変化．（A は文献 4 より，B は文献 5 より引用）

摂取量については制限しなかった．低脂肪低カロリーダイエット群は，エネルギー摂取量を1,200 kcal〜1,800 kcal とし，総カロリーの30％を脂質から摂取することになっていた．この研究における2年後の体重変化は，低炭水化物ダイエット群で−6.34 kg，低脂肪低カロリーダイエット群で−7.37 kg であり，両群間に有意差はなかった．ただし，この研究では研究終了時点でのエネルギーや栄養素の摂取量の評価を行っておらず，各群のアドヒアランスは不明である．

これらの研究および他の比較的小規模であったり期間が短い研究などの結果も合わせて考えると，低炭水化物ダイエットは，従来の低脂肪低カロリーダイエットと比較して，エネルギー摂取量の制限を行わないにもかかわらず，体重の減少効果は同等あるいはそれ以上である．また，DIRECT 試験の結果をみると，低炭水化物ダイエットを行うと，結局低脂肪低カロリーダイエットと同程度のエネルギー摂取量になっており，食欲の抑制効果があることが示唆される．

3 低炭水化物ダイエットによる体重減少のメカニズム

それでは，低炭水化物ダイエットによる，体重減少のメカニズムはどのようなものであろうか．いまだ十分に解明されているとは言いがたいが，以下のようなメカニズムが想定されている（図2）．

1）低インスリン血症による効果

脂肪細胞では，絶食時には交感神経の緊張によりアドレナリン受容体シグナルによって増加するcAMPによってPKA（protein kinase A）が活性化され，PKAによるリン酸化で活性化されるホルモン感受性リパーゼ（HSL：hormone sensitive lipase）によって，貯蔵脂肪が遊離脂肪酸とグリセロールに分解され放出される．摂食時には，そのメカニズムには議論があるもののインスリンの作用によりPDE3B（phosphodiesterase 3B）が活性化され，cAMPの分解が亢進してPKA活性が抑制され，脂肪分解が抑制される（図3）[7〜9]．低炭水化物ダイエットでは，腸管から吸収され膵β細胞に到達するグルコース量が低下するため，必然的にインスリン分泌も低下し，脂肪分解が亢進する．また，インスリンは肝臓においてはSREBP-1c（sterol regulatory element binding protein-1c）の発現増強・活性化などによって脂肪酸の合成を促進している[10]．したがって，低炭水化物ダイエットではインスリン値の低下（低インスリン血症）によって，脂肪細胞での脂肪の分解が亢進し，肝臓での脂肪の合成が抑制され脂肪の燃焼が促進されることで，体脂肪の減少が起き，体重の低下につながるものと考えられる（図2）．

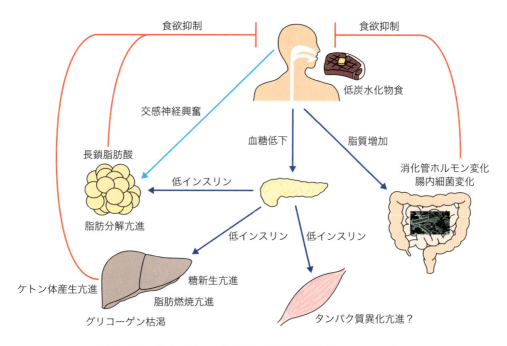

図2　炭水化物ダイエットによる多彩な体重減少のメカニズム

2）肝臓における糖代謝の変化による効果

　絶食状態では，赤血球や脳にエネルギーを補給するため，肝臓に蓄積されていたグリコーゲンが分解され，16〜24時間で枯渇すると考えられている．泉田らは，肝臓でのグリコーゲン貯蔵が枯渇すると迷走神経経由でその信号が脳に伝達され，交感神経の興奮による脂肪細胞での脂肪分解を誘導することを示している（**図2**）[11]．肝臓でのグリコーゲン合成量は，細胞外のグルコース濃度とインスリン作用によって制御されるグルコース流入量によって調節を受けるため，炭水化物制限下ではその制限の度合によって差異があると思われるが，通常食に比してグリコーゲン貯蔵量は少ないものと考えられる．したがって，絶食時におけるグリコーゲンの枯渇は通常食下より早く生じ，結果として脂肪細胞の脂肪分解も亢進し，体重減少につながるものと思われる．

　また，同じく絶食状態では血糖の恒常性を保つために糖新生が亢進する．糖新生の基質としては，骨格筋から供給される糖原性アミノ酸や乳酸，脂肪分解によって生じるグリセロールなどがある．したがってこのこと自体が脂肪分解を促進し，体重減少にもつながる．また，糖新生は解糖系の逆経路であり，1分子のグルコースの合成のために，ATP 6分子のエネルギーを消費する．したがって，同じエネルギー量を摂取しても，炭水化物の多い食事に比して血糖維持のために消費するエネルギー量が多く，これも体重減少につながっていると考えられる．

3）食欲抑制効果

　低炭水化物ダイエットでは，基本的に総エネルギーの制限は行わないにもかかわらず，DIRECT試験でもみられたように，総エネルギー摂取量はエネルギー制限ダイエットと同様に抑制されているようである．したがって，低炭水化物食によって，食欲の抑制が起きると考えられる．

　この低炭水化物ダイエットによる食欲抑制のメカニズムは必ずしも明らかではない．実際，低炭水化物ダイエットでは，インスリンやレプチンなどの食欲抑制ホルモンの血中濃度は低下しており，同じく食欲抑制ホルモンであるGLP-1（glucagon-like peptide-1）レベルには変化がないとも言われている．低炭水化物ダイエットでは，血中遊離脂肪酸（free fatty acid：FFA）濃度が上昇するが，長鎖脂肪酸は視床下部における食欲亢進因子NPY（neuropeptide Y）の発現を抑制することが知られており，低炭水化物ダイエット

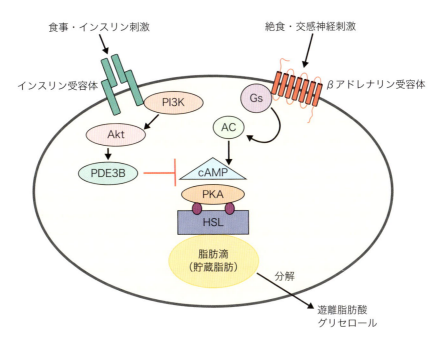

図3　脂肪細胞における摂食（インスリン）・絶食（交感神経）による脂肪分解の制御
Gs：三量体Gタンパク質，AC：アデニル酸シクラーゼ，PI3K：PI3キナーゼ．

による食欲抑制のメカニズムの1つではないかと言われている[12]．また，興味深いことに臨床研究からはケトーシスが生じているときに特に食欲の抑制が起きていることが示唆されている[13]．食事療法によって同じように体重減少が起きる場合でも，血中ケトン体（主にβヒドロキシ酪酸）が増加している場合には，エネルギー制限食では体重減少によって通常上昇する食欲亢進ホルモンであるグレリンの増加が起こらず，通常は抑制される食欲抑制ホルモンであるコレシストキニン（cholecystokinin：CCK）の増加が起きていると報告されているが，そのメカニズムは明らかではない[12]．また，低炭水化物ダイエットによって摂取が増加する脂肪酸によって，食欲抑制性の消化管ホルモンの分泌が増加する可能性や，腸内細菌叢の変化によって産生される短鎖脂肪酸や胆汁酸によって食欲抑制が誘導される可能性も示唆されているが，十分には検証されていない（**図2**）[14][15]．

4 残されている多くの疑問

よく知られているようにマウスやラットを低炭水化物・高脂肪の餌で飼育すると，ヒトと異なり摂餌量の増加が起きることもあって著明な体重増加を生じる．このように，齧歯類とヒトでは，低炭水化物ダイエットに対する体重変化の反応が全く異なるため，メカニズムの検証には有用ではない．一方，前述のように，食事療法の研究はヒトにおいてはその継続性や遵守程度の点で，効果の判定やメカニズムの解明が難しい．これまでのヒトの研究は，体重・脂肪量・筋肉量などの身体測定，血液・尿検査の他，質問紙などを用いた食事量やエネルギー消費量の間接的な推計しかできていないものがほとんどであり，どこまで正確であるのかは不明である．

最近，Hallらは少数例ではあるが19名の肥満者（平均BMI 35.9）を入院のうえ，食事内容や代謝ユニットを用いたエネルギー消費量の正確なモニターによる，6日間の低炭水化物ダイエットと低脂肪ダイエットの比較試験を同一被験者で行った[16]．被験者は，最初の5日間は導入期間として，炭水化物50％，脂質35％，タンパク質15％の食事を摂取し，低炭水化物ダイエットでは，そこから炭水化物のみを60％減少させ，低脂肪ダイエットでは脂質のみを85％減少させることによって，どちらのダイエットでも導入期の食事から30％のエネルギー摂取の削減となるようにした．どちらの

ダイエットでも体重減少は同程度に起こり，低炭水化物ダイエットでは呼吸商の低下すなわち脂肪酸燃焼の亢進が生じていた．ところが，実際の体脂肪の減少は，低炭水化物ダイエットで53 g/日であったのに対し，低脂肪ダイエットで89 g/日と有意に増大していた．低炭水化物ダイエットでは，窒素異化の亢進も認められており，骨格筋の減少が示唆された．この研究で認められる変化は，これまでの臨床試験の結果で認められた低炭水化物ダイエットにおけるより大きな体重変化・体脂肪の減少とは乖離があるように思われる．ただし，これまでの臨床試験では，筋肉量の低下などは精密には検討されてはいなかったことも確かである．この試験における低炭水化物ダイエットでの炭水化物の全エネルギーに占める割合は29％と多くの臨床試験よりやや低く，低脂肪ダイエットでの脂質の全エネルギーに占める割合は8％ときわめて低い．この栄養素比率の違いが，このような結果につながったのか，6日間という短期間の変化をみているに過ぎず，長期的にはこれまでの臨床試験のように低炭水化物ダイエットでより大きな体重減少・体脂肪減少が認められるようになるのかは興味深い．また，この研究では低炭水化物ダイエットによる食欲抑制効果を反映できないことも，この研究の結果から低炭水化物ダイエットの効果やメカニズムを考えるうえで考慮する必要がある．

また，一般的にカロリー制限は，老化の抑制や寿命の延長につながると言われており，その際に認められる血糖値・インスリン値の低下，アディポネクチン値の上昇などは，低炭水化物ダイエットでも観察される．低炭水化物ダイエットでは，中性脂肪の低下やHDLコレステロールの上昇など，心血管病リスクの低下につながる大きな変化も認められるため[4)17)]，長期的な予後も期待されるが，これまでの疫学研究では一定の見解を得るに至っていない．むしろ軽度の低炭水化物ダイエットを行っている人の方が死亡リスクが高いというメタ解析も存在する[18)]．現時点では，食事内容の正確なモニタリングや種々の代謝変化の長期的なフォローアップは行われておらず，今後そのような精度の高い研究の集積が必要である．

おわりに

前記のように，ヒトにおいては低炭水化物ダイエットは遵守できていれば少なくとも数年の単位では体重減少効果に優れていると考えられる．しかしながら，その分子メカニズムは十分には明らかではない．低インスリン血症による脂質代謝の変化，肝臓・中枢・脂肪細胞の臓器連関，腸内細菌との関係などが想定されるが，これを明らかにすることによって，生体の恒常性についての理解を深めることができるのみならず，肥満や2型糖尿病の治療法の開発・確立が期待される．しかしながら，動物モデルを利用することが難しく，今後さらなるヒトにおける臨床研究・基礎研究が望まれる．

文献

1) 「Dr. Atkins' New Diet Revolution」(Atkins RC)，Harper，2001
2) Foster GD, et al：N Engl J Med, 348：2082-2090, 2003
3) Samaha FF, et al：N Engl J Med, 348：2074-2081, 2003
4) Shai I, et al：N Engl J Med, 359：229-241, 2008
5) Schwarzfuchs D, et al：N Engl J Med, 367：1373-1374, 2012
6) Foster GD, et al：Ann Intern Med, 153：147-157, 2010
7) Frühbeck G, et al：Nutr Res Rev, 27：63-93, 2014
8) Kitamura T, et al：Mol Cell Biol, 19：6286-6296, 1999
9) DiPilato LM, et al：Mol Cell Biol, 35：2752-2760, 2015
10) Ferré P & Foufelle F：Diabetes Obes Metab, 12 Suppl 2：83-92, 2010
11) Izumida Y, et al：Nat Commun, 4：2316, 2013
12) Paoli A, et al：Front Psychol, 6：27, 2015
13) Gibson AA, et al：Obes Rev, 16：64-76, 2015
14) Mansouri A & Langhans W：Diabetes Obes Metab, 16 Suppl 1：61-67, 2014
15) Haro C, et al：J Nutr Biochem, Epub ahead of print (2015 Aug 20)
16) Hall KD, et al：Cell Metab, 22：427-436, 2015
17) Halton TL, et al：N Engl J Med, 355：1991-2002, 2006
18) Noto H, et al：PLoS One, 8：e55030, 2013

＜著者プロフィール＞
植木浩二郎：1987年，東京大学医学部医学科卒業．'97～2003年，ハーバード大学医学部Joslin Diabetes Center研究員・Instructor．'04年，東京大学大学院医学系研究科21世紀COEプログラム特任助教授．'07年，東京大学大学院医学系研究科糖尿病・代謝内科准教授．'14年より東京大学大学院医学系研究科分子糖尿病科学講座特任教授および国立国際医療研究センター研究所糖尿病研究センター長（兼任）．種々の臓器でのインスリンシグナルによる生体恒常性維持機構に興味を持って研究している．

第4章 新たな肥満治療へのアプローチ

6. 神経シグナルを介した臓器間・栄養素間ネットワーク

宇野健司,片桐秀樹

生体内には,脳を中心とし自律神経からなる臓器間ネットワークが存在することが提唱されてきた.また,臓器から発せられるシグナルが,このネットワークを介して糖・脂質・エネルギー代謝の恒常性維持とともに病態生理に及ぼす役割を担う.最近,肝臓でのアミノ酸代謝に由来した神経シグナルが,肥満に伴う脂質代謝異常に寄与するという新しい機構が解明された.これは,臓器間ネットワークが栄養素間の代謝連携にかかわるという栄養学的フィールドを新たに展開し,メタボリックシンドロームに対する治療ターゲットになる可能性が期待される.

はじめに

豊かな現代社会では,過剰なカロリー摂取と運動不足に基づいた肥満を背景にしたメタボリックシンドロームが問題となる局面に遭遇する[1].その病態は遺伝・環境素因など複合的な因子に基づいており,発症基盤につながるメカニズムの一端を解明することは非常に重要である.

本来,生体内の恒常性は,各々の臓器が調和を保持しながら相互に機能し維持される.昨今,このような相互作用における臓器間連関の重要性が認識されてきた.特に,脳を中心とした自律神経により構築された臓器間ネットワークにより,さまざまな糖・脂質・エネルギー代謝が調節されることが世界的に証明されてきた[2].また,臓器から発せられる代謝シグナルが,このネットワークを介することで生体の恒常性維持とともに病態生理に関与することが解明された.

本稿ではまず,エネルギーや糖・脂質代謝の調節と

[キーワード&略語]
mTOR,アミノ酸,脂質代謝,神経シグナル

ERK:extracellular signal-regulated kinase(細胞外シグナル調節キナーゼ)
FSP27:fat-specific protein 27
GK:glucokinase(グルコキナーゼ)
HL:hepatic lipase(肝性リパーゼ)
LPL:lipoprotein lipase(リポタンパク質リパーゼ)
mTOR:mammalian target of rapamycin

PPARγ:peroxisome proliferator-activated receptor γ
S6K:S6 kinase
SNAT2:sodium-dependent neutral amino acid transporter 2
TG:triglyceride(中性脂肪)
UCP1:uncoupling protein 1(脱共役タンパク質1)

Inter-organ/-nutrient network via neuronal signals
Kenji Uno/Hideki Katagiri:Department of Metabolism and Diabetes, Tohoku University Graduate School of Medicine
(東北大学大学院医学系研究科糖尿病代謝内科学分野)

いう観点に立ち，臓器間ネットワーク，特に肝臓から発せられるシグナルのもつ意義を振り返ってみたい．特に，アミノ酸代謝に由来する肝臓からの神経シグナルが脂質代謝を制御し，肥満が続くと脂質代謝異常に寄与するという新しい機構をわれわれは解明した．これは，臓器間ネットワークが栄養素間の代謝連関を司るという新しい生体内システムが存在することにつながり，この点に関しても論述したい．

1 臓器間神経ネットワーク

個体の代謝は，各臓器が調和を保ち相互作用することで制御され，そうした連携は生体としての恒常性の維持に本質的な役割を担う．この臓器間の連携は，生体内の液性因子（アディポカイン[3]やヘパトカイン[4]など）と，自律神経により構築されたネットワーク[2]により司られる．また，個体内での代謝連携は，「メタボリックインフォメーションハイウェイ」とも表現され，世界的にも注目される領域となり，今日までにさまざまなメカニズムが解明されてきた．

元来，神経系による臓器間の調節機構では，脳が中枢的統括の役割を担うと考えられる．例えば，視床下部では糖・脂質・レプチンシグナルの変化を感知し，迷走神経（遠心路）を介して，肝臓での糖新生や脂質合成を調節する機構が解明された[5][6]．また，肥満の病態では，こうした脳内での感知システムが減弱することが，肥満に伴う糖尿病状態の増悪や脂質代謝異常につながることが示された[5][6]．

われわれは臓器間の連携作用を解明する過程において，最初に脂肪組織から脳へ向かう求心性シグナル（求心路）に着目し，研究を進めた．白色脂肪組織での脱共役タンパク質UCP1の発現調節が，神経ネットワークを介して肥満に伴う糖代謝異常とレプチン抵抗性を改善させることを見出した[7]．次に，肝臓から脳へ向かう求心性シグナルに着目し，肝臓から脳を介して脂肪組織や膵臓，さらには全身のエネルギー代謝へとつながる臓器間ネットワーク機構を解明してきた[8]〜[10]．このように，肝と脳と他臓器との間には，神経を介し密接につながった調節機構が存在している．また，肥満の病態の継続により，この肝臓からの調節機構が破綻あるいは活性化の持続をきたすことが，さらなる病態増悪につながるという病態生理学的役割を有することが考えられた．

2 肝臓からの臓器間神経ネットワーク

1）臓器連関とエネルギー代謝

哺乳生物では肥満に伴い脂肪肝が進行する際，脂肪合成に関与するPPARγ（PPARγ2）の肝臓での発現が増加する．われわれはまず，野生型マウスの肝臓においてPPARγ2の発現調節を行い，脂質代謝を変化させることで肥満の肝病態の再現を試みた．実際，肝臓では脂肪肝の増悪を認めた一方で，脂肪組織の著明な縮小を認めた．また，脂肪組織ではUCP1の発現とエネルギー代謝量（酸素消費量）が上昇したことから，全身での交感神経系の活性化が考えられた．こうした全身への変化は，肝臓と脳をつなぐ迷走神経肝臓枝を選択的に遮断すると抑制された．以上より，肝臓由来の神経系を介した臓器間ネットワークが存在し，このネットワークが，余剰カロリーに対し個体としてエネルギーの恒常性を保持する生体内防御機構を構築していると考えられる[8]．

また，高エネルギー摂取により，野生型マウス肝臓のGK（glucokinase）の発現が増加する．そこで，GKの肝臓での発現調節を行い，糖代謝を変化させると，先とは逆に，神経ネットワークを介した脂肪組織UCP1の減少とエネルギー代謝の抑制を認めた．これは，余剰エネルギー曝露に対して，個体としてエネルギー消費を抑制して恒常性を保持する倹約制御システムとして機能するメカニズムと考えられる[9]．

以上から，肝臓からの脂質・糖代謝にかかわる情報を伝達する神経を介した臓器間ネットワークは，エネルギー代謝に対して相反する多様性を有しており，その調和を保つことで生体の恒常性を維持していると考えられる．

2）臓器連関と糖代謝

次に，肥満モデルマウスでは内因性の肝ERK経路が活性化していることがいわれており，実際に肝ERKシグナル伝達経路を調節し肥満の肝病態を再現した．これにより，肝臓から求心性内臓神経を介して膵臓β細胞の増殖とインスリン分泌を促進する，新たなネットワークの存在を報告した．また，肥満に伴い，この神

経ネットワークが持続的に活性化することにより，生理的な高インスリン血症につながり全身の糖代謝維持に関与していることが示された[10]．この機構をうまく調節制御することが可能となれば，必要量のインスリン分泌を補うことができ，糖尿病治療につながる可能性が開けるのではと考えられる．

3) 臓器連関と高血圧

飽食の現代では，持続的なカロリー摂取により肥満が継続すると，これらの臓器間ネットワーク機構の活性化が慢性的に持続すると想定される．さらに，この持続的活性化が交感神経系の過剰刺激となり，逆にメタボリックシンドロームの病態形成や増悪につながるのではないかと考えられた．

そこで，野生型マウスでPPARγ2とその下流の因子FSP27の肝臓での発現調節を行い，臓器間ネットワークを活性化すると，交感神経活性化からの血圧の上昇を認めた．また，この血圧上昇作用は，迷走神経肝臓枝の遮断や，β1/2/3アドレナリン受容体欠損マウスの場合には抑制された．

次に，肥満マウスで，内因性の肝PPARγやFSP27をノックダウンすると，対照群で認める血圧の上昇は抑制された．さらに，肥満に伴う高血圧の形成過程で，迷走神経の病態生理的意義に着目したところ，肥満・高血圧モデルに対し，前もって迷走神経を遮断するとその後の血圧の上昇作用は抑制されていることを見出した[11]．以上から，肥満に伴う肝PPARγ-FSP27の発現増加は，主に神経系シグナルを介して交感神経系の活性化につながり，メタボリックシンドロームの病態の1つである高血圧の増悪に寄与していると考えられる．

3 栄養素と臓器間神経ネットワーク

1) 肝臓におけるアミノ酸-mTOR経路

次にわれわれは，肝におけるアミノ酸代謝が個体の代謝恒常性にどのような影響を与えるかを検討した．まず，組換えアデノウイルスを用いて，アミノ酸代謝の上流であるアミノ酸輸送体（SNAT2）をマウスに発現させ，肝へのアミノ酸の取り込みを増加させるモデルを作製した．肥満の病態においては，肝臓を含めた各臓器のアミノ酸含量は増加し，その下流のmTOR（mammalian target of rapamycin）経路が活性化していることがすでに報告されている[12][13]．

昨今注目されているmTOR経路とは，特にアミノ酸などをはじめとする栄養素や，インスリンシグナル，成長因子などのさまざまなシグナル伝達の下流で働くとされる．そして，生命現象の維持に必要なタンパク質合成や，オートファジーにつながる重要な細胞内シグナル伝達経路を担うと考えられている[14][15]．実際に，このSNAT2遺伝子導入モデルでは，肝でのアミノ酸含量の増加とmTOR経路の活性化が確認された（図1A）．

2) 肝臓におけるmTOR経路と脂質代謝

この肝臓のアミノ酸代謝-mTOR経路を活性化したモデルでは，脂質代謝，特に中性脂肪（TG）の代謝に変化を認め，食餌摂取後の高TG血症〔詳細には，カイロミクロン（CM）とVLDL分画の増加〕を呈していた（図1B）．

本来，血清TG値は，肝臓からのTG分泌と血液中でのTG加水分解により制御されているが，このモデルでは血漿TG加水分解活性の低下が認められた．血漿TG加水分解活性は通常，全身の各臓器から分泌されるリポタンパク質リパーゼ（LPL）と，肝臓から分泌される肝性リパーゼ（HL）により調節される．各臓器の解析から，このモデルでは脂肪組織でのLPL発現と脂肪組織内LPL活性が低下していたため，主として脂肪組織でのLPL発現低下が，血漿TG加水分解活性の低下につながったものと考えられた．

さらに，脂肪組織でのLPL発現調節に関しては，交感神経系の活性化により負に制御されることが報告されている．したがって，このモデルでは肝臓-脳-脂肪組織と情報伝達される臓器間神経ネットワークを介して，脂肪組織のLPLが調節されている可能性が考えられた．

3) 臓器連関と脂質代謝

そこで，肝臓から脳へ向かう迷走神経の遮断（求心路の遮断）と，脳から脂肪組織へ向かうβ交感神経系の遮断（遠心路の遮断）を行い，肝臓mTOR経路の活性化が血清TG値と脂肪組織LPLに及ぼす影響について，臓器間神経ネットワークの関与を検討した．

これらの神経遮断群では，肝臓mTOR経路の活性化時に観察される食後高TG血症が抑制され，脂肪組織でのLPL発現低下も抑制された（図1C, D）．すなわ

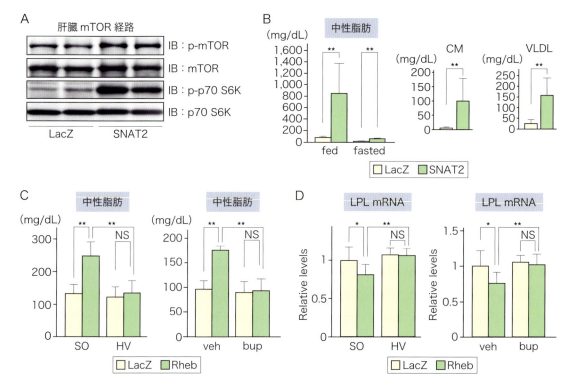

図1 肝臓mTOR活性化と脂質代謝-臓器間ネットワーク
A) 肝へSNAT2を遺伝子導入した後の肝臓mTOR経路タンパク質のウエスタンブロット．B) Aにおける血清中性脂肪（CM，VLDL分画）値．C) 迷走神経切断群（HV）と非切断群（SO），β遮断薬投与群（bup）と非投与群（veh）における，肝へRhebを遺伝子導入（mTOR経路を活性化）した後の血清中性脂肪値．D) Cにおける脂肪組織LPL発現変化．**：$p<0.01$，*：$p<0.05$．（Aは文献16より転載，B〜Dは同文献より引用）

ち，脂肪組織のLPLの発現調節を介して，アミノ酸と脂質をつなぐ臓器間ネットワークの存在が示唆された．

一方で，肥満と高TG血症を呈するモデル（ob/ob，KK-Ayマウス）において，肝臓mTOR/S6K経路を抑制すると肥満モデルで認められた脂肪組織でのLPL発現減少が解消され，高TG血症の発症抑制を認めた．

以上から，肝臓でのアミノ酸-mTOR経路は，臓器間神経ネットワークを介して脂肪組織のLPLを調節することで全身の脂質（中性脂肪）代謝を制御することが解明された．さらに，肥満の形成過程では，このシステムが慢性的に活性化されることで高中性脂肪血症につながることが考えられた．このように，肝アミノ酸代謝に由来する臓器間ネットワークは，肥満の病態を考えるうえで重要かつ根源的な役割を担っており，新たな栄養素間（アミノ酸-脂質）の代謝インフォメーションを伝達する役割を有すると考えられる（**図2**）[16]．

おわりに

世界各国の研究報告から，哺乳動物のさまざまな代謝調節を考える際の臓器間ネットワークの重要性が再認識され注目されている[2]．

われわれは，これまで肝臓を発端とする自律神経系シグナルが全身の糖・エネルギー調節を制御する機構とその意義を提唱してきた[8〜11]．さらに，最近，臓器間ネットワークがアミノ酸と脂質をつなぐ栄養素間の代謝インフォメーションの連携に介在することが示唆された[16]．

今後，現段階では未知とされる臓器間ネットワークの存在とメカニズム，またメタボリックシンドロームに及ぼす役割について，さらなる解明が待たれる．そうした解明をもとに，新規の治療法への道標を開拓することが可能となるのではないかと期待される．

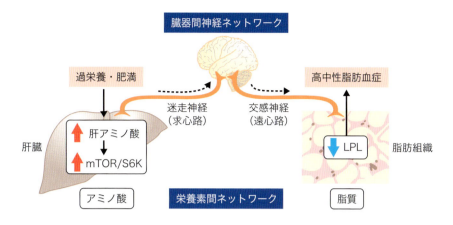

図2　臓器間ネットワークと栄養素間ネットワーク

文献

1) Muoio DM & Newgard CB：Annu Rev Biochem, 75：367-401, 2006
2) Katagiri H, et al：Circ Res, 101：27-39, 2007
3) Ouchi N, et al：Nat Rev Immunol, 11：85-97, 2011
4) Stefan N & Häring HU：Nat Rev Endocrinol, 9：144-152, 2013
5) Blouet C & Schwartz GJ：Behav Brain Res, 209：1-12, 2010
6) Sandoval DA, et al：Nat Rev Drug Discov, 8：386-398, 2009
7) Yamada T, et al：Cell Metab, 3：223-229, 2006
8) Uno K, et al：Science, 312：1656-1659, 2006
9) Tsukita S, et al：Cell Metab, 16：825-832, 2012
10) Imai J, et al：Science, 322：1250-1254, 2008
11) Uno K, et al：Eur Heart J, 33：1279-1289, 2012
12) Tremblay F, et al：Annu Rev Nutr, 27：293-310, 2007
13) Korsheninnikova E, et al：Diabetologia, 49：3049-3057, 2006
14) Efeyan A, et al：Nature, 517：302-310, 2015
15) Jewell JL, et al：Nat Rev Mol Cell Biol, 14：133-139, 2013
16) Uno K, et al：Nat Commun, 6：7940, 2015

＜筆頭著者プロフィール＞

宇野健司：2000年，東北大学医学部卒業．福島県いわき市立総合磐城共立病院で研修後，'07年，東北大学大学院医学系研究科（岡 芳知教授，片桐秀樹教授）で博士号取得．同年，日本学術振興会特別研究員（PD），'10年，東北大学病院糖尿病代謝科助教，'15年から院内講師として，メタボリックシンドロームの病態おける臓器間ネットワークの意義に着目し研究を続けている．

索 引

数 字

Ⅱ型脱ヨード化酵素 36
2型糖尿病 57, 65, 78, 126, 158
2型ドパミン受容体（D2R） 112
3T3-F442A細胞 23
3T3-L1細胞 23

和 文

あ

アゴニスト 57
アセチルCoAカルボキシラーゼ 193
アディポカイン 15, 22, 58, 86, 147, 149, 156, 187
アディポサイトカイン 15, 138, 149
アディポネクチン 15, 22, 57, 113, 140, 149, 156
アミノ酸代謝 203
アンジオテンシンⅡ 159
異所性脂肪 139
遺伝-環境相互作用 165
遺伝的多型 123
胃バイパス術 186
インスリンシグナル 127
インスリン受容体 127
インスリン受容体基質 127
インスリン治療 182
インスリン抵抗性 15, 45, 110, 126, 147
インターネット依存 113
埋込型デバイス 108

運動 39, 191
栄養素 205
エネルギー消費 13
エネルギー制限 197
エネルギー摂取 13
エネルギー代謝 85
エピゲノム 64, 167
エピジェネティクス 165, 167
エピジェネティックメモリー 168
炎症反応 102
延髄孤束核 106
エンドトキシン **54**
オートファジー 48
オキシトシン 100
オステオカルシン 159
オピオイド・ドパミン系 113
オブリーン 177
オランダ飢餓 168
オルリスタット 176
オレキシン 88, 98

か

外側被蓋野 111
解糖系 40
海馬 112
快楽制御系 110
過栄養 45, 169
過食 120
過食性障害 120, 121
褐色脂肪細胞 27, 82, 178
褐色脂肪組織 27, 33, 86

カロリー制限 202
間質血管細胞群 24, 30
間葉系幹細胞 22
寒冷誘導熱産生 35
脚傍核 99, 100
ギャンブル依存 113
吸収阻害薬 175
弓状核 97, 110
急性運動 42
グリニド薬 181
グルコース 45, 97
グレリン 99, 106, 188
ゲーム依存 113
外科治療 185
血管内皮細胞 150
血管平滑筋細胞 150
ケトーシス 201
ケトン体 **83**, 201
ゲノム修飾効果 113
ゲノムワイド関連解析
→「GWAS」を参照
健康障害 174
倹約遺伝子説 163
減量手術 185
合剤化 176
甲状腺ホルモン 36
合成型平滑筋細胞 153
抗精神病薬 180, 183
高度肥満症 **174**
孤束核 99
骨格筋 39, 191

※**太字**は本文中に『用語解説』があります

骨格筋リモデリング……………… 42
骨粗鬆症…………………………… 156
骨代謝……………………………… 156

さ

サーチュイン……………… 85, 178
サルコペニア……………………… 43
酸化ストレス……………… 111, 157
酸化的リン酸化…………………… 40
糸球体過剰濾過………………… 146
子宮内発育遅延………………… 168
脂質代謝………………………… 205
視床下部… 83, 85, 96, 106, 110, 115
視床室傍核……………………… 100
次世代シークエンサー………… 165
室傍核…………………… 97, 100
脂肪萎縮症……………………… 116
脂肪酸化………………………… 102
脂肪前駆細胞………… 22, 30, 67
脂肪組織炎症…………………… 134
脂肪毒性…………… 137, 139, 144
脂肪分解……………… 199, 200
社会的敗北ストレス…………… **88**
収縮型平滑筋細胞……………… 153
終末糖化産物…………………… 157
寿命………………………………… 85
傷害関連分子パターン………… 134
消化管ペプチド………………… 106
常在マクロファージ…………… 134
小胞体ストレス…………… 48, 111
食物嗜癖………………………… 122
食欲……………………… 96, 110, 116
自律神経系…………… 86, 110, 206
神経性過食症…………………… 120
神経性やせ症…………………… 120

スリーブ状胃切除術…………… 186
スルホニルウレア薬…………… 181
生活習慣病………………………… 71
性急自動衝動性………………… 123
セチリスタット………………… 177
摂食障害……………… 120, 121, 124
摂食調節………………………… 115
セレノプロテインP……………… 49
線維芽細胞増殖因子…………… **81**
線条体…………………………… 111
前頭前野………………………… 112
前分界条床核…………………… 100
臓器間ネットワーク…………… 203
臓器代謝ネットワーク………… 45
巣状分節性糸球体硬化症……… **145**
側坐核…………………… 103, 112

た・な

代謝手術………………………… 185
代謝促進薬……………………… 175
代謝リモデリング……………… **45**
体重のセットポイント説……… 13
多因子遺伝病…………………… 162
脱共役……………………………… **34**
脱共役タンパク質1
　→「UCP1」を参照
単一遺伝子病…………………… 162
胆汁酸………………… 37, 72, 188
胆汁酸吸着レジン……………… 77
胆膵バイパス術………………… 186
チアゾリジン薬………………… 181
地中海式ダイエット…………… 198
中枢性食欲抑制薬……………… 175
中性脂肪………………… 21, 205
中脳水道周囲灰白質…………… 100
超過体重減少率………………… **186**

長距離クロマチンルーピング…… 69
調節性胃バンディング術……… 186
低インスリン血症………… 199, 202
低カルボキシル化オステオカルシン
　…………………………………… 159
低カロリーダイエット………… 198
低脂肪ダイエット………… 201, 202
低脂肪低カロリーダイエット
　………………………………… 198, 199
低炭水化物ダイエット………… 197
糖質制限食……………………… 197
糖尿病治療薬…………………… 180
動脈硬化性疾患………………… 149
ドパミン………… 99, 103, 111, 117
ドパミン2型（D2）受容体 … 103
トピラマート…………………… 177
トレーニング…………… 42, 195
内臓脂肪………… 35, 134, 146, 149
名古屋宣言……………………… 15
ナルトレキソン………………… 177
ニコチナミド……………………… 89
日本肥満学会……………………… 15
認知・記憶機能………………… 112
熱産生……………………………… 34
脳内報酬系……………………… 111
ノルアドレナリン…………… 35, 69

は

白色脂肪細胞……………… 20, 82
白色脂肪組織……………… 36, 86
反応抑制系……………………… 123
非アルコール性脂肪性肝炎…… 138
非アルコール性脂肪性肝疾患… 138
ビグアナイド薬………………… 181
ヒストン…………………………… 64
ヒストン修飾……………………… 65

索引

ビバレント ……………………… 65
肥満 ………………… 102, 127, **174**
肥満関連腎症 ………………… 144
肥満手術 ……………………… 185
肥満症 …………………… 14, **174**
フェンテルミン ……………… 177
腹側被蓋野 ……………… 99, 103
ブプロピオン ………………… 177
ブライト脂肪細胞 …………… 36
プレバイオティクス ………… 55
プロバイオティクス ………… 54
プロプラノロール ……………… 88
ベージュ細胞 ………… 29, 36, 70
ヘドニック制御系 …………… 110
ヘパトカイン ……………… 45, 49
扁桃体 ………………………… 112
扁桃体中心核 ………………… 100
便微生物移植術 ……………… 54
報酬感受性 …………………… 123
報酬系 ………… 102, 110, 113, 123
ホスホクレアチン …………… 40
ポドサイト …………………… 145
ホルモン感受性リパーゼ …… 199

ま〜ら

マイオカイン ……………… 43, 195
マイクロRNA ………………… 169
マクロファージ … 36, 133, 135, 140
マクロリポファジー ………… 48
マジンドール ………………… 177
慢性運動 ……………………… 42
慢性炎症 ……………………… 138
慢性腎臓病 …………………… 144
ムシモール …………………… 88
迷走神経 ……………………… 104

迷走神経求心路 ……………… 105
メタボリックシンドローム
 ……………… 17, 127, 149, 203
メタボリックハンガー調節系 … 111
メラノコルチン受容体 ………… 97
薬物依存 ……………………… 103
遊離脂肪酸 …………………… 192
ユビキチン・プロテアソーム系 … 49
離脱症候群 …………………… 112
リポタンパク質リパーゼ …… 205
リラグルチド ………………… 177
レプチン …… 14, 22, 97, 99, 115, 156
レプチン抵抗性 ……… 102, 110, 116
レプチン補充療法 …………… 117
老化 …………………………… 85
ロルカセリン ………………… 176

欧文

A・B

ACC …………………………… 102
ACC1 ………………………… 178
aBNST ………………………… 100
AdipoR ………………………… 57
AGE …………………………… 158
AgRP ……………………… 87, 96
Akkermansia muciniphila …… 52
Akt …………………………… 129
AMPK ……………… 41, 87, 97, 193
ANGPTL4 ……………………… 52
Arc …………………………… 86
Atkinsダイエット …………… 198
BABR ………………………… 77
bariatric surgery ………… 55, 185
Barker仮説／Barker説 …… 66, 167
βアドレナリン受容体 ……… 34

β-Klotho ……………………… 82
bivalent ……………………… 65
BMI ………………… 14, 35, 185
BMP8B ………………………… 87

C・D

CaMKK ………………………… 41
CaMKKβ ……………………… 102
CART …………………………… 87
CCK …………………………… 106
CD36 ………………………… 103
C/EBP ………………………… 23
C/EBPβ ……………………… 28
CKD …………………………… 144
CLS …………………………… 141
CPT1 ………………………… 102
DAMPs ……………………… 134
DIRECT試験 ………… 198, 199, 200
DMH …………………………… 86
DNAメチル化 ……………… 65, 169
DOHaD仮説 ……………… 16, 66, 167
DSM-5 ………………………… 121
Dutch Famine ……………… 168
dysbiosos …………………… 51

E〜G

EHMT1 ………………………… 28
eNAMPT ……………………… 90
ERK経路 ……………………… 204
FBXL10 ……………………… 68
FDG-PET/CT ………………… 34
FGF …………………………… **81**
FGF19 ……………………… 188
FGF21 …………………… 36, 80
fMRI ………………………… 116
FoxO1 ………………………… 47

Framingham Heart Study **146**	MCR 97	PTP1B 102, 130
FSGS 145	metabolic endotoxemia 54	PVN 86
FSP27 205	metabolic surgery 185	PYY 52, 106, 188
FTO 14, 162	missing heritability 165	
FXR 74, 188	mPOA 86, 102, 205	**R〜U**
GABAニューロン 112	myokine 195	RA系 146
GK 204	NAD^+ 89	rMR 88
GLP-1 52, 106, 188	NADワールド 85	rRPa 88
GLP-1受容体作動薬 181	NAFLD 73, 138	S6K 102
GLUT4 40	NAMPT 90	S-アデノシルメチオニン 169
GPBAR1 54	NASH 77, 138, 139	SCN 86
GPR41/FFAR3 52	NF-κB経路 136	SETDB1 67
GPR43/FFAR2 53	NKX2-1 88	SF1/Ad4BP 97
GWAS 14, 162, 163	NMN 90	SGLT2阻害薬 181
	NMNAT 90	SHIP2 131
I・J	NPY 87, 96	SIRT1 85, 88
IKKβ/NF-κB経路 102	NTS 99, 100, 103	SOCS-3 102, 130
iNAMPT 90		SU薬 181
Irisin 195	**O・P**	T3 **36**
IRS 127	OEA 103	T4 **36**
IRS1 158	ORG 144	T-cadherin 150
IRS2 158	PACAP 100	TCPTP 102
JMJD1A 68	PBN 100	TGR5/M-BAR 76
JNK 131	PDK1 129	TLR4 137, 141
	PGC-1α 42, 194	TNF-α 22, 140
L〜N	PI3キナーゼ 127	TRH 100
L細胞 **52**	PIPLC 151	TRP 37
LECT2 50	POMC 96	UCP1 27, 34, 113, 204
LEP 162	PPAR **81**	
LH 98, 100	PPARα 81, 103	**V・W**
malonyl-CoA 102	PPARγ 23, 66, 81, 113, 163, 204	VMH 86, 97
MAPK経路 136	PRDM13 88	VTA 99
MBH 88	PRDM16 28	Wntシグナル 158
MC4R 162, 170	PRV **86**	
MCH 98	PTEN 131	
MCP-1 22		

索引

◆ 編者プロフィール

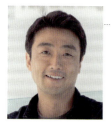

梶村真吾（かじむら　しんご）

2000年，東京大学卒業．ミシガン大学大学院分子細胞発生生物学科を経て，'06年，東京大学大学院農学生命科学研究科博士課程修了．'06年よりハーバード大学医学部・ダナファーバー癌研究所（Bruce Spiegelman教授）にて日本学術振興会海外特別研究員．'09年，同大学医学部講師．'11年よりカリフォルニア大学サンフランシスコ校（UCSF）糖尿病センター にてアシスタントプロフェッサー（PI）．

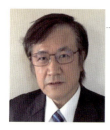

箕越靖彦（みのこし　やすひこ）

1987年，愛媛大学大学院医学研究科博士課程修了，医学博士．同年，同大学医学部医化学第一助手，'92年，シカゴ大学生化学教室に留学（G. Bell教授），'93年，愛媛大学医学部医化学第一講師，'97年，同助教授．2000年よりハーバード大学医学部（B. B. Kahn教授）にVisiting Associate ProfessorおよびLecturerとして留学．'03年より現所属（生理学研究所／総合研究大学院大学）教授．視床下部によるエネルギー代謝調節機構に興味をもち研究を続けている．

実験医学　Vol.34 No.2（増刊）

「解明」から「制御」へ　肥満症のメディカルサイエンス

編集／梶村真吾, 箕越靖彦

実験医学 増刊

Vol. 34　No. 2　2016〔通巻570号〕
2016年2月1日発行　第34巻　第2号
ISBN978-4-7581-0352-7
定価　本体5,400円＋税（送料実費別途）
年間購読料
　24,000円（通常号12冊，送料弊社負担）
　67,200円（通常号12冊，増刊8冊，送料弊社負担）
郵便振替　00130-3-38674

ⓒ YODOSHA CO., LTD. 2016
Printed in Japan

発行人　一戸裕子
発行所　株式会社　羊　土　社
　〒101-0052
　東京都千代田区神田小川町2-5-1
　TEL　03（5282）1211
　FAX　03（5282）1212
　E-mail　eigyo@yodosha.co.jp
　URL　http://www.yodosha.co.jp/
印刷所　株式会社　平河工業社
広告取扱　株式会社　エー・イー企画
　TEL　03（3230）2744㈹
　URL　http://www.aeplan.co.jp/

本誌に掲載する著作物の複製権・上映権・譲渡権・公衆送信権（送信可能化権を含む）は（株）羊土社が保有します．
本誌を無断で複製する行為（コピー，スキャン，デジタルデータ化など）は，著作権法上での限られた例外（「私的使用のための複製」など）を除き禁じられています．研究活動，診療を含み業務上使用する目的で上記の行為を行うことは大学，病院，企業などにおける内部的な利用であっても，私的使用には該当せず，違法です．また私的使用のためであっても，代行業者等の第三者に依頼して上記の行為を行うことは違法となります．

JCOPY ＜（社）出版者著作権管理機構　委託出版物＞
本誌の無断複写は著作権法上での例外を除き禁じられています．複写される場合は，そのつど事前に，（社）出版者著作権管理機構（TEL 03-3513-6969，FAX 03-3513-6979，e-mail : info@jcopy.or.jp）の許諾を得てください．

羊土社のオススメ書籍

よくわかる ゲノム医学 改訂第2版
ヒトゲノムの基本から個別化医療まで

服部成介, 水島-菅野純子／著,
菅野純夫／監

ゲノム創薬・バイオ医薬品などが当たり前になりつつある時代に知っておくべき知識を凝縮．これからの医療従事者に必要な内容が効率よく学べる．次世代シークエンサーやゲノム編集技術による新たな潮流も加筆．

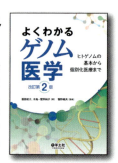

- 定価（本体3,700円＋税）　■ B5判
- 230頁　　■ ISBN 978-4-7581-2066-1

実験医学別冊
論文だけではわからない ゲノム編集 成功の秘訣 Q&A
TALEN、CRISPR/Cas9の極意

山本 卓／編

あらゆるラボへ普及の進む，革新的な実験技術「ゲノム編集」初のQ&A集．実験室で誰もが出会う疑問やトラブルを，各分野のエキスパートたちが丁寧に解説します．論文だけではわからない成功の秘訣を大公開！！

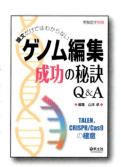

- 定価（本体5,400円＋税）　■ B5判
- 269頁　　■ ISBN 978-4-7581-0193-6

あなたの 細胞培養、大丈夫ですか?!
ラボの事例から学ぶ 結果を出せる「培養力」

中村幸夫／監
西條 薫, 小原有弘／編

医学・生命科学・創薬研究に必須とも言える「細胞培養」．でも，コンタミ，取り違え，知財侵害…など熟練者でも陥りがちな落とし穴がいっぱい．こうしたトラブルを未然に防ぐ知識が身につく「読む」実験解説書です．

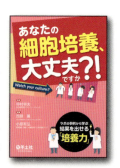

- 定価（本体3,500円＋税）　■ A5判
- 246頁　　■ ISBN 978-4-7581-2061-6

実験で使うとこだけ 生物統計1 キホンのキ

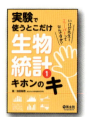

キホンの「キ」では，検定理解に必須な基礎が固まる！

- 定価（本体2,200円＋税）　■ A5判
- 102頁　　■ ISBN 978-4-7581-2063-0

実験で使うとこだけ 生物統計2 キホンのホン

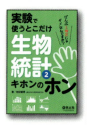

キホンの「ホン」は，t検定から多重比較，分散分析まで！

- 定価（本体2700円＋税）　■ A5判
- 167頁　　■ ISBN 978-4-7581-2064-7

池田郁男／著

発行 **羊土社 YODOSHA**　〒101-0052　東京都千代田区神田小川町2-5-1　TEL 03(5282)1211　FAX 03(5282)1212
E-mail：eigyo@yodosha.co.jp
URL：http://www.yodosha.co.jp/

ご注文は最寄りの書店，または小社営業部まで

実験医学

バイオサイエンスと医学の最先端総合誌

2016年よりWEB版購読プラン開始!

医学・生命科学の最前線がここにある!
研究に役立つ確かな情報をお届けします

定期購読のご案内

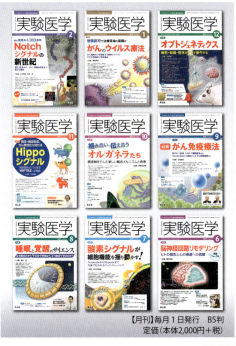
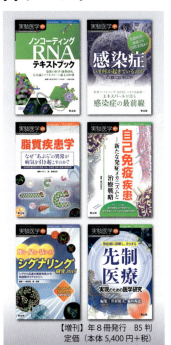

【月刊】毎月1日発行　B5判　定価(本体2,000円+税)

【増刊】年8冊発行　B5判　定価(本体5,400円+税)

定期購読の❹つのメリット

1. **注目の研究分野を幅広く網羅!**
   年間を通じて多彩なトピックを厳選してご紹介します

2. **お買い忘れの心配がありません!**
   最新刊を発行次第いち早くお手元にお届けします

3. **送料がかかりません!**
   国内送料は弊社が負担いたします

4. **WEB版でいつでもお手元に**
   WEB版の購読プランでは,ブラウザからいつでも実験医学をご覧頂けます!

年間定期購読料　送料サービス
海外からのご購読は送料実費となります

通常号(月刊)
定価(本体24,000円+税)

通常号(月刊)+増刊
定価(本体67,200円+税)

WEB版購読プラン 詳しくは実験医学onlineへ

通常号(月刊)+WEB版※
定価(本体28,800円+税)

通常号(月刊)+増刊+WEB版※
定価(本体72,000円+税)

※WEB版は通常号のみのサービスとなります

お申し込みは最寄りの書店,または小社営業部まで!

発行　羊土社
TEL 03 (5282) 1211
FAX 03 (5282) 1212
MAIL eigyo@yodosha.co.jp
WEB www.yodosha.co.jp ▶▶ 右上の「雑誌定期購読」ボタンをクリック!

羊土社のオススメ書籍

実験医学増刊 Vol.33 No.7
発症前に診断し，介入する
先制医療
実現のための医学研究

▶詳細は本書94ページをご覧ください

井村裕夫，稲垣暢也／編

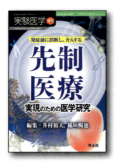

増加する非感染性疾患の対策として注目される先制医療を総力特集！ がん，糖尿病，アルツハイマー病といった主要な疾患の現状と展望から実現に向けた技術開発まで「究極の医療」の最新知見をお届けします！

- ■ 定価（本体5,400円＋税）　■ B5判
- ■ 215頁　■ ISBN 978-4-7581-0346-6

糖尿病の分子標的と治療薬事典
糖尿病・代謝疾患治療薬のターゲット分子と作用機序，薬効のすべて

春日雅人／監，
綿田裕孝，松本道宏／編

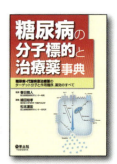

糖尿病発症に関与する86のターゲット分子をカテゴリー別に整理・解説．さらに治療薬および開発中の薬剤を作用機序別に分類して標的・適応・薬効・治験の最新データを掲載．糖尿病に携わる研究者必携の1冊です．

- ■ 定価（本体7,600円＋税）　■ B5判
- ■ 343頁　■ ISBN 978-4-7581-2042-5

あなたと私はどうして違う？
体質と遺伝子のサイエンス
99.9％同じ設計図から個性や病気が生じる秘密

中尾光善／著

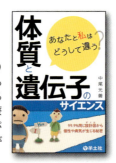

背が低い，太りやすい，癌になりやすい…など，「体質」をつくるものは何か？「体質」は換えられるか？SNPやエピゲノムなど，医療者・研究者が知っておきたいパーソナルゲノム時代の新常識が満載の科学読本です．

- ■ 定価（本体1,800円＋税）　■ 四六判
- ■ 222頁　■ ISBN 978-4-7581-2057-9

栄養科学イラストレイテッド
食品学Ⅰ
食べ物と健康
―食品の成分と機能を学ぶ

水品善之，菊﨑泰枝，
小西洋太郎／編

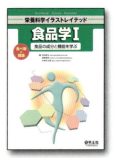

食品は何からできている？体での働きは？管理栄養士にとって大切な食品の基礎知識がしっかり身につく1冊．たんぱく質や脂質など食品を構成する物質から，においや色の成分，生体における機能までを丁寧に解説します．

- ■ 定価（本体2,600円＋税）　■ B5判
- ■ 208頁　■ ISBN 978-4-7581-0879-9

発行　羊土社 YODOSHA　〒101-0052　東京都千代田区神田小川町2-5-1　TEL 03(5282)1211　FAX 03(5282)1212
E-mail：eigyo@yodosha.co.jp
URL：http://www.yodosha.co.jp/

ご注文は最寄りの書店，または小社営業部まで